全国高等职业院校临床医学专业第二轮教材

预防医学

第2版

（供临床医学、口腔医学、医学影像技术专业用）

主　编　孙　静　徐国辉　张　谦

副主编　卢晓红　陈嫒玲

编　者　（以姓氏笔画为序）

王　硕（山东中医药高等专科学校）

卢晓红（四川中医药高等专科学校）

孙　静（漯河医学高等专科学校）

李治伟（长沙卫生职业学院）

杨小芝（漯河医学高等专科学校）

况　桃（遵义医药高等专科学校）

张　谦（重庆医药高等专科学校）

陈培波（漯河医学高等专科学校）

陈嫒玲（曲靖医学高等专科学校）

徐国辉（承德护理职业学院）

雷治宇（重庆医药高等专科学校）

中国健康传媒集团

中国医药科技出版社　·北京

内 容 提 要

本教材为"全国高等职业院校临床医学专业第二轮教材"之一，系根据本套教材的编写指导思想和原则要求，结合专业培养目标和《预防医学》的教学目标、内容与任务要求编写而成。本教材具有专业针对性强、紧密结合岗位知识和职业能力要求、理论与临床密切联系、对接执业助理医师资格考试要求、免费搭载与纸质教材配套的在线学习平台，每章设有"学习目标""情境导入""素质提升""本章小结""目标检测"等模块，使教材内容生动化、立体化，易教易学。内容主要包括绪论和八个章节，绪论主要阐明预防医学的概念、特点、发展简史与发展趋势、健康的概念与影响因素及学习预防医学的意义；第二章介绍环境卫生与健康，第三章介绍食物营养与健康，第四章介绍食物中毒与食品安全，第五章介绍职业卫生与健康，第六章介绍人群健康研究的统计学方法，第七章介绍人群健康研究的流行病学方法，第八章介绍疾病的预防与控制，第九章介绍突发公共卫生事件及其应急策略。

本教材主要供高等职业院校临床医学、口腔医学、医学影像技术等专业师生使用，也可作为从事医学类相关工作的从业人员、管理工作者的自学、培训、进修教材。

图书在版编目（CIP）数据

预防医学/孙静，徐国辉，张谦主编．—2版．—北京：中国医药科技出版社，2022.12（2025.8 重印）．

全国高等职业院校临床医学专业第二轮教材

ISBN 978 – 7 – 5214 – 3531 – 3

Ⅰ．①预…　Ⅱ．①孙…　②徐…　③张…　Ⅲ．①预防医学 – 高等职业教育 – 教材　Ⅳ．①R1

中国版本图书馆 CIP 数据核字（2022）第 254170 号

美术编辑　陈君杞
版式设计　友全图文

出版　**中国健康传媒集团** | 中国医药科技出版社
地址　北京市海淀区文慧园北路甲 22 号
邮编　100082
电话　发行：010 – 62227427　邮购：010 – 62236938
网址　www.cmstp.com
规格　889 × 1194mm $^1/_{16}$
印张　15 $^3/_4$
字数　432 千字
初版　2018 年 8 月第 1 版
版次　2022 年 12 月第 2 版
印次　2025 年 8 月第 4 次印刷
印刷　三河市万龙印装有限公司
经销　全国各地新华书店
书号　ISBN 978 – 7 – 5214 – 3531 – 3
定价　49.00 元

获取新书信息、投稿、为图书纠错，请扫码联系我们。

为贯彻落实《国家职业教育改革实施方案》《职业教育提质培优行动计划（2020—2023年）》《关于推动现代职业教育高质量发展的意见》等有关文件精神，不断推动职业教育教学改革，对标国家健康战略、对接医药市场需求、服务健康产业转型升级，支撑高质量现代职业教育体系发展的需要，中国医药科技出版社在教育部、国家药品监督管理局的领导下，在本套教材建设指导委员会主任委员厦门医学院王斌教授，以及长春医学高等专科学校、江苏医药职业学院、江苏护理职业学院、益阳医学高等专科学校、山东医学高等专科学校、遵义医学高等专科学校、长沙卫生职业学院、重庆医药高等专科学校、重庆三峡医药高等专科学校、漯河医学高等专科学校、辽宁医药职业学院、承德护理职业学院、楚雄医药高等专科学校等副主任委员单位的指导和顶层设计下，通过走访主要院校对2018年出版的"全国高职高专院校临床医学专业'十三五'规划教材"进行了广泛征求意见，有针对性地制定了第二版教材的出版方案，旨在赋予再版教材以下特点。

1. 强化课程思政，体现立德树人

坚决把立德树人贯穿、落实到教材建设全过程的各方面、各环节。教材编写应将价值塑造、知识传授和能力培养三者融为一体，在教材专业内容中渗透我国医疗卫生事业人才培养需要的有温度、有情怀的职业素养要求，着重体现加强救死扶伤的道术、心中有爱的仁术、知识扎实的学术、本领过硬的技术、方法科学的艺术的教育，为人民培养医德高尚、医术精湛的健康守护者。

2. 体现职教精神，突出必需够用

教材编写坚持现代职教改革方向，体现高职教育特点，根据《高等职业学校专业教学标准》《职业教育专业目录（2021）》要求，以人才培养目标为依据，以岗位需求为导向，进一步优化精简内容，落实必需够用原则，以培养满足岗位需求、教学需求和社会需求的高素质技能型人才准确定位教材。

3. 坚持工学结合，注重德技并修

本套教材融入行业人员参与编写，强化以岗位需求为导向的理实教学，注重理论知识与岗位需求相结合，对接职业标准和岗位要求。在教材正文适当插入临床案例，起到边读边想、边读边悟、边读边练，做到理论与临床相关岗位相结合，强化培养学生临床思维能力和操作能力。

4. 体现行业发展，更新教材内容

教材建设要根据行业发展要求调整结构、更新内容。构建教材内容应紧密结合当前临床实际要求，注重吸收临床新技术、新方法、新材料，体现教材的先进性。体现临床程序贯穿于教学的全过程，培养学生的整体临床意识；体现国家相关执业资格考试的有关新精神、新动向和新要求；满足以学生为中心而开展的各种教学方法的需要，充分发挥学生的主观能动性。

5. 建设立体教材，丰富教学资源

依托"医药大学堂"在线学习平台搭建与教材配套的数字化资源（数字教材、教学课件、图片、视频、动画及练习题等），丰富多样化、立体化教学资源，并提升教学手段，促进师生互动，满足教学管理需要，为提高教育教学水平和质量提供支撑。

本套教材凝聚了全国高等职业院校教育工作者的集体智慧，体现了凝心聚力、精益求精的工作作风，谨此向有关单位和个人致以衷心的感谢！

尽管所有参与者尽心竭力、字斟句酌，教材仍然有进一步提升的空间，敬请广大师生提出宝贵意见，以便不断修订完善！

数字化教材编委会

主　编　孙　静　徐国辉　张　谦
副主编　卢晓红　陈嫒玲
编　者　（以姓氏笔画为序）
　　　　王　硕（山东中医药高等专科学校）
　　　　卢晓红（四川中医药高等专科学校）
　　　　孙　静（漯河医学高等专科学校）
　　　　李治伟（长沙卫生职业学院）
　　　　杨小芝（漯河医学高等专科学校）
　　　　况　桃（遵义医药高等专科学校）
　　　　张　谦（重庆医药高等专科学校）
　　　　陈培波（漯河医学高等专科学校）
　　　　陈嫒玲（曲靖医学高等专科学校）
　　　　徐国辉（承德护理职业学院）
　　　　雷治宇（重庆医药高等专科学校）

前言 PREFACE

《预防医学》是"全国高等职业院校临床医学专业第二轮教材"之一。本教材是在贯彻落实《国家职业教育改革实施方案》《职业教育提质培优行动计划（2020—2023年）》等文件精神，对标国家健康战略、对接医药市场需求、服务健康产业转型升级，支撑高质量现代职业教育体系发展的需要。本教材以预防医学思想为核心，以高等职业院校临床医学等专业培养目标为导向，职业技能培养为根本，将价值塑造、知识传授和能力培养三者融为一体，体现人群－环境－健康整体设计，由全国八所高等职业院校从事教学和临床一线的教师悉心编写而成。

本教材系临床医学专业的专业核心课程教材。党的二十大报告指出，要办好人民满意的教育，全面贯彻党的教育方针，落实立德树人根本任务，培养德智体美劳全面发展的社会主义建设者和接班人。教材是教学的载体，高质量教材在传播知识和技能的同时，对于践行社会主义核心价值观，深化爱国主义、集体主义、社会主义教育，着力培养担当民族复兴大任的时代新人发挥巨大作用。本教材在内容选择方面，注重突破学科体系，体现培养目标要求，紧紧围绕基层医生岗位对知识、能力和素养的基本要求。在编写过程中，各位编者对编写大纲、编写内容和平时授课中发现的教学问题进行了研讨，认为既要体现教材编写的基本要求，又要显现专业和层次的特殊性，突出基层医学人才培养的针对性、灵活性和开放性，使毕业生在掌握医学基本技能的同时，具备预防为主的意识，防治结合，更好地适应新时期基层的医疗卫生工作。

本教材共9章，其中杨小芝老师负责编写第一章绪论和第六章人群健康研究的统计学方法的第一、四两节，徐国辉老师负责编写第二章环境卫生与健康，张谦老师负责编写第三章食物营养与健康的第一、二两节，雷治宇老师负责编写第三章的第三、四、五三节，陈培波老师负责编写第四章食品安全与食物中毒，卢晓红老师负责编写第五章职业卫生与健康，孙静老师负责编写第六章的第二、三两节，况桃老师负责编写第七章人群健康研究的流行病学方法的前四节，李治伟老师负责编写第七章的后四节，王硕老师负责编写第八章疾病的预防与控制，陈媛玲老师负责编写第九章突发公共卫生事件及其应急策略。

本教材的编写特点如下：①融入课程思政、体现立德树人。各章在原有教学内容的基础上，结合知识点充分挖掘"思政元素"，丰富学科内容，传承中华优秀传统文化。②突出必需够用、体现职教精神。结合《高等职业学校专业教学标准》要求，以岗位需求为导向，紧扣知识点精选正能量的案例，以问题导入教学，理论与实践相结合。③提升人文素养、培养创新精神。各章均设有目标检测题和数字化教学资源，为学生留下自学和独立思考的空间。

本教材主要供全国高等职业院校临床医学专业的师生使用，也可作为口腔医学、医学影像技术等专业教材。

在编写过程中，各参编学校大力支持，每位编者认真敬业、团结协作，使本书能够顺利完稿；同时本教材参考吸收国内外相关教材和文献，在此一并表示敬意和感谢。

由于编者水平和经验有限，本书在结构、内容及文字上难免存在不足之处，恳请各位专家、学者不吝指教，并希望广大读者多提宝贵意见。

编　者
2022年9月

CONTENTS 目录

第一章　绪　论

PPT

⊙ 学习目标

　　1. 通过本章学习，重点把握预防医学的定义、内容、特点、意义，健康及其影响因素，三级预防策略；熟悉预防医学发展史及我国的卫生工作方针；了解预防医学发展趋势、学习预防医学的目的和意义。

　　2. 学会运用三级预防策略进行疾病预防控制，具有正确的健康观、预防为主的思想及社会大卫生观。

>> 情境导入

　　情境描述　随着我国社区卫生服务的不断发展，越来越需要一大批既能够提供医疗服务又懂得如何进行疾病预防的医生。所以医学教育必须适应现代医学的发展，需要在医学教育中加强预防战略，对未来医疗卫生工作者的要求不仅要有治疗疾病的临床技能，更要有维护和促进人类健康的预防、保健能力。未来的临床医生，不仅仅要精于医术，同时应胜任服务于个体和群体的，承担集疾病预防、保健、康复、健康教育与健康促进综合服务的职责，是具备了卫生保健提供者（care provider）、决策者（decision maker）、健康教育者（health educator）、社区领导者（community leader）和服务管理者（service manager）的"五星级医生"。

　　讨论　"五星级医生"应具备哪些能力？

　　随着医学科学与技术的快速发展和社会的进步，现代人对于生命健康的认识以及医学模式发生了很大变化，对医疗卫生服务的需求已经不再满足于有病就医，而是追求健康长寿。医学目标也已从治疗疾病发展到预防疾病，从保护人群健康发展为更主动地促进健康以实现身体最佳健康状态，延年益寿。

　　现代医学根据其研究对象和任务不同主要分为基础医学、临床医学、预防医学等部分。在整个医学科学的发展中，虽然每个学科有各自的研究对象和任务，但又相互联系，彼此渗透，有机融为一体，不可分割。预防医学是在"防患于未然"思想指导下，集人类高瞻远瞩和未雨绸缪的谋略与智慧，通过医学实践不断积累起来的理论、技能与方法体系。

一、预防医学概述

　　1. 概念　预防医学（preventive medicine）是以人群为研究对象，应用宏观与微观的技术手段，研究健康影响因素及其作用规律，阐明外界环境因素与人群健康的相互关系，制定公共卫生策略与措施，以达到预防疾病、增进健康、延长寿命、提高生命质量为目标的一门医学科学。预防医学作为医学的重要分支，在防治疾病、保护人民健康方面起到了不可替代的作用。现代预防医学的概念越来越完善，研究手段突飞猛进，研究范围更加广泛，并向着社会化、国际化、多元化的方向发展。

　　2. 性质和任务　预防医学是现代医学的重要组成部分，也是现代医学中发展比较快并且具有方向性意义的学科群。预防医学是从预防的观点出发，研究人群健康、疾病与自然环境、社会环境之间的关系，运用公共卫生学、环境医学、社会医学、行为医学等措施保护和增进健康，预防和控制疾病，以提高生命和生活质量及延长寿命为目的的一门课程。其任务包括：阐明健康的新观念，确立整体论的健康观以及充分认识健康对人的重要性；阐述人与环境的平衡观、健康和疾病的连续观，认识自然环境、社会环境因素对健康和疾病的影响，认识健康和疾病的相对关系，认识健康与疾病的动态连续过程；研究环境与健康的关系，认识公共卫生措施对提高环境质量和生活质量的重要性；叙述人群健康调查的流行病学方法和统计学方法，为开展人群健康状况的调查研究做准备；阐述三级预防的原则，心脑血管疾病、恶性肿瘤、糖尿病、传染病、地方病、性传播疾病和突发公共卫生事件的预防与控制措施，提供疾病预防与控制的基本知识和技能以开展预防性服务工作。

3. 研究内容与方法　预防医学研究的内容和涉及的范围十分广泛，其二级学科包含：营养学、毒理学、消毒学、流行病学、传染病学、媒介生物控制学、环境医学、职业病学、地方病学、社会医学、卫生检验学、食品卫生学、儿少卫生学、妇幼卫生学、环境卫生学、劳动卫生学、放射卫生学、卫生工程学、卫生经济学、卫生统计学、计划生育学、优生学、健康促进与健康教育学、卫生管理学、预防医学与卫生学其他学科等。归纳起来主要研究内容有如下几个方面。

（1）描述疾病分布与健康水平的动态变化　采用人群健康研究的医学统计学和流行病学方法，描述和分析特定人群的疾病谱、死亡谱的变化趋势，了解疾病的分布、发生条件和消长规律，阐明并评价健康危险因素。

（2）探讨健康影响因素　采用宏观与微观相结合的研究方法，阐明人类生活环境、工作环境、社会环境、心理行为及生物遗传因素对人群健康和疾病的作用规律，改善和利用有益的环境因素，控制和消除有害的环境因素。

（3）制定预防疾病、促进健康的策略和措施　针对健康危险因素制定防制对策，提出有效的个体和群体预防策略及控制危险因素的具体措施，并对其效果进行考核与评价。

（4）研究卫生保健和疾病防制工作的组织和管理方法　探究如何充分利用、合理配置卫生资源和科学管理卫生服务系统，为卫生工作决策提供科学依据和咨询建议，通过临床预防服务和社区预防服务，达到预防疾病、促进健康、防止残疾和早逝、提高生命质量和延年益寿的目的。

预防医学既运用常规性的科学研究方法，又运用基础医学、临床医学、环境卫生学、卫生经济学、卫生管理学以及现代科学技术和医学信息等方法，但主要应用的是医学统计学方法和流行病学方法。医学统计学方法包括统计描述和统计推断，为健康影响因素研究提供了量化指标、效果差异比较的假设检验、多因素分析系列方法及高效率统计软件应用等方法。流行病学方法包括观察法、实验法、理论与方法研究，为探讨危险因素和病因提供了严密的逻辑思维路径、系统的方法和评价的标准。

二、健康及其影响因素 🄴 微课1

1. 健康观　健康观是人们在特定医学模式指导下对健康的整体性认识。1948 年世界卫生组织（WHO）对健康（health）提出的定义是："健康不仅是没有疾病或不虚弱，而是保持身体的、精神的和社会适应的完美状态。"1978 年 WHO 又提出了衡量一个人是否健康的十项标准：①精力充沛，能从容不迫地应付日常生活和工作的压力而不感到过分紧张；②处事乐观，态度积极，乐于承担责任，事无巨细不挑剔；③善于休息，睡眠良好；④应变能力强，能适应各种环境变化；⑤能够抵抗一般性感冒和传染病；⑥体重得当，身材均匀，站立时头、肩、臂位置协调；⑦眼睛明亮，反应敏锐，眼睑不发炎；⑧牙齿清洁，无空洞，无痛感，齿龈颜色正常，不出血；⑨头发有光泽，无头屑；⑩肌肉、皮肤富有弹性，走路轻松有力。1986 年，WHO 在《渥太华宪章》中进一步延伸了健康的定义，指出"健康是日常生活的资源，而不是生活的目标。健康是一个积极的概念，它不仅是个人身体素质的体现，也是社会和个人的资源"；"为达到身心健康和较好地适应社会的完美状态，每一个人都必须有能力去认识和实现这些愿望，努力满足需求和改善环境"。1990 年，WHO 又重新颁布了健康的定义：一个人只有在躯体、心理、社会适应和道德的各个方面都健康，才算是完全健康。

现代健康的概念涵盖了生理、心理、社会、道德四个层面。躯体和器官的健康是生理意义上的健康，是健康的基础，生理功能正常，也就是无伤残、无病痛；精神与智力的正常是心理意义上的健康；良好的人际关系和社会适应能力是社会意义上的健康；不损人利己，有良好的自律能力是道德意义上的健康，只有在这四方面均衡发展的人，才是一个健康的人。

2. 影响健康的主要因素 健康是一个动态过程，从健康到疾病是一个连续谱，影响此连续谱的因素可以归纳为四大类：环境因素；心理、行为及生活方式；医疗卫生服务；人类生物学因素。

（1）环境因素 包括自然环境（物理、化学、生物因素）和社会环境（社会经济、职业、教育、文化等因素）。

（2）心理、行为及生活方式 心理包括智力、情绪和精神；行为以及生活方式主要包括个人的卫生习惯、个人的能力和技能等。

（3）医疗卫生服务 包括医疗、预防、康复等机构和社区卫生服务等医疗卫生设施的分配和利用，医疗卫生制度等。

（4）人类生物学因素 人体的生物学特征是健康的基本决定因素。遗传的素质影响不同个体的健康问题和疾病状况。

 素质提升

扁鹊三兄弟从医与"上医治未病"

春秋战国时期，有位神医被尊为"医祖"，他就是"扁鹊"。一次，魏文王问扁鹊说："你们家兄弟三人，都精于医术，到底哪一位最好呢？"扁鹊答："长兄最好，中兄次之，我最差。"文王又问："那么为什么你最出名呢？"扁鹊答："长兄治病，是治病于病情发作之前，由于一般人不知道他事先能铲除病因，所以他的名气无法传出去；中兄治病，是治病于病情初起时，一般人以为他只能治轻微的小病，所以他的名气只及本乡里；而我是治病于病情严重之时，一般人都看到我在经脉上穿针管放血，在皮肤上敷药等大手术，所以以为我的医术高明，名气因此响遍全国。"

关于这则故事，现代人有着不同的看法，因为我们从中读到的不仅仅是谦虚的美德，更有预防医学的重要理念。

三、三级预防策略与措施 🅴微课2

1. 疾病自然史（natural history of disease） 是指疾病从发生、发展到结局（死亡或痊愈等）的自然全过程。按时间顺序、有无临床症状和体征分为四个明显的阶段：①病理发生期；②临床前期，即从机体失代偿到出现最初症状和体征；③临床期，即从疾病初发症状到出现典型临床表现；④结局，即疾病可发展至缓解、痊愈、伤残或死亡。由健康危险因素作用于机体到出现临床症状有一个时间过程，危险因素的性质和接触剂量（或浓度）的多少可使疾病发生的时间有长有短，这样就为疾病的预防提供了机会。在疾病自然史的不同阶段，通过有效的早期诊断、预防和治疗可改变疾病的自然史直至向健康转归。

2. 三级预防策略与措施 三级预防（prevention strategies at three levels）是根据健康决定因素、疾病自然史、疾病和健康状态的分布，结合医疗卫生工作实际，贯彻预防为主方针，达到防治疾病、促进健康的目的，把预防策略及措施相对分为三个等级。

（1）第一级预防（primary prevention） 又称病因预防或初级预防。它是针对病因，结合全球性预防战略和国家性预防策略，建立和健全社会、经济、文化等方面的机制。如以国家法令或规程的形式，颁发一系列法规或条例，预防有害健康的因素进入国民的生活环境；同时，把个体预防和社会性预防相结合，把全人群的普遍预防和高危人群的重点预防相结合。

（2）第二级预防（secondary prevention） 亦称临床前期预防，即在疾病的临床前期做好早期发现、早期诊断、早期治疗的"三早"预防工作，从而使疾病能够得到早期治疗而不致加重和发展。对于慢性病，一方面要利用普查、筛检、定期健康检查、高危人群重点项目检查等形式及早发现和诊断临床患者；另一方面要大力研制高敏感性的诊断技术和方法，发现早期损害，大力提高临床治疗方案的有效性。对于传染病，要做到早发现、早隔离、早治疗。防止扩散蔓延，并及时做好传染病报告。

（3）第三级预防（tertiary prevention） 即临床预防，是在疾病发生后对患者实施及时治疗、促进康复、防止恶化、预防并发症和伤残的工作。包括对症治疗和康复治疗。通过对症治疗和医学监护，减少疾病的不良作用，预防并发症和伤残；对于丧失劳动力或残疾者则通过康复治疗，促进其身心康复和延长健康寿命，以达到"病而不残，残而不废"的目的。

3. 预防策略的实施原则 疾病类型不同，三级预防策略有所不同。对于多数疾病，无论其病因是否明确，都应强调第一级预防；对于病因明确的传染病、职业性疾病、医源性疾病，应积极实施第一级预防；对于多因素的慢性非传染性疾病，如心脑血管疾病、代谢性疾病、恶性肿瘤，在实施第一级预防的同时，还应兼顾第二级和第三级预防；对于病因和危险因素未明且难以察觉的疾病，在实施第三级预防的同时，应积极研究早期检测的方法和技术。

传染性疾病的个体预防实际上也是针对公众的群体预防。如个体预防接种，达到一定的人群接种比例后，形成群体免疫屏障，就可以保护该人群；对传染病患者采取"五早"措施，可有效地阻止其向人群的传播。

慢性非传染性疾病往往是健康决定因素的作用长期累积所致。研究孕期、婴幼儿期、青少年期、成年期接触各种因素对健康的长期影响，称为健康生命全程路径。健康生命全程路径是保证整个人群健康、促进健康老龄化的最佳途径，其实践意义在于采取预防措施越早，保护和促进人群健康的效益越大。针对生命周期各个阶段的人群，在不同的场所（家庭、学校、工作场所、社区）实施连续性预防服务措施，可以避免有害因素对健康的危害，保护劳动力、充分发挥人的生命潜能，延长寿命和提高生命质量；保证在人生的不同阶段获得有针对性地有效卫生服务，避免不必要的重复或遗漏，达到高效、节省地促进人群健康的目的。

通过全球合作处理公共卫生问题，促进人类健康。疾病对人类健康的损害不分地域、民族和国家，环境污染造成的损害常常是全球性的，人员流动、跨国贸易和国际交流的日益频繁等全球发展带来的健康问题，都要求全球范围的合作，以提高整个人类的身心健康水平。1977 年 WHO 提出了"人人享有卫生保健"的全球卫生战略，强调对疾病进行区域性、国家性乃至全球性的整体社会预防，标志着预防医学进入了人类预防阶段，即第三次卫生革命。整体社会预防的目标和组织实施要落实到每个工厂、乡镇、机关、学校、家庭，在社区中才能实现，所以又称为社区预防阶段。

4. 全人群策略与高危人群策略

（1）全人群策略 是指针对影响整个人群的健康危险因素，尤其是病因链上远端的那些因素进行干预来降低整个人群疾病的风险。它是以公共卫生思维为导向实现第一级预防的策略。全人群策略需要借助一些政策的、法律的、经济的、环境的手段，从根本上去除影响个体采取健康行为的障碍，推动整个人群行为规范的改变，创造一个能促进个体采纳健康行为、有利于健康的环境，采取全人群策略可以使整个人群受益，具有根本性和持久良好的成本效益。开展一级预防常采取双向策略即把全人群策略和高危人群策略结合起来，两者相互补充，可以提高预防效率。

（2）高危人群策略 是指对疾病高风险的个体采取预防干预措施来降低其未来发病的风险。它是以临床思维为导向实现第一级预防的策略，通过对未来发病风险高的一小部分个体对致病危险因素采取有针对性的措施。其优点是干预针对性强，高危个体对预防干预措施的依从性较好、效果明显，且不会对其他风险较低的个体造成干扰；仅对高危个体实施干预，既节约医疗资源，又可使投入产出在近期取得明显收益。

四、预防医学发展简史

1. 古代预防思想 《易经》中有"君子以思患而豫（预）防之"，这是人类预防思想的最早记载；《内经》首篇《上古天真论》阐发了养生防病措施；《素问·四气调神大论》进一步指出："圣人不治已病治未病，不治已乱治未乱……夫病已成而后药之，乱已成而后治之，譬犹渴而穿井，斗而铸锥，不亦晚乎。"《千金要方》中有"上医治未病之病，中医治欲病之病，下医治已病之病"的记载，这是古代预防策略和措施的体现。

希波克拉底（公元前460～前370年）的《气候水土论》首次阐述环境因素与疾病的关系，并强调：知道什么样的人患病，比知道这个人患的什么病更重要。盖伦（129～199年）继承并发展了四体液说，提出精气说。埃德温·卡德维克（1800～1890年）于1842年发表《关于英国工人阶级的卫生状况报告》，促使英国政府制定《公共卫生法》。维勒梅于1828年指出：法国人口死亡率的研究证明了疾病与贫困有着明显的联系，为现代预防医学的形成奠定了基础。

2. 第一次卫生革命 19世纪下半叶到20世纪上半叶，传染病是当时造成人类死亡的重要原因。人类在战胜天花、霍乱、鼠疫、白喉等烈性传染病的经验中，逐渐认识到只从个体预防疾病收效不高，必须对社会人群实施预防。其方法除个人养生、保健外，还需通过采取免疫接种、检疫监测、消毒隔离、消灭病媒动物、垃圾粪便无害化处理、食物和饮用水安全等措施达到预防疾病的目的。于是着重于个人养生防病的卫生学就扩大为着重于社会性预防措施的公共卫生（public health）。这是医学史上著名的第一次卫生革命，确立了预防医学的主导地位，其特点是把人群预防作为解决卫生问题的主要措施，其标志是以防治传染病和寄生虫病为主要目标，实施大规模公共卫生措施，群体预防。

3. 第二次卫生革命 第二次世界大战结束至20世纪60年代，伴随着工业的快速发展，人口数量也快速增长，能源需求增加，环境污染、生态破坏严重，社会竞争激烈，工作紧张，体力劳动减轻，摄入能量过剩，运动减少，吸烟、酗酒等不良生活方式流行，心脑血管病、恶性肿瘤等慢性病发病率显著上升，而传染病则降低。这种变化使人们清楚地认识到，疾病预防不能只靠生物医学手段，还要靠改善社会环境、社会行为、生活方式等措施，才能有效防治这些慢性疾病。疾病的发生由过去的生物医学模式转变为生物－心理－社会医学模式（即现代医学模式），这就是医学史上的第二次卫生革命。

4. 第三次卫生革命 进入20世纪90年代，随着医学模式的转变，人类对健康的要求不断提高，社区对卫生保健服务需求不断增长，从而提出了一个全新的定义，即社区卫生，以社会生态模式的综合干预措施来促进人群健康和生活质量的改善和提高。有人把这一变革称为第三次卫生革命。1999年Breslow教授在美国医学会杂志（JAMA）刊文中提出了第三次公共卫生革命的概念，美国预防医学杂志在2004年以"主编的话"进一步明确了第三次公共卫生革命的提法。

5. 医学模式的演变 医学模式（medical model）指一定时期内人们对疾病和健康总体的认识，并成为当时医学发展的指导思想，也是一种哲学观在医学上的反映。在医学的发展进程中大体经历了四种医学模式。

（1）神灵主义的医学模式　起源于原始社会，由于当时的生产力水平极为低下，人们相信"万物有灵"，将疾病看作是神灵的惩罚或恶魔作祟所致。人们治疗疾病的手段或者祈祷神灵的保佑或宽恕，或者采取驱鬼、避邪的方式免除疾病。

（2）自然哲学的医学模式　以中国古代中医提出的"天人合一"的思想及古希腊希波克拉底等人提出的"体液学说"等为代表。这一模式的哲学观以朴素的唯物论、整体观和心身一元论为基础。

（3）生物医学模式　运用生物学观点认识健康和疾病，认为环境、病因和宿主三者之间的动态平衡受到破坏即产生疾病。

（4）生物－心理－社会医学模式　人们发现除了生物因素外，心理因素、生活方式、饮食习惯、环境污染等社会因素在疾病、特别是慢性非传染性疾病的发生发展中占据了越来越重要的位置。从生物、心理、社会因素的角度考虑健康和疾病的作用，以指导医学研究和临床实践。

五、我国的卫生工作方针

1. 我国卫生工作方针的沿革　新中国成立初期，我国卫生工作的三大方针是："面向工农兵，预防为主，团结中西医"。1952 年根据周恩来总理的提议，又将"卫生工作与群众运动相结合"列入卫生工作方针。1983 年第六届全国人民代表大会一次会议确定"预防为主，城乡兼顾，中西结合"为当时的卫生工作方针。1991 年我国在《国民经济和社会发展十年规划和"八五"计划》中对卫生工作方针进行了如下调整："贯彻预防为主，依靠科技进步，动员全社会参与，中西医并重，为人民健康服务"。1997 年 1 月通过了《中共中央国务院关于卫生改革与发展的决定》，指出了新时期卫生工作方针是"以农村为重点，预防为主，中西医并重，依靠科技与教育，动员全社会参与，为人民健康服务，为社会主义现代化建设服务"。这个指导方针的核心是为人民健康服务，为社会主义现代化建设服务，这是党和政府对卫生事业改革和发展的基本要求，也是卫生工作必须坚持的方向。2012 年中国共产党十八次全国代表大会提出新时期中国卫生工作的方针是："坚持预防为主，以农村为重点，中西医并重，围绕人人享有基本医疗卫生服务的目标，积极推进新型农村合作医疗、公共卫生和基层医疗卫生，努力为群众提供安全有效、方便价廉的医疗卫生服务"。

2. 健康中国"2030"　2016 年 8 月 19—20 日，全国卫生与健康大会在北京召开。习近平总书记出席会议并主持审议通过了《"健康中国 2030"规划纲要》，提出新时期我国卫生与健康工作新方针："要坚持正确的卫生与健康工作方针，以基层为重点，以改革创新为动力，预防为主，中西医并重，将健康融入所有政策，人民共建共享"。《"健康中国 2030"规划纲要》是今后 15 年推进健康中国建设的行动纲领。在推进健康中国建设中，要坚持预防为主，推行健康文明的生活方式，营造绿色安全的健康环境，减少疾病发生。要坚持以人民为中心的发展思想，牢固树立和贯彻落实创新、协调、绿色、开放、共享的发展理念，坚持正确的卫生与健康工作方针，坚持健康优先、改革创新、科学发展、公平公正的原则，以提高人民健康水平为核心，以体制机制改革创新为动力，从广泛的健康影响因素入手，以普及健康生活、优化健康服务、完善健康保障、建设健康环境、发展健康产业为重点，把健康融入所有政策，全方位、全周期保障人民健康，大幅提高健康水平，显著改善健康公平。

六、预防医学发展趋势

1. 向社会预防为主的方向发展　随着生产力的提高和社会的进步，医学模式从生物医学模式向生物－心理－社会医学模式转变，人们认识到预防疾病、促进健康在更大程度上依赖于社会。要实现"人人享有卫生保健"的目标，必须是医学更加社会化。所谓社会化，是指全社会都把健康作为社会目标和人的基本权利，把对健康的投资作为基本建设投资，把卫生建设与物质文明和精神文明结合起来。事实说明，许多疾病如高血压、糖尿病、肿瘤等慢性病，只有通过广泛深入的健康教育和个人合理的生活方式，以及公平合理的社会医疗保险制度，才能达到减少发病和早期发现、早期治疗，确保人人健康的目的。

2. 防治结合，向促进健康、提高生活质量和人口素质的方向发展　预防医学和临床医学本是同一医学群体，但当前预防医学和临床医学都处于分裂和脱节的状态。随着国民经济和文化水平的提高，群众不仅要求有病能及时得到治疗，而且要求懂得防病和保健的知识，以提高自我保健能力。群众需要防治结合的全科医生和专科医生，因此预防医学和临床医学的结合是医学发展的必然趋势。

3. 环境与健康问题将成为预防医学的热点　21 世纪人类面临四大问题，即人口爆炸、环境污染、能源匮乏、疾病控制。环境污染问题已引起各级政府和广大群众的关心，但治理和保护环境却是十分艰巨、长期的工作，既需要高新技术，也需要全社会的积极参与。预防医学应积极参与对环境与健康问题的解决，特别是对环境中有害因素的允许量和消除方法，以及环境中微量有害因素长期危害性的研究尤为迫切。

4. 将更加重视心理、精神和行为因素对健康的影响　心理应激对健康影响很大，而且现代业化社会的特点是：节奏快，竞争激烈，经济和生活压力加重，精神压力大。随之而来的是一系列心理、情绪问题增多。家庭破裂造成儿童心理障碍，社会变革下的就业环境、人际关系的心理适应能力，家庭、婚姻、性观念和现实的应付能力，还有吸毒、酒瘾、赌博等社会恶习带来的心理、精神问题，都需要心理卫生教育、社会的关心和政府的政策支持。我国是世界上自杀发生率较高的国家，而我国社区精神卫生服务网络建设还远远不能适应社会、群体的需求。

七、学习预防医学的目的和意义

21 世纪，我国的卫生服务属于卫生保健型体制，突出预防为主和群众性自我保健。这种体制要求医务工作者不仅要懂医疗知识，还应具备预防保健的知识和技能，能够指导群众开展预防疾病和自我保健工作，提高疾病的预防和治疗效果。因此，对于医学生来说，掌握预防医学的基本知识和技能具有现实意义及深远意义。

通过对预防医学课程的学习，应达到的目的有：①掌握现代医学模式和健康观，树立预防为主的思想、人与环境的整体观及社会大卫生观，充分认识公共卫生措施在预防疾病、促进健康方面的作用。②掌握预防医学的基本理论、基本知识和基本技能，在临床医疗服务中能开展健康教育和三级预防工作。③学习预防医学的科研思维方法，运用医学统计学和流行病学知识，结合医学专业知识开展社区居民健康状况调查，摸清社区居民健康水平，搞好社区常见病的预防工作。

（杨小芝）

答案解析

目标检测

一、单项选择题

1. 预防医学的研究对象是

    A. 患者　　　　　　　　　B. 健康人　　　　　　　　　C. 亚健康群体

    D. 全人群　　　　　　　　E. 高危人群

2. 健康的内涵不包括

A. 身体健康   B. 心理健康   C. 社会适应良好

D. 道德健康   E. 精神良好

3. 健康影响因素不包括

     A. 心理、行为及生活方式   B. 人类生物学因素   C. 环境因素

     D. 道德因素   E. 医疗卫生服务

4. 第一次卫生革命的主要任务是预防

     A. 传染病   B. 急性病   C. 常见病

     D. 慢性病   E. 寄生虫病

5. 以下属于第一级预防措施的是

     A. 疫苗接种   B. 普查   C. 筛检

     D. 定期健康检查   E. 高危人群重点项目检查

6. 以下属于第二级预防措施的是

     A. 健康教育   B. 体育锻炼   C. 环境保护

     D. 职工健康体检   E. 糖尿病治疗

7. 现代医学模式为

     A. 生物医学模式   B. 机械医学模式   C. 神灵主义医学模式

     D. 生物 – 心理 – 社会医学模式   E. 自然哲学的医学模式

二、简答题

1. 简述预防医学的定义、内容及特点。

2. 简述三级预防策略。

书网融合……

本章小结   微课1   微课2   题库

第二章　环境卫生与健康

PPT

⊙ **学习目标**

　　1. 通过本章学习，重点把握人与环境的关系，环境污染及对健康的危害，生活饮用水和住宅的基本卫生要求，常见地方病的病因、临床表现和防治措施，土壤污染对人健康的危害和卫生防护措施；熟悉环境和环境污染的概念，水源选择与卫生防护措施，饮用水的常用净化、消毒方法，垃圾无害化处理和利用。

　　2. 学会综合分析环境因素对健康的影响以及有害因素的预防；具有环境保护意识，牢固树立社会主义生态文明观。

　　环境是人类生存和发展的基本前提。在漫长的发展进化过程中，人类与空气、水、土壤等环境因素间保持着密切的联系。21 世纪全球环境变化和经济全球化的进程带来社会发展的同时，也使人类生存环境面临前所未有的挑战。大气污染、水域污染、固体废弃物污染以及农药和其他工业化学用品的污染等，都已对人类的生存安全构成重大威胁，成为人类健康和社会可持续发展的重大障碍。保护环境是我们国家的一项基本国策，是实施可持续发展战略的重要内容。党的十八以来，我国把生态文明建设作为关系中华民族永续发展的根本大计，坚持绿水青山就是金山银山的理念，开展了一系列根本性、开创性、长远性的工作，美丽中国建设迈出重要步伐，生态环境状况实现历史性转折，雾霾天气和黑臭水体越来越少，蓝天白云、绿水青山越来越多。

第一节　环境卫生概述

≫ 情境导入

　　情境描述　近日，有美国研究机构的数据表明：2013—2020 年，中国空气中有害悬浮颗粒物浓度下降了40%，几乎相当于美国自 1970 年通过具有里程碑意义的《清洁空气法案》之后 30 多年污染程度下降44% 的成就。如果持续这一趋势，中国人的平均预期寿命将增加约两年。研究人员表示，在主要城市限制燃煤和汽车使用的带动下，中国迅速取得成功。如果没有中国空气污染程度的下降，世界平均空气污染水平自 2013 年以来会上升而不是下降。这是因为南亚、东南亚和中非地区国家正在进行工业化发展，使空气质量不断恶化。

　　讨论　1. 空气污染的主要因素是什么？环境污染对健康危害有哪些？

　　　　　2. 我国为全球环境治理做出了哪些贡献？

一、环境

（一）环境的概念

　　环境（environment）是指在特定时刻由物理、化学、生物及社会各种因素构成的整体状态，这些因素可能对生命机体或人类活动直接或间接地产生现时或远期作用。环境是一个复杂的体系，一般可按照环境的主体、环境要素的属性及特征、环境空间范围等进行分类。按环境要素的属性及特征，可将人类的环境分为自然环境和社会环境。

1. 自然环境 是指环绕于人类周围的各种自然条件的总和，包括大气圈、水圈、土壤岩石圈和生物圈，它们是天然形成的，在人类出现之前就已经存在。自然环境又分为原生环境（primitive environment）和次生环境（secondary environment）。原生环境是指天然形成的未受到人类活动的影响或影响较少的自然环境，如人迹罕至的高山荒漠、原始森林、冻原地区等。原生环境中有许多因素有利于人类的健康，如清洁的空气与水、适宜的阳光、无污染的食物、适度的微小气候及绿化植被等。有些因素也可能给人类健康带来危害，如自然风化作用使地球表面化学元素分布不均匀，导致人群出现生物地球化学性疾病。次生环境是指由于人类生产、生活以及社会交往等活动使天然形成的环境条件发生了改变的自然环境，如城乡居民生活区、厂矿、农田等。与原生环境相比，其中物质的交换、迁移和转化、能量信息的传递等都发生了重大的变化。人类在改造环境的活动中如能重视环境中的物质、能量的平衡，就会带来良好的影响，使次生环境优于原生环境，否则就会使次生环境恶化，对人类的健康产生不良影响。

2. 社会环境 是指人类在生产、生活和社会交往等活动过程中建立起来的上层建筑体系，它由各种非物质因素组成。包括生产关系、阶级关系、人际关系、经济状况、社会保障、文化教育、人口、科学技术、法律体系、医疗保健、家庭婚姻等。社会环境对人类健康的影响是广泛、多样的，既可直接影响个体和群体的健康水平，还可通过影响自然环境和人的心理状态，间接地对人的健康产生影响。

（二）环境的组成

人类环境由多种因素构成，包括物理因素、化学因素、生物因素和社会心理因素。

1. 物理因素 自然环境的气温、气湿、气压、噪音、振动、电离辐射和非电离辐射等物理因素影响机体的正常生理功能，对人们的正常工作、学习和睡眠产生影响。

2. 化学因素 环境中的化学因素成分复杂、种类繁多，可分为天然无机化学物质、人工合成的化学物质及生物体内的化学成分。

3. 生物因素 环境中的动物、植物与微生物等构成自然环境的生物因素。与人类健康尤为重要的生物因素主要有动植物、昆虫、微生物和寄生虫等，这些生物因素在一定条件下可对人体造成直接、间接或潜在的危害。

4. 社会心理因素 指社会环境中普遍存在的，能导致心理应激从而影响健康的各种社会因素，包括经济、文化、教育、生活方式、风俗习惯、卫生服务和社会制度等方面。社会心理因素与自然环境因素一样对人类健康的作用具有双重性，即良好的社会环境可使人身心健康；反之，可使人精神紧张，甚至诱发某些疾病。

（三）生态系统与生态平衡

1. 生态系统（ecosystem） 是指在一定空间内生物群落（包括动物、植物、微生物等）与非生物环境通过物质循环和能量流动相互作用、相互依存所构成的一个生态学功能单位。生态系统由生产者、消费者、分解者和无机界组成。生产者主要是各种绿色植物、化能细菌与光能细菌、光合细菌。植物与光合细菌利用太阳能进行光合作用合成有机物，化能合成细菌利用某些物质氧化还原反应释放的能量合成有机物。生产者是生态系统的主要成分，在生物群落中起基础性作用。消费者指以动植物为食的异养生物，消费者包括了几乎所有动物和部分微生物（主要为真菌），它们通过捕食和寄生关系在生态系统中传递能量。分解者又称"还原者"，它们是一类异养生物，以各种细菌（寄生的细菌属于消费者，腐生的细菌是分解者）和真菌为主，也包含蜣螂（俗名屎壳郎）、蚯蚓等腐生动物。分解者可以将生态系统中的各种无生命的复杂有机质（尸体、粪便等）分解成水、二氧化碳、铵盐等可以被生产者重新利用的物质完成物质的循环。无机界是生态系统的非生物组成部分，包含阳光、水、无机盐、空气、有机质、岩石等。组成生态系统的四个部分通过自身功能，保持着生态系统内物质的循环、能量的流动和信息的交流，从而形成一个不可分割的统一体。

生态系统具有整体性、开放性、自我调控性、可持续性等特征。通常把具有活力、结构稳定和自调节能力的生态系统看作是健康的生态系统。活力指生态系统的功能性，包括维持系统本身复杂特性的功能和为人类服务的功能；结构稳定指具有平衡、完整的生物群落，多样的生物种群；生态系统自调节功能主要靠其反馈作用，通过正、负反馈相互作用和转化，在受胁迫时表现出能维持系统的正常结构和功能，有抵御"疾病"的能力，保证系统达到一定的稳态。

2. 生态平衡（ecological equilibrium）　是指在一定时间内生态系统中的生物和环境之间、生物各个种群之间，通过能量流动、物质循环和信息传递使它们相互之间达到高度适应、协调和统一的状态。生态平衡是生物生存、活动、繁衍得以正常进行的基础。生态平衡是一种相对平衡而不是绝对平衡，因为任何生态系统都不是孤立的，都会与外界发生直接或间接的联系，会经常遭到外界的干扰。生态系统对外界的干扰和压力具有一定的弹性，其自我调节能力也是有限度的，如果外界干扰或压力在其所能忍受的范围之内，当这种干扰或压力去除后，它可以通过自我调节能力而恢复；如果外界干扰或压力超过了它所能承受的极限，其自我调节能力也就遭到了破坏，生态系统就会衰退甚至崩溃。同时生态平衡是一种动态的平衡而不是静态的平衡。系统中某一部分先发生改变，引起不平衡，然后依靠生态系统的自我调节能力使其又进入新的平衡状态。正是这种从平衡到不平衡到又建立新的平衡的反复过程，推动了生态系统整体和各组成部分的发展与进化。

（四）人与环境的关系

人与环境的关系是生物发展史上长期形成的一种既相互对立、相互制约又相互依存、相互转化的辩证统一关系。人类既是环境的产物，也是环境的塑造者。

1. 人与环境在物质上的统一性　人体从环境中获取氧气、水、食物等，通过体内的各种生理、生化反应合成生命的必需物质；同时，又通过异化作用进行分解代谢，代谢产物由不同途径排出体外而进入环境，并被环境中的其他生物所利用。人体通过新陈代谢与周围环境进行物质交换、能量转移及信息交换，实现了人与环境的动态平衡及物质上的统一。人与环境的物质和能量交换的基本单元是各种元素，而人体血液内的 60 多种化学元素含量与生存环境中各种化学元素的丰度有明显的一致性，这充分说明人不但是环境发展到一定阶段的产物，而且在物质上具有一致性。

2. 人对环境的适应性　各种环境条件是不断变化的，不同地区、不同时期的人类环境各不相同。人类为了生存和发展，需要进行自身的内部调节以适应环境。调节是指群体通过生理和行为反应来应对环境变化的过程，适应则是指群体通过基因频率的改变来应对环境改变的过程。机体对环境的适应性是人类在发展的进程中与环境相互作用逐渐形成的遗传特征，长期生活在不同地区的人群，对自然环境及社会环境有着不同的适应性。例如，在高原环境中大气含氧量少，为了适应缺氧环境，人体通过增加呼吸量、加快血液循环、增加红细胞数量及血红蛋白含量等方式提高机体的携氧能力，维持正常的生理活动。但是，人体对环境的适应能力有限，如果环境的异常变化大大超出了人的适应能力，就可使人体的某些组织器官发生结构或功能的改变，导致健康损害甚至死亡，如严重的高原反应或高山病。

3. 人与环境作用的双向性　人在社会中，有适应环境和保护自己免受侵犯的能力，而且有按照主观愿望改造环境的能力。例如，改良土壤、驯化野生动物等。但是在这一过程中，人类也会受到自然环境的反作用。例如，大量的煤炭和石油的开发使用，使大气中二氧化碳的浓度不断增高，全球变暖，冰川融化，海平面上升，破坏了人类与环境之间的平衡状态，严重威胁到人类本身的健康。因此，人们在改造环境的同时，应当充分保护环境，遵循自然规律，使环境向着对人类有利的方向发展，避免或减轻其对人类的危害。

二、环境污染与健康 ℯ微课

（一）环境污染的概念

1. 环境污染（environmental pollution）　指由于自然的或人为的原因，使进入环境的有害物质或有害因素的数量或其作用强度超过了环境的自净能力，导致环境的结构和功能发生改变，引起环境质量下降，生态平衡被破坏，对人类和其他生物健康产生了直接或间接危害的现象。严重的环境污染对公众的健康危害严重，对生态平衡的破坏巨大，称为公害。由于公害而引起的地区性疾病称为公害病。近百年来，全世界已经发生数十起公害事件，如英国伦敦烟雾事件、美国洛杉矶光化学烟雾事件等。公害病具有明显的地区性，共同的病因，相同的症状和体征。

2. 环境污染物（environmental pollutant）　进入环境并能造成环境污染或环境破坏的物质称为环境污染物。环境污染物按其性质可分为化学性污染物、物理性污染物和生物性污染物三大类。根据环境污染物的理化性质在环境中是否发生变化又分为一次污染物和二次污染物。一次污染物是指由污染源直接排入环境的理化性质未发生改变的污染物。二次污染物是指排入环境的一次污染物在各种环境因素的作用下，其理化性质发生改变生成的与一次污染物不同的、新的、危害更大的污染物。

（二）环境污染的主要来源

1. 生产性污染　是造成环境污染的主要来源，可分为工业性污染和农业性污染两大类。前者如工业生产排出的"三废"（废水、废气、废渣）可污染空气、水、土壤和食物。后者如农业生产中长期、广泛使用化肥、农药等，会在土壤、农作物、畜产品及野生生物中产生农药残留，也会造成空气、土壤、水等不同程度的污染。工农业生产过程中向环境排放的污染物，主要是化学性污染物，如工业"三废"、化肥、农药残留等。

2. 生活性污染　指由居民生活产生的垃圾、污水、粪便（生活"三废"）排入环境所引起的污染，以及由室内装修、烟草烟雾、烹调油烟、室内燃烧物等所导致的室内空气污染等。

3. 交通性污染　汽车、火车、飞机、轮船等交通运输工具的动力装置可排放大量碳氢化合物、氮氧化物和四乙基铅等有害气体，并可产生噪声、震动，其中排放的废气是现代城市大气污染的主要来源。船舶往来和海上事故，可造成江、河、海洋的石油污染。

4. 其他污染　广播电视信号发射塔、无线通讯设备产生的电磁辐射，医疗卫生机构使用放射性元素产生的电离辐射、医疗垃圾和废水等，也会对环境造成污染。

（三）环境污染的特点

环境污染物对人群健康的危害及其程度，受污染物的理化性质与剂量（强度）、人群接触污染物的时间、个体的健康状况、生理状态、年龄、性别、遗传、营养水平以及环境中其他因素的影响，其特点如下。

（1）广泛性　指环境污染影响的地区范围大、人数多，可累及各类人群。

（2）长期性　指环境中污染物的浓度和剂量较低时，人群需长期暴露才会显示出危害作用，因此易被忽视而酿成严重的后果。

（3）复杂性　环境中充满着各种因素，污染物也不单一，它们往往同时存在，经一种或多种途径进入人体，对机体产生多样的联合作用（独立、相加、协同、加强、拮抗），造成环境污染对人体的作用错综复杂。

（4）多样性　环境污染物对人体健康的影响多种多样，既有局部作用，又有全身作用；既有近期作用，又有远期作用，还可危及下一代的健康。

（四）环境污染对人群健康的危害

1. 急性危害 环境污染物短时间内大量进入环境，使暴露人群在短时间内出现不良反应、急性中毒甚至死亡。环境污染引起的急性危害主要有以下几类原因。

（1）大气污染烟雾事件 此类事件多是由大量污染污染物在不良的气象条件或特定的地形环境中，不能充分扩散，积蓄在大气中造成的。20 世纪由于工业生产的快速发展，许多发达国家未能重视环境保护，造成大气污染烟雾事件发生的频率增高，如曾多次发生的英国伦敦煤烟型烟事件，美国洛杉矶、纽约和日本的大阪、东京的光化学型烟雾事件等。

（2）过量排放和事故性排放引起的急性危害 由于工厂违章超标排放，使含有有毒物质的工业的废气进入大气或含有农药、砷化物等有害物质的废水污染地表水或地下水而发生的急性中毒事件。如 1984 年印度博帕尔毒气泄漏事件。由于核工业迅速发展，原子能在工业上的应用剧增，同时也出现一些严重事故，如 1986 年前苏联切尔诺贝利核电站核泄露事件和 2011 年日本福岛核泄露事件。

（3）生物污染引起的急性传染病 水体受到病原微生物污染时，会使接触者发生急性传染性疾病，如 1988 年上海甲型肝炎暴发流行。经空气传播的传染病如甲型 H_1N_1 流感和新型冠状病毒肺炎等。

2. 慢性危害 环境中的有害因素低浓度、长期反复作用于机体时所产生的危害称为慢性危害。这类危害是由于毒物在体内的物质蓄积或毒物对机体微小损害的逐渐累积所致。主要表现有以下几方面。

（1）引起慢性疾病或慢性中毒 环境污染物低剂量、长期作用下，可直接造成机体某种慢性疾患或慢性中毒，如大气污染物长期作用可使呼吸道炎症反复发作，引起慢性阻塞性肺病；在磷肥厂、炼铝厂周围的大气受氟化氢污染，居民长期吸入而引起慢性氟中毒。

（2）持续性蓄积危害 在环境中有些污染物如铅、镉、汞等重金属及其化合物和有机氯化合物二噁英、多氯联苯等脂溶性强、不易降解的有机化合物，进入人体后能较长时间贮存在组织和器官中。尽管这些物质在环境中浓度低，但由于它们的生物半减期很长，长期暴露会导致在人体内的持续性蓄积，浓度明显增加，造成对机体的损害。如八大公害病中慢性甲基汞中毒（水俣病）、慢性镉中毒（痛痛病）就是由于长期摄入大量的重金属在体内蓄积，进而造成机体发生病变。

（3）非特异性影响 在环境污染物长时间作用下，机体生理功能、免疫功能、对环境有害因素作用的抵抗力可明显减弱，对生物感染的敏感性将会增加，健康状况逐步下降，表现为人群中患病率、死亡率增加，儿童生长发育受到影响。

（4）慢性联合作用 当在环境中同时存在多种有害污染物时，在长期作用下，可能出现污染物的慢性联合作用。例如氟铝、氟砷联合作用。

3. 远期危害 某些毒物可使人体遗传物质发生变化，成为某些先天性疾病、肿瘤、畸胎等发生的原因，由于此种后果在数年、数十年甚至下一代才显现，故称为远期作用。

（1）致突变作用 是指环境污染物或其他环境因素引起生物体细胞遗传物质发生改变的作用。也就是说，致突变作用是指人或哺乳动物发生基因突变、染色体结构变异或染色体数目变异的作用。这种变化的遗传信息或遗传物质在细胞分裂繁殖过程中能够传递给子代细胞，使其具有新的遗传特性。致突变作用包括引起基因突变和染色体畸变两类。

环境中引起生物体发生突变作用的物质，称为环境致突变物（environmental mutagen）诱变剂或环境诱变原）。环境诱变原按照属性分为三类。①化学诱变原：主要是一些人工合成的化学品，包括药品、农药、食品添加剂、调味品、化妆品、洗涤剂、塑料、着色剂、化肥、化纤等。已知的化学诱变剂有烷化剂、碱基类似物、羟胺等。②物理诱变原：主要有电离辐射，紫外线、X 线、α、β 等射线，快中子，激光，离子束等都有很强的诱发突变作用。③生物诱变原：主要有病毒（如风疹病毒、肝炎病毒等）、真菌的代谢产物（黄曲霉毒素等）、寄生虫等。

（2）致癌作用　是指致癌物质引起人体正常细胞的恶性转化、异常增殖，并发展成肿瘤的过程称致癌作用。大量的流行病学资料证实环境有害因素导致肿瘤的高发，如大气污染与肺癌的发生、职业致癌物引发的职业肿瘤等。国际癌症研究机构（IARC）2016 年 2 月对已有资料报告的 989 种物质根据其对人的致癌危险分为 4 级。①1 级：对人致癌，118 种。②2A 级：对人很可能致癌，79 种。③2B 级：对人可能致癌，290 种。④3 级：对人的致癌性尚无法分类，即可疑对人致癌，501 种。⑤4 级：对人很可能不致癌，仅 1 种。根据致癌物化学结构或来源，常见的环境致癌物质见表 2 - 1。

表 2 - 1　常见的环境致癌物

类别	化学物举例
直接烷化剂	芥子气、氯甲甲醚、环氧乙烷、硫酸二乙酯
间接烷化剂	氯乙烯、苯、丁二烯、烷化抗癌药
多环芳烃类	苯并芘、二甲基苯蒽、二苯蒽、三甲基胆蒽、煤焦油、沥青
芳香胺类	联苯胺、乙萘胺、4 - 氨基联苯、4 - 硝基联苯
金属和类金属	镍、铬、镉、铍、砷
亚硝胺及亚硝酰胺	二甲基亚硝胺、二乙基亚硝胺、亚硝酰胺
霉菌和植物毒素	黄曲霉毒素、苏铁素、黄樟素
固体（不可溶）物	结晶硅及石棉
嗜好品	吸烟、嚼烟、槟榔、鼻烟、过量的酒精饮料
食物的热裂解产物	杂环胺类、2 - 氨 - 3 - 甲基 - 咪唑喹啉、2 - 氨 - 3，4 - 甲基 - 咪唑喹啉
药（含某些激素）	环磷酰胺、噻替派、已烯雌酚

（3）致畸作用　是指环境因素作用于妊娠母体，干扰胚胎或胎儿的正常生长发育过程，以至于胎儿在出生时具有形态结构异常（即先天畸形）的作用。人类先天性畸形发生的原因较为复杂，约 10% 的先天性畸形是由确定的环境因素引起。器官形成期是对致畸物最为敏感的时期，人类致畸的敏感期为妊娠的第 3 ~ 8 周（即胚胎形成期）。对人类致畸作用的有害因素主要有：①辐射因素，如放射线治疗、放射性碘、原子武器等。②感染因素，如巨细胞病毒、疱疹病毒 1 型和 2 型、梅毒螺旋体、水痘病毒等。③母体损伤和代谢失衡，如酒精中毒、糖尿病、风湿病等。④药物和环境化学物，如促雄性激素、白消安、氯联苯、氯乙烯等。

4. 间接危害　环境污染对人类健康的间接影响和危害是多方面的。生物污染可导致其他生物群疾病发生或流行，危及人类食物链，甚至引发人畜共患疾病。化学性污染损害植物，可导致农作物减产和食物短缺，破坏城市生活区的环境绿化。综合性污染对土壤和森林的破坏，可导致水土流失和沙漠化。有时间接效应的危害比直接危害更大、更难消除。例如温室效应、酸雨、臭氧层破坏等都会对人类健康产生间接影响。

三、全球所面临的主要环境问题

1. 全球气候变暖　是指由于人类活动而造成的大量温室气体向大气排放，从而引起大气中温室气体的浓度不断地增加和大气组成成分发生改变，进而导致全球平均气温增加以及其它气候要素改变的现象。大气中能够吸收长温室气体有水汽、二氧化碳、甲烷、二氧化硫、臭氧和氯氟烃等称为温室气体。全球气候变暖的主要危害是：①冰川融化，造成全球海平面上升，威胁沿海海拔较低的国家。②使得极端天气出现频率增加，如干旱、洪水、极端气温等，影响生物生存、低纬地区可能降水减少，对农业影响较大。③影响全球生态系统，改变生态环境而加快生物灭绝速率，虫媒传播性疾病增加。④人的抵抗力下降，各类疾病发病率增高。

2. 臭氧层破坏　臭氧层位于距离地球上空 20 ～ 50 千米的大气平流层内，是地球的一个保护层，它能有效阻挡来自太阳的紫外线辐射，对地球上包括人类在内的生物进行保护。研究表明，氟氯碳化合物如氯里昂或氟氯烃和溴代氟烃是造成臭氧空洞的元凶。此外工业生产、飞机飞行的排放和含氮化肥施用可能大气中释放氮氧化物，对臭氧层也有破坏。臭氧层破坏的主要危害：①对人类免疫系统造成损害，使得免疫机制减退。太阳辐射加剧，引发眼部疾病、皮肤癌和传染疾病发病率上升。②破坏生态系统，造成农作物减产或绝收、森林草地衰退，海洋生物数量减少，危及生态平衡和生物多样性。③造成全球气候变暖与温室效应。

3. 酸雨　人类活动排放的硫氧化物和氮氧化物等污染物，进入大气层被氧化并溶于水汽中，形成 pH 小于 5.6 的降水，称为酸雨。酸雨的危害有：①酸雨对人体的危害。一是酸雾侵入肺部，引发急慢性炎症和肺水肿。二是酸雨沉降于地表，会从土壤和岩石溶出汞、铅等重金属并通过食物链使进入人体，诱发癌症等各种疾病。②酸雨对陆地生态系统的危害，重点表现在土壤和植物。对土壤的影响包括抑制有机物的分解和氮的固定，使土壤贫瘠化；对植物，酸雨损害新生的叶芽，影响其生长发育，导致森林生态系统的退化。③酸雨对水生系统的危害，会妨碍水中鱼类生长和其它生物群落，使用水中物种减少或绝迹。④酸雨还腐蚀建筑材料和文化古迹。

4. 土地荒漠化　是指包括气候变化和人类活动在内的各种因素造成的干旱、半干旱、和亚湿润干旱地区的土地退化。土地荒漠化是目前世界上最严重的环境和社会经济问题之一。目前，全球土地荒漠化面积已达到 3600 万平方公里，占到整个地球陆地面积的 1/4，且荒漠化土地面积每年以 5 万 ～ 7 万平方公里的速度不断扩大。土地荒漠化对环境和社会的影响主要表现：挤压人类生存空间，不仅影响干旱地区的气候，还影响全球气候，并成为沙尘暴的主要沙尘源区，是沙尘暴天气发生的物质条件。

5. 生物多样性减少　生物多样性是生物及其与环境形成的生态复合体以及与此相关的各种生态过程的总和，由遗传（基因）多样性，物种多样性和生态系统多样性三个层次组成。生物多样性是地球生物经过几十亿年发展进化的结果，是人类赖以生存的物质基础。根据联合国的报告，生物多样性丧失的直接驱动因素是土地和海洋利用的改变、生物资源利用、气候变化、污染以及外来物种入侵等。生物多样性减少会直接动摇人类基本生存基础，导致生态平衡失调，破坏优良生存环境。

全球所关注的问题还有森林面积锐减、大气污染、水污染及水资源短缺、固体废弃物污染环境等。

四、环境与健康标准体系

我国环境与健康标准体系可分为由环境保护部门牵头制定的环境保护标准体系和卫生部门牵头制定的环境卫生标准体系，对控制环境污染、保护生态环境以人群健康具有十分重要意义。

（一）环境卫生标准体系

1. 环境卫生标准　是在环境卫生基准的基础上，考虑社会、经济、技术条件等因素，按照程序和技术路线制定，经国家管理机关批准颁布执行，具有法律强制性和约束力。环境卫生基准是根据化学物的特性及其可能产生的健康效应，在剂量反应关系分析基础上所确定的限制值。环境卫生标准中的最高容许浓度是环境中的化学物质在短期或终生、直接或间接作用于人体时，不会引起身体上或精神上的疾患；或者以现有的检查方法在近期或远期、当代或后代检测不到超过生理适应性反应变化的浓度限量。

2. 环境卫生单项标准　它是以保障人群身体健康为直接目的，对环境中的有害物质所做出的限制性规定。按照污染物在不同环境介质中的性状、转归和侵入人体途径的一定要同，环境卫生单项标准包括：空气污染物卫生标准、生活饮用水卫生标准、涉及饮用水卫生安全的产品卫生标准、土壤及固体废弃物卫生标准、住宅与规划卫生标准、公共场所卫生标准使、家用化学品卫生标准、工业企业卫生防护距离标准、环境影响评价技术规范。其他除上述外，还有医疗废物焚烧环境卫生标准、化妆品卫生标准、村镇规划卫生准、环境污染物所致健康危害判定标准等。

（三）环境质量标准体系

环境质量标准是为保障人体健康、维护生态环境、保证资源充分利用，并考虑社会、经济、技术等因素而对环境中有害后物质和因素做出的限制规定。环境标准体系是重要的公益性、规范性的技术文件，是国家环境保护法律体系的重要组成部分，是执行法律的技术依据。环境质量标准体系的内容与经济发展、社会进步和公众利益的保护有密切关系，在社会管理以及各项环境保护执法和监督管理工作中，都发挥不可替代的作用。我国现有环境质量标准包括环境空气、室内空气、地表水、地下水、海水、土壤和噪声等多种环境质量标准。

第二节　水体环境及生活饮用水与健康

》》 情境导入

情境描述　2007年5月，江苏省无锡市城区的大批市民家中自来水水质突然发生变化，并伴有难闻的气味，无法正常饮用。无锡市民饮用水水源来自太湖。因此，无锡市民纷纷抢购超市内的纯净水，街头零售的桶装纯净水也出现了较大的价格波动。有研究显示，无锡水污染事件主要是由于水源地附近蓝藻大量堆积，厌氧分解过程中产生了大量的NH_3、硫醇、硫醚以及硫化氢等异味物质。2007年以来，无锡投入大量资金，实施控源截污、蓝藻打捞、应急防控等重点治理工程，入湖污染物总量大幅削减。至2022年上半年，太湖无锡水域定类指标总磷浓度为0.050毫克/升，同比下降13.8%，达Ⅲ类标准。太湖无锡水域水质由劣Ⅴ类跃升至Ⅲ类，标志着无锡15年治理太湖取得重大阶段性成果。

讨论　1. 造成太湖水污染的主要原因是什么？
　　　2. 防治水污染的主要措施有哪些？

水是生态系统中物质循环和能量交换的重要介质，是构成自然环境的基本要素，是地球上不可替代的自然资源。水又是生命之源，是构成机体的重要组成部分，人体的66%和大脑的75%是由水构成的。地球表面约有70%以上为水所覆盖，其余约占地球表面30%的陆地也有水的存在，其中可供人类直接取用的淡水资源却相当有限，淡水资源仅占全球水资源的2.5%。联合国环境规划署预测，至2025年全球各国都将普遍面临淡水资源紧缺问题。我国是一个严重缺水的国家，人均水资源量只有2100m³，仅为世界平均水平的28%，且逐年下降，是全球人均水资源最贫乏的国家之一。随着社会经济快速发展，带来的是水资源严重污染问题。工业、农业污水排放，约有8%的河段污染严重，造成水质性缺水，减少了生活水资源总量。此外，由于人们对自然环境的保护意识不足，水力资源开发不合理，减少了湿地、天然湖泊面积，恶劣极端天气增加。因此控制污染物排放，加强环境保护与治理，维持水生态环境稳定是保障水质质量的关键。

一、水资源的种类

地球上的天然水资源分为降水、地表水和地下水。

1. 降水　是大气中水蒸气遇冷凝结而形成的，包括雨、雪、雹水等。降水量分布受季节、地域的影响较大。降水水质较好，而且雨雪水与大气接触可吸收一些污染物。

2. 地表水　是降水在地表径流和汇集后形成的水体，地表水除了有降水主要补给源外，与地下水也有相互补给关系。地表水的水质较软，含盐类较少，但因流经过地面，会携带大量泥沙，所以，水的浑浊度大，细菌含量多，不能饮用；地面水的水量和水质受流经地区地质状况、气候、人为活动等因素的影响比较大。

3. 地下水　是由降水和地面水经土壤地层渗透到地面以下而形成的水体。地下水可分为浅层地下水、深层地下水和泉水。

二、水质性状的评价指标

（一）物理性状评价指标

水体的物理性状指标主要包括水温、色、臭和味、浑浊度等。

（二）化学性状评价指标

1. pH　清洁天然水的 pH 一般在 7.2～8.5 之间，呈弱碱性反应。当水体受到大量有机物污染时，有机物因氧化分解产生二氧化碳，可使水 pH 降低。当大量的酸性或碱性废水排入水体时，水的 pH 可发生明显变化。

2. 总固体　水样在一定温度下缓慢蒸发至干后的残留物总量，包括水中溶解性固体和悬浮性固体，由有机物、无机物和各种生物体组成。总固体愈少，水愈清洁；溶解性固体是水样经过过滤后，再将滤液蒸干所得的残留物，其含量取决于溶于水中的矿物性盐类和溶解性有机物的多少。悬浮性固体是水中不能通过滤器的固体物干重。

3. 硬度　指溶于水的钙、镁等盐类的总量，以 $CaCO_3$（mg/L）表示。水的硬度包括碳酸盐硬度（即通过加热能以碳酸盐形式沉淀下来的钙、镁离子，故又叫暂时硬度）和非碳酸盐硬度（即加热后不能沉淀下来的那部分钙、镁离子，又称永久硬度）。一般情况下，地表水硬度低于 150mg/L（以碳酸钙计）为软水；地下水硬度高于 150mg/L（以碳酸钙计）为硬水。

4. 含氮化合物　包括有机氮、蛋白氮、氨氮、亚硝酸盐氮和硝酸盐氮。有机氮是有机含氮化合物的总称。蛋白氮是指已经分解成较简单的有机氮，此两者主要来源于动植物，如动物粪便、植物遗体腐败、藻类和原生动物。当水体中有机氮和蛋白氮显著增高时，说明水体新近受到明显的有机物污染。氨氮是天然水被人畜粪便等含氮有机物污染后，在有氧条件下经微生物分解形成的最初产物。水中氨氮增高，表示新近可能有人畜粪便污染。亚硝酸盐氮是水中氨在有氧条件下经亚硝酸菌作用形成的，是氨硝化过程的中间产物。亚硝酸盐含量高，该水中有机物的无机化过程尚未完成，污染危害仍然存在。

5. 溶解氧（dissolved oxygen，DO）　是指溶解在水中的氧的含量。其含量与空气中的氧的分压、水温有关。同一个地区空气氧的分压变化甚微，故水温是影响溶解氧气的主要因素，水温越高，水中的溶解氧越低。溶解氧含量高说明水质清洁，具有自净能力；溶解氧含量低，说明水体受到污染后，其自净能力差。

6. 化学耗氧量（chemical oxygen demand，COD）　是指在一定条件下，使用强氧化剂氧化水中有机物所消耗的氧量。一般来说水中的 COD 增高，说明有机物污染严重。

7. 生化需氧量（biochemical oxygen demand，BOD）　是指在一定条件下，微生物分解存在于水中的可生化降解有机物所进行的生物化学反应过程中所消耗的溶解氧的数量，以毫克/升表示。水中有机物越多，BOD 越高。水质的化学性状指标还包括氯化物、硫酸盐、总有机碳和总需氧量以及有害物质。

（三）微生物学性状指标

1. 细菌总数（bacteria count）　是指 1ml 水在普通琼脂培养基中经 37℃培养 24 小时后所生长的细

菌菌落总数。水体生物性污染越严重，水中的细菌总数越多。细菌总数可以反映水体受生物性污染的程度。

2. 大肠菌群 是指一群需氧及兼性厌氧的、在 37℃ 生长时能使乳糖发酵、在 24 小时内产酸产气的革兰阴性杆菌。在人畜肠道内存在的大量细菌中，较容易培养的只有大肠菌群、粪链球菌和产气荚膜梭菌三类。其中，大肠菌群最多，产气荚膜梭菌较少，粪链球菌居中。在天然水体中，粪链球菌的存活时间比肠道致病菌要短，其抵抗力较弱。如果从水体中检出粪链球菌，仅表明水体为新近的人畜粪便污染。

三、水体污染与健康

水体污染是指人类活动排放物污染物进入水体，其数量超过了水体的自净能力，使水和水体底质的理化特性、生物特性、水体组成发生改变，从而影响了水的使用价值，造成水质恶化，乃至危害人体健康或破坏生态环境的现象。水体污染物主要来自人类的生产和生活活动。

1. 水体污染的来源

（1）工业废水 包括有工艺废水、设备冷却水、洗涤废水等。工业废水污染物浓度高，成分复杂，是造成水体污染的主要来源。

（2）生活污水 包括厨房洗涤、洗衣、卫生间粪尿冲洗水及医院排放的污水等，生活污水含有大量有机物及微生物，包括肠道病原菌、病毒、寄生虫卵等，还含有大量无机物如氮、磷等。

（3）农业污水 农牧业生产排出的污水及降水或灌溉水流过农田或经农田渗漏排出的水。农业污水主要包括化肥、农药、粪尿等污染。

2. 水体污染对健康的影响

（1）介水传染病（water – borne infectious disease） 是由于饮用或接触受到病原体污染的水而引起的一类传染病。介水传染病的病原体包括细菌、病毒、寄生虫。介水传染病的流行通常波及面较广。

（2）中毒性疾病 水体被有毒有害物质污染，人们饮用被污染的水体或食用其中的水产品和浇灌的农作物，可引起急性中毒或慢性中毒。如各种金属（汞、镉、铬、铅）、硝酸盐与亚硝酸盐、氰化物等。

（3）间接危害 水中某些污染物，虽然不会引起介水传染病和中毒性疾病，但可使水质感官性状恶化、抑制微生物的繁殖，从而影响水的正常利用和水的自净能力；过多的氮、磷排入流动缓慢的水体，可造成水的富营养化，使水体中的藻类和其他浮游生物大量繁殖，使水中溶解氧下降，水质恶化，导致鱼类和其他水生物大量死亡。藻类的大量繁殖还可能引起水华或赤潮。

四、生活饮用水与健康

（一）生活饮用水的基本卫生要求。

（1）生活饮用水中不得含有病原微生物。

（2）生活饮用水中化学物质不得危害人体健康。

（3）生活饮用水中放射性物质不得危害人体健康。

（4）生活饮用水的感官性状良好。

（5）生活饮用水应经消毒处理。

（二）生活饮用水的卫生学评价

生活饮用水卫生标准是从保护人群身体健康和保证人类生活质量出发，对饮用水中与人群健康的各种因素（物理、化学和生物），以法律形式作的量值规定，以及为实现量值所作的有关行为规范的规定，经国家有关部门批准，以一定形式发布的法定卫生标准。《生活饮用水卫生标准》（GB5749）是我国开展饮用水水质监督管理的重要依据。生活饮用水卫生标准可包括两大部分：法定的量的限值，指为保证生活饮用水中各种有害因素不影响人群健康和生活质量的法定的量的限值；法定的行为规范，指为保证生活饮用水各项指标达到法定量的限值，对集中式供水单位生产的各个环节的法定行为规范。现行的《生活饮用水卫生标准》（GB5749 – 2006）自 2007 年 7 月 1 日实施以来，已近 15 年，对提升我国饮用水水质、保障饮用水水质安全发挥了重要作用。面对我国发展形势的新变化、人民群众对美好生活的新期待和原标准实施过程中出现的新问题，国家卫生健康委员会适时对原标准进行了修订，并于 2022 年 3 月 15 日发布《生活饮用水卫生标准》（GB5749 – 2022）（以下简称"新标准"），将于 2023 年 4 月 1 日正式实施。新标准将原标准中的"非常规指标"调整为"扩展指标"，以反映地区生活饮用水水质特征及在一定时间内或特殊情况的水质特征。指标数量由原标准的 106 项调整为 97 项，包括常规指标 43 项和扩展指标 54 项。新标准增加了 4 项指标，包括高氯酸盐、乙草胺、2 – 甲基异莰醇和土臭素；删除了耐热大肠菌群、三氯乙醛等 13 项指标；更改了 3 项指标的名称，例如耗氧量（CODMn 法，以 O_2 计）名称修改为高锰酸盐指数（以 O_2 计）；更改了硝酸盐（以 N 计）、浑浊度等 8 项指标的限值，增加了总 β 放射性指标进行核素分析评价的具体要求及微囊藻毒素 – LR 指标的适用情况；删除了小型集中式供水和分散式供水部分水质指标及限值的暂行规定。

（三）生活饮用水安全卫生措施

1. 水源的选择　水源的选择应达到以下卫生要求。①水量充足：在选择水源时，水源的水量应能满足城镇或居民点的总用水量，并考虑到近期和远期的发展。天然水源的水量可通过水文学和水文地质学的调查勘察获得。选用地表水时，一般要求 95% 保证率的枯水流量大于总用水量。②水质良好：水源水经净化消毒处理后，全面符合饮用水卫生标准的要求。③便于防护：目的是为了保证水源水质不致因污染而恶化。优先选用地下水。采用地表水作水源时，应结合城市发展规划，将取水点设在城镇和工矿企业的上游。④技术经济合理：选择水源时，应结合水源水质、水量和取水、净化、输水等具体条件，考虑基本建设投资费用最小的方案。

2. 水源卫生防护

（1）地表水水源的卫生防护　必须遵守下列规定：①取水点周围半径 100 米的水域内，严禁捕捞、网箱养殖、停靠船只、游泳和从事其他可能污染水源的任何活动。②取水点上游 1000 米至下游 100 米的水域不得排入工业废水和生活污水；其沿岸防护范围内不得堆放废渣，不得设立有毒、有害化学物品仓库、堆栈，不得设立装卸垃圾、粪便和有毒有害化学物品的码头，不得使用工业废水或生活污水灌溉及施用难降解或剧毒的农药，不得排放有毒气体、放射性物质，不得从事放牧等有可能污染该段水域水质的活动。③以河流为给水水源的集中式供水，由供水单位及其主管部门会同卫生、环保、水利等部门，根据实际需要，可把取水点上游 1000 米以外的一定范围河段划为水源保护区，严格控制上游污染物排放量。④受潮汐影响的河流，其生活饮用水取水点上下游及其沿岸的水源保护区范围应相应扩大，其范围由供水单位及其主管部门会同卫生、环保、水利等部门研究确定。⑤作为生活饮用水水源的水库和湖泊，应根据不同情况，将取水点周围部分水域或整个水域及其沿岸划为水源保护区，并按第一、二项的规定执行。⑥对生活饮用水水源的输水明渠、暗渠，应重点保护，严防污染和水量流失。

（2）地下水水源卫生防护　必须遵守下列规定：①生活饮用水地下水水源保护区、构筑物的防护范围及影响半径的范围，应根据生活饮用水水源地所处的地理位置、水文地质条件、供水的数量、开采方式和污染源的分布，由供水单位及其主管部门会同卫生、环保及规划设计、水文地质等部门研究确定。②在单井或井群的影响半径范围内，不得使用工业废水或生活污水灌溉和施用难降解或剧毒的农药，不得修建渗水厕所、渗水坑，不得堆放废渣或铺设污水渠道，并不得从事破坏深层土层的活动。

③工业废水和生活污水严禁排入渗坑或渗井。④人工回灌的水质应符合生活饮用水水质要求。

（四）生活饮用水的净化与消毒

水源一般都难以达到生活饮用水水质标准的要求，因此必须加以净化和消毒处理。

1. 生活饮用水的净化 水的净化包括混凝沉淀和过滤，通过净化处理除去水中的悬浮物、胶体物质和病原体等。

（1）混凝沉淀 水中质量较重的悬浮颗粒物可以自然沉淀。但一些质量较轻、粒径较小、较分散的颗粒物质则可以长时间悬浮在水中，需要加入适当的混凝剂，促进颗粒物质的凝聚和沉降。目前常用的混凝剂有硫酸铝、明矾、聚合氯化铝等。

（2）过滤 是水通过石英砂等滤料层以截留和吸附水中悬浮杂质和微生物的过程。过滤的原理有两个。一是隔滤作用，即水通过滤料时，粒径大于滤料间孔隙的悬浮杂质、颗粒被阻留。二是沉淀吸附作用，当水通过滤料时，水中的胶体粒子、细菌等被吸附在砂料表面形成薄膜，具有过滤作用。

2. 生活饮用水的消毒 消毒是杀灭水中病原微生物，保证生活饮用水安全的重要过程。消毒方法有物理消毒（煮沸、紫外线、超声波等）和化学消毒（液氯、氯胺、二氧化氯、臭氧等）。目前，使用最广泛的方法是氯化消毒法。

（1）氯化消毒的原理 各种氯化消毒剂加入水中都能水解成次氯酸（HOCl），其体积小，不带电，易于穿透细胞壁；同时次氯酸又是一种强氧化剂，能破坏细胞膜，使蛋白质、DNA 和 RNA 等物质释出，并使细菌体内的多种酶系特别是磷酸葡萄糖脱氢酶氧化，使细菌的糖代谢障碍，最终导致细菌死亡。氯还可作用于病毒的核酸而使病毒产生致死性损害。

（2）影响氯化消毒效果的因素 氯化消毒效果受多种因素的影响，总结起来主要有以下几个方面。

1）加氯量和接触时间：一般要求加入氯化消毒剂 30 分钟后，水中游离性余氯不低于 $0.3 \sim 0.5mg/L$。适当增加加氯量和接触时间可提高消毒效果。

2）水的 pH：次氯酸在水中可解离形成次氯酸根离子，使杀菌力减弱，降低 pH 可减少次氯酸的解离，提高消毒效果。

3）水温：水温高时杀菌效果好，水温低时要适当延长消毒时间。

4）水的浑浊度：浑浊度高的水中有机物等悬浮杂质多，既增加了有效氯的消耗，又不易杀灭包裹在悬浮物内的病原体，同时还会形成较多的氯化消毒副产物。

5）水中微生物数量和种类：微生物的数量过多时消毒效果较差，肠道病毒、原虫包囊对氯的耐受性高于肠道细菌。

（五）新型饮用水卫生

1. 包装饮用水 是指密封于容器中可直接饮用的水。包装饮用水的水源可直接来源于地表水、地下或公共供水系统。

（1）纯水 是以市政自来水为原水，经初步净化、软化，主要采用反渗透、电渗析、蒸馏等工艺使水中溶解的矿物质以及其他有害物质全部去除，即除水分子外，基本上没有其他化学成分。

（2）净水 是以市政自来水为原水通过吸附、超滤以去除水中有害物质而保留原水的化学特征，即保留原水中的溶解性矿物质。

（3）天然矿泉水 是储存于地下深处自然涌出或人工采集的未受污染且含有偏硅酸、硒、锌等一种或多种以上微量元素达到限量值的泉水，经过过滤等工艺而成。除含有上述特定的元素外，其还含有较多的溶解性矿物质。此外，市场上的人工矿化水是在纯水中加入某些微量元素，使其某一微量元素达到天然矿泉水的限量值。

2. 直饮水 直饮水系统属于分质供水的范畴。分质供水系统是指在一栋楼房、一个小区或一个城市内，除设有供生活用水的自来水供水系统外，还设有供人们直接饮用的净水系统。直饮水是对自来水进行深度处理后，再将符合直接饮用标准的自来水通过优质输水管道送入用户，供居民直接饮用。分质供水的优点在于无需对所有的水进行深度净化，因为供居住者直接饮用的水仅占总用水量的5%，因此处理过程整体费用大大降低，从而保证饮用水的质量。

3. 淡化水卫生 我国是一个严重缺水的国家，劣质原水面积很广。在我国的西北干旱地区，虽然有丰富的地下苦咸水或苦咸水湖，但可供利用的淡水资源非常有限。沿海地区具有丰富的海水资源，但其淡水资源短缺。因此，研究开发并推广有效的苦咸水和海水淡化技术是解决我国西北某些苦咸水地区淡水资源紧缺及我国沿海许多岛屿居民的生活用水等问题现实可行的根本举措。

 素质提升

我国生态环境保护十年间发生历史性转折性全局性变化

　　党的十八大以来的十年，中国生态环境保护发生历史性、转折性、全局性变化。这十年，生态文明地位之重前所未有，"绿水青山就是金山银山"成为全社会的共识和行动。这十年，环境治理成效之好前所未有，地级及以上城市PM 2.5平均浓度降至30微克/立方米，长江干流全线连续两年实现Ⅱ类及以上水体，生态系统质量和稳定性显著上升。这十年，公众参与范围之广前所未有，生态文明成为人民群众共同参与、共同建设、共同享有的事业。这十年，全球生态贡献之大前所未有，我们推动《巴黎协定》的达成、签署、生效和实施，开展应对气候变化南南合作，宣布并坚定地推动碳达峰、碳中和。北京冬奥会成为首个碳中和的冬奥会，我们成功举办了生物多样性第十五次缔约方大会第一阶段的会议，成立昆明生物多样性基金，支持发展中国家生物多样性的保护事业。可以说，中国十年间生态环境保护的变化，为全球可持续发展提供中国智慧和方案。

第三节　住宅及办公场所环境与健康

》》情境导入

　　情境描述 为了能够让孩子上学离家近一点，李某买了一个学区房。装修之后开窗通风了一个月全家就搬进去了。结果住进1个月左右，七岁的儿子就出现了不舒服的症状，眼睛酸痛，无故流泪，经常打喷嚏、咳嗽，并出现皮肤过敏反应。经请专业部门检测，发现室内甲醛浓度达到4.5mg/m³。

　　讨论 1. 李某七岁儿子出现症状的原因是什么？

　　　　　2. 针对室内空气污染，采取何种预防措施？

　　人类的生活环境涉及住宅、职业和公共场所等不同的环境，其中以住宅环境最为重要。人的一生中有2/3以上的时间是在住宅室内度过的，而婴幼儿、儿童、青少年和老弱病残者在住宅的时间更长。随着知识经济发展和网络信息技术的普及，人们生活居住的住宅的意义也发生了巨大的变化。近年来我国"互联网＋"行动计划的推行，在住宅中即可工作、学习、交易的现象日趋普遍，住宅逐渐成为人们工作、学习和娱乐的重要场所。

一、住宅的基本卫生要求

为了保证居住者的健康，住宅应满足下列基本卫生要求。

1. 小气候适宜　室内有适宜的小气候，冬暖夏凉，干燥，必要时应有通风、采暖、防寒、隔热等设备。
2. 采光照明良好　白天充分利用阳光采光，晚间照明适当。
3. 空气清洁卫生　应避免室内外各种污染源对室内空气的污染，冬季应该有适当的换气。
4. 隔音性能良好　应避免室内外及相邻居室的噪声污染。
5. 卫生设施齐全　应有上、下水道和其他卫生设施，以保持室内清洁卫生。
6. 环境安静整洁　应保证休息、睡眠、学习和工作。

二、健康住宅和绿色住宅

1. 健康住宅　是指在符合住宅基本要求的基础上，突出健康要素，以人类居住健康的可持续发展的理念，满足居住者生理、心理和社会多层次需求，为居住者创造一个健康、安全、舒适和环保的高品质住宅和社区。WHO建议，健康住宅的标准至少应包括：①会引起过敏症的化学物质浓度很低，尽可能不使用易扩散化学物质的胶合板、集体装修材料等。②有性能良好的换气设备，特别是对高气密性、高隔热性来说，必须采用具有风管的中央换气系统，进行定时换气。③在厨房灶具或吸烟处要设局部排气系统。④室内温度全年要保持在17～27℃之间；室内湿度要全年保持在40%～70%之间；二氧化碳浓度要低于0.1%；悬浮粉尘浓度要低于0.15克/平方米；噪音要小于50分贝。⑤具有足够的抗自然灾害能力。⑥有足够亮度的照明设备。每天日照确保3小时以上。⑦有足够人均建筑面积，并确保私密性。⑧住宅要便于护理老龄者和残疾人。⑨因建材中含有有害挥发性有机物质，住宅竣工后隔一段时间才能入住，在此期间要进行换气。

2. 绿色住宅　是指消耗最少的资源和能源，产生最少的废弃物的住宅和住宅小区。绿色住宅注重人与自然的和谐共存，关注环境保护以及废弃物回收和再利用。体现了节能、节水和治理污染的方针，强调可持续发展的原则。绿色住宅应至少达到以下要求。①规划设计合理，建筑物与环境协调。房间光照充足，通风良好，厨房、卫生间异味气体能在瞬间散发。②房屋围护结构御寒隔热，门窗密封性能、隔音效果符合规范标准。③供热、制冷及炊烧等，尽量利用清洁能源、自然能源或再生能源。全年日照在2500小时以上的地区，普遍要装太阳能设备。④饮用水符合国家标准，排水深度净化，达到可循环利用标准。新建小区须铺设中水系统。⑤室内装修材料环保，化学污染低于环境保护规定指标。⑥有足够的户外活动空间，小区绿化覆盖率不低于40%，无裸露地面。

三、室内空气污染对健康的影响及控制对策

（一）室内空气污染的来源

1. 家用燃料　用于烹调和取暖的生活炉灶燃煤，可产生烟尘、一氧化碳、二氧化硫等污染物，某些地区的特殊煤质还可产生砷、氟等毒物。煤气、液化气、天然气等气体燃料，当室内通风不良时，可使室内氮氧化物的浓度升高。另外家庭烹调过程中也可产生强致癌物苯并(a)芘。

2. 建筑装饰及家具　建筑材料、室内装饰材料和家具制品中新引入的化学物质越来越多，如居室建筑装修及新制家具使用的粘合剂涂料和胶合板等材料可散发出放射性氡及甲醛、石棉、铅等有害物质。

3. 家用化学品　室内使用的清洁剂、除臭剂、杀虫剂、家具抛光剂、化妆品（如发胶）等家用化

学品，可造成挥发性有机物污染。

4. 烟草烟雾 烟草烟雾中含有多种成分，其中大致有 40 多种具有致癌性。

5. 人体排放 人的呼吸向空气中排放 CO_2、氨类等多种内源性有害代谢气体、水蒸气等。呼吸道传染病患者及病原携带者谈话、咳嗽、喷嚏时，随飞沫可排出病原体。人的排汗，皮肤脱落碎屑，亦可散发出气味。

6. 室外污染物 室外工业生产、交通运输排放的污染物以及植物花粉、孢子等变应原都可通过门窗等各种缝隙进入室内造成空气污染。

7. 其它 微波炉、电磁炉、电脑等家用电器，可增加人们接触电离辐射的机会。空调使用不当，会造成室内空气质量下降。猫、狗、鸟、鱼等家养宠物，不但可以传播传染病如巴斯德菌病、支原体病、鹦鹉热等，也是室内空气污染的来源。

（二）室内空气污染引起的疾病

1. 不良建筑物综合征（sick building syndrome，SBS） 亦称为病态建筑物综合征，是现代住宅内多种环境因素联合作用对健康产生影响所引起的一种综合征，多指由于受到影响的工作人员主诉报告的，在工作期间所发生的非特异症状，包括黏膜和眼刺激征、咳嗽、胸闷、疲劳、头痛和不适。近年来关于 SBS 的病因学研究提出了三个方面的危险因素，即建筑物相关因素、人体相关因素、生活方式和工作方式等。SBS 的特点一是发病快，二是患病人数多，三是病因很难鉴别确认，四是患者一旦离开污染的建筑物后，症状即可缓解或消失。

2. 建筑物相关疾病（building related iiiness，BRI） 是由于人体暴露于建筑物内的有害因素（如细菌、真菌、尘螨、一氧化碳、甲醛等）引起的疾病，专指特异性因素已经得到鉴定，具有一致的临床表现。这些特异的因素包括过敏原、感染原、特异的空气污染物和特定的环境条件，这类疾病包括呼吸道感染、哮喘、过敏性皮炎、军团菌病、心血管病、肺癌等。建筑相关疾病与不良建筑物综合征不同之处在于以下三个方面，一是患者的症状在临床上可以明确诊断；二是病因可以鉴别确认，可以直接找到致病的空气污染物，乃至污染源；三是患者即使离开特殊环境，症状也不会消失，必须进行治疗才能恢复健康。

3. 化学物质过敏征（multiple chemical sensitivity，MCS） 是由于多种化学物质作用于人体多种器官系统，引起多种症状的疾病。在室内即使仅有微量的化学污染存在，人们长期生活工作在这样的环境中，也可能出现神经系统、呼吸系统、消化系统、循环系统、生殖系统和免疫系统的障碍，出现眼刺激感、易疲劳、运动失调、失眠、恶心、哮喘、皮炎等症状。该病具有复发性，症状呈慢性过程、由低浓度化学污染物质引发的特点。患者对多种化学物质过敏，多种器官同时发病，在致病因素排除后症状将会改善或消退。

（三）室内空气污染的控制对策

1. 建立健全室内空气质量标准 为了控制室内空气污染，保证室内空气清洁，近年来国家相关政府部门先后制订了《公共场所卫生标准》《室内空气中污染物卫生标准》《室内装饰装修材料有害物质限量》《室内空气质量卫生规范》《民用建筑工程室内环境污染控制规范》以及《室内空气质量标准》等一系列规范和标准。总体来看，我国目前已基本形成了控制室内环境污染的技术标准体系。

2. 选择安全的建筑材料和装饰材料 在施工过程中严格执行《民用建筑工程室内环境污染控制规范》，不得使用有害物质含量超标的建筑施工材料，在竣工时要对室内环境质量进行检查验收，重点对甲醛、苯、氨、氡和总挥发有机物含量进行检测，不达标不投入使用。有材料中应选择不散发有害物质、不易沾上尘埃和易于清洁的材料。为防止建筑材料中氡的逸出，除注意选材外，还可在建筑材料表面刷上涂料，起到降低室内氡浓度的作用。为减少室内甲醛及其他挥发性有机物的量，要选用低挥发性的建筑材料和装饰材料，或者选择已在空旷处释放了甲醛的出厂产品。避免在室内使用毛制的地毯或挂毯，以减少室内积尘和虫螨。

3. 住宅地段的选择 住宅应按照住宅的基本要求，选择在大气清洁、日照通风良好、周围环境无各种环境污染源、有绿化地带与闹市、工业区和交通要道隔离的地段内。

4. 合理的住宅卫生规模和平面配置 住宅内各室的容积、室高、面积应足够，朝向要使合乎卫生要求，利于采光和通风换气。住宅的内部设计布局合理，平面配置要防止厨房产生的煤烟和烹调油烟吹入居室。防止厕所的不良气味进入起居室，避免各室互相干扰等。

5. 采用改善空气质量的措施 注意改进燃烧方式，提高燃烧效率，以降低室内污染物的浓度，逐步推广天然气和煤气化，同时安装排气扇或排油烟机。电力供应充足地区推广电热烹调。以集中式采暖取代分散式采暖。改进烹调习惯，减少油炸、油煎，减低用油温度。合理使用和保养各种设施，对排油烟机等各种卫生设施要定期清洗。使用空调时要保证能够进入一定的新风量，定期清洗空调过滤装置。

6. 加强卫生宣教 加强卫生宣教，增强卫生意识，纠正个人不良卫生习惯，禁止室内吸烟。坚持合理清扫制度，养成清洁卫生习惯，必要时进行空气消毒以杀灭病原体。

四、办公场所卫生要求

办公场所是指管理或专业技术人员处理（或办理）某种特定事务的室内工作环境。如公职人员、商务职员和企事业单位专业技术或管理人员履行职责的办公环境。办公场所是根据人们社会活动的需要，由人工建造成的具有服务功能和一定围护结构的建筑设施，供数量相对稳定的固定人群以及数量不等的流动人群工作、学习、交流、交际、交易等活动的场所。办公人员在办公室内停留时间长、流动小、活动范围小的特点，办公人员的环境卫生质量与工作人员的健康状况密切相关。

（一）办公场所的卫生学特点

办公场所各类很多，根据办公场所的业务性质、规模和特点分为行政管理办公场所，商务、律师办公室，文化、教育事业办公场所，企业单位办公室和商业服务、金融邮电、社区服务等办公室等。不同类型的办公场所具有不同的特点。随着组织管理现代化、科学化程度的提高，办公环境和办公条件进一步优越，使得办公环境在卫生学方面具有一定的特点。

1. 办公人员稳定，流动性小 办公人员平均每天 1/3 时间在办公室度过，一般情况下，工作人员各自办公，工作任务相对独立，业务交流往往是在办公区内完成，活动范围小。表现为办公人员较固定，人与办公环境因素相处持久。因此办公场所若存在任何有害因素，也将对工作人员造成持久影响。

2. 座位相对固定，间隔小，近距离感染机会多 办公场所人员的座椅基本上是固定的，且相隔较近，接触密切。人员之间由于说话、咳嗽、打喷嚏等活动，容易将病原微生物传染给他人。

3. 办公场所中存在许多影响人体健康的不利因素 随着科技的进步，越来越多的现代化办公设备进入办公场所，由此产生空气污染、噪音污染、电磁波、静电干扰等。建筑材料和装饰材料中有害物质造成的化学性污染、放射性污染均可对工作人员的健康造成不可忽视的影响。

4. 办公场所分布范围广，基本条件和卫生状况差别较大 行政管理、商务、法律、金融等办公场所主要集中在城市的商业区、教育区和居民区；而企业单位的办公场所主要集中在工业区，办公场所的空气质量与企业性质和规模有密切关系。此外，城市土地紧俏，建筑物向高层发展，许多现代办公大楼走向正向综合化、一体化，不同单位进入时间不一，进入后对办公场所再装修，造成污染整个办公大楼。

（二）办公场所的基本卫生要求

1. 办公场所的用地选择 对新建办公场所选址，必须符合城乡总体规划的要求，合理布局。行政机关、写字楼、文化教育等办公场所应远离有"三废"污染的工厂、企业和有剧毒、易燃、易爆物品的仓库；工业、企业办公场所应与生产区、车间保持一定的距离。

2. 采光照明良好　要充分利用自然光线。在采光不足的办公场所，要保证人工照明的照度，避免眩光。

3. 适宜的小气候　要充分利用自然或机械通风设备以及冷暖空调、加湿器等装置，调节办公场所的小气候，以保证使其达到适宜程度。

4. 空气质量良好　避免办公场所室内外污染物对室内空气的污染。

5. 宽松的环境　应保证适宜的办公场所面积（空间），安放必要的办公室设备，避免拥挤，防止噪声。

第四节　土壤环境与健康

≫ 情境导入

情境描述　2017 年 3 月，环保公益组织在河南省某村河边的麦地取样化验，结果显示，距河 4 米处的土壤镉含量为 20.2mg/kg，是土壤环境质量二级标准的 67.3 倍，三级标准的 20.2 倍。在距河 100 米处取土壤化验，镉含量为 12.4mg/kg，是二级标准的 41.3 倍，三级标准的 12.4 倍。在麦收之时，随机抽取当地已经收割、尚未收割的不同地块取了 12 个小麦样品。检测结果显示，12 个随机的小麦样品镉含量全部超标，出现从 1.7～18 倍不同程度的超标。

讨论　1. 造成小麦镉含量超标的原因是什么？镉中毒有何危害？

　　　　2. 土壤污染的防护措施有哪些？

土壤是人类环境的基本要素之一，主要是由一层厚度各异的矿物质成分所组成的大自然主体，是处于大气圈、水圈、岩石圈和生物圈的过渡地带，是联系无机界和有机界的重要环节。土壤是陆地有害废弃物的主要处置场所，土壤污染可沿食物链逐级传递，最终影响人类健康。

一、土壤污染及自净

1. 土壤污染（soil pollution）　是指人类生产活动中排出的有害物质进入土壤，超过一定限量，直接或间接地危害人畜健康的现象。土壤是个开放的体系，污染的来源极为广泛，大部分为人为污染，也存在自然污染。土壤污染的主要来源有工业污染、农业污染、生活污染、交通运输污染、电子垃圾污染和灾害污染等。污染物污染土壤通过气型污染、水型污染、固体废弃物型污染。

2. 土壤污染的特点　土壤环境的多介质、多界面、多组分、非均一性以及人类暴露于土壤污染的途径，决定了土壤污染具有不同于大气污染和水污染的特点。

（1）隐蔽性　土壤污染不像大气、水体污染容易被人们发现。各类污染物可与土壤结合，有害物质可以被土壤生物分解或吸收，改变原有性质与特征；部分转化为无毒无害物质，但有些则转移到农作物通过食物链的生物富集危害人畜健康，而土壤本身可能还保持其生产能力。土壤污染对机体健康影响以慢性、间接性危害为主，使得土壤污染问题具有明显的隐蔽性和滞后性。

（2）积累性　土壤性状稳定，污染物不容易扩散和稀释。土壤中的污染物被吸附固定，特别是重金属及放射性元素与土壤的有机质或矿物质结合，并不断积累达到很高浓度，长期存在于土壤中，表现出极强的积累性和地域性特征，成为顽固性环境污染问题。

（3）不可逆性　多种物质污染土壤环境都是不可逆转的过程，如土壤重金属污染，一旦造成将很难消除。同样许多有机化合物对土壤环境的污染也需要较长时间才能降解，尤其是持久性有机污染物在土壤中很难降解，而且可能产生毒性较强的中间产物。如我国农药"六六六"和DDT已禁用20多年，至今仍可检出。

（4）长期性　土壤一旦被污染，很难进行自我修复，特别是一些重金属需要上百年才能恢复，使得土壤污染具有长期性。

3. 土壤的自净作用（soil self - purification）　是指受污染的土壤通过物理、化学和生物学作用下，使病原体死灭，各种有害物质转化到无害的程度，土壤可逐渐恢复到污染前的状态，这一过程称为土壤自净。土壤的自净作用是有限的，当污染物的数量或污染速度超过了土壤的净化能力时，便会破坏土壤本身的自然动态平衡，使污染物的积累过程逐渐占优势，从而导致土壤正常功能失调，土壤质量下降。

二、土壤污染对健康的影响

人为因素造成的土壤污染，致使土壤酸化、营养元素流失、进而破坏土壤生态系统、降低农作物产量，并通过"土壤—植物—人体"，或通过"土壤—水—人体"间接被人体吸收，形成对人体健康的危害。

（一）重金属污染的危害

重金属是指密度4.0以上约60种元素。环境污染方面所指的重金属主要是指生物毒性显著的汞、镉、铅、铊及类金属砷，还包括具有毒性的锌、铜、钴、镍、锡、钒等污染物。镉污染会引起痛痛病。铊污染引起的慢性危害表现为毛发脱落、周围神经损害、视力下降甚至失明。铬污染可导致人群癌症发病率增高，三价铬化合物具有致畸作用。

（二）农药污染的危害

全世界已开发农药原药2000多种，其中200多种最常用。我国农药使用面积居世界第二位。许多农药具有高毒性、高生物活性并在土壤中持久残留蓄积，土壤一旦被污染，即使土壤中的农药残留浓度很低，也可通过食物链和生物浓缩作用，使体内浓度提高至几千倍，甚至几万倍，并通过农作物进入人体，对健康产生影响。

1. 急性中毒　由于农药具有毒性且种类繁多、成分复杂、使用广泛，若处置不当可能造成某一区域严重污染，在此区域生长的农作物被人们直接使用或通过食物链的放大作用造成人体急性中毒。但大部分情况下土壤中农药的残留浓度不高，以慢性中毒多见。

2. 慢性危害　长期接触或食用含有农药的食品，可使农药在体内不断蓄积，对人体健康构成潜在威胁。农药在人体内不断积累，短时间内虽不会引起人体出现明显中毒症状，但可产生慢性危害。如有机氯农药双对氯苯基三氯乙烷（DDT）的作用与人体内所存在的典型雌激素如17β - 雌二醇等内源性激素作用类似，能够干扰人体内激素的平衡，影响男性生育力。农药慢性危害还表现为如有机磷农药和氨基甲酸酯类农药可抑制胆碱酯酶活性，破坏神经系统的正常功能。

3. 致畸、致癌和致突变作用　某些农药对人类具有远期危害，如苯氧基除草剂和相关化合物的致癌性。某些农药生产过程中以副产品或杂质形式产生强致癌物二噁英，如2,4 - 滴常含有极少量的二噁英。此外，某些砷化物、有机氯农药等具有致突变、致癌作用。目前认为，因长期接触农药而引起有关癌症中，证据最多的是淋巴癌、骨髓瘤、白血病和软组织肉瘤。另外，新生儿畸形如唇裂、腭裂也与农药暴露有密切关系。

（三）持久性有机污染物的危害

持久性有机污染物（persistent organic pollutants，POPs）是指能持久存在于环境中，并可借助大气、水、生物体等环境介质进行远距离迁移，通过食物链富集对环境和人类健康造成严重危害的天然或人工合成的有机污染物质。该类污染物具有长期残留性、生物蓄积性、半挥发性和高毒性等特征，是对全球环境和人类健康影响非常巨大的化学物质，已引起全世界的广泛关注。目前确定的持久性有机污染物由最初的 12 种扩大到 23 种，随着人们对持久性有机污染物研究和认识的深入，POPs 名单还会进一步扩大。

POPs 可通过多种途径进入机体，在体内的脂肪组织、肝脏等器官组织及胚胎中积聚，产生毒性。动物实验表明，POPs 可对包括肝、肾等脏器及神经系统、内分泌系统、生殖系统、免疫系统等产生急性和慢性毒性，并具有明显的致癌、致畸、致突变作用。不少 POPs 具有内分泌干扰作用，能够从多个环节上影响体内天然激素正常功能的发挥，影响和改变免疫系统和内分泌系统的正常调节功能，引发女性的乳腺癌、子宫内膜异位等，以及男性睾丸癌、前列腺癌、性功能异常、生精功能障碍、精子数量减少和生育障碍等。POPs 干扰机体的内分泌功能，引起雌性动物卵巢功能障碍，抑制雌激素的作用，使雌性动物不孕、胎仔减少、流产等。POPs 还可通过胎盘和授乳传递给胎儿和婴儿，影响其发育。

（四）生物性污染的危害

土壤生物污染是指由于病原体和带病的有害生物种群从外界侵入土壤，导致土壤中的致病菌、病毒、寄生虫等病原微生物增多，对人体健康或生态系统产生不良影响的现象。其主要来源是用未经处理的人畜粪便施肥；用生活污水、垃圾渗滤液、含有病原体的医院污水和工业废水作农田灌溉或将其底泥施肥；以及病畜尸体处理不当等匀可污染土壤。病原微生物污染土壤危害人体健康的主要途径和方式如下。

1. 人—土壤—人　人体排出含有病原体的粪便污染土壤，人直接接触受污染的土壤或生吃土壤中的蔬菜瓜果而感染得病，如细菌性痢疾、伤寒等传染病。

2. 动物—土壤—人　含有病原体的动物粪便污染土壤后，病原体通过皮肤或黏膜进入人体而得病。如钩端螺旋体病和炭疽病等。

3. 土壤—人　天然土壤中常含有破伤风杆菌和肉毒杆菌，人接触土壤而感染。这两种病菌抵抗力强，在土壤中能够长期存活。

三、土壤卫生防护措施

（一）粪便无害化处理和利用

粪便无害化处理是控制肠道传染病，增加农业肥料和改良土壤的重要措施。

1. 厕所卫生要求　厕所是收集和贮存粪便的场所，必须符合以下基本卫生要求。①位置适当：坑式厕所应选土质干燥，坑底应距地下水位 2 米以上，距分散式供水水源、饮食行业和托幼机构 30 米以外的地方。②粪池要高出地面，防雨雪水流入，应防渗漏，不污染地下水。③有防蝇、防蛆、防鼠、防臭、防溢的设施。④采光、照明、通风良好、使用方便，便于保洁。具体要求须达到《城市公共厕所卫生标准》（GB/T17217－1998）、《农村户厕卫生规范》（GB19379－2012）。

2. 粪便无害化处理和利用　粪便无害化处理方法很多，依据我国发展需要及《粪便无害化卫生标准》（GB/7959－2012），按好氧、厌氧与兼性厌氧发酵、密闭贮存、粪尿分离干式粪便处理和固液分离－絮凝脱水处理方法的类别，分别提出了卫生要求。

（1）城乡采用的粪便处理技术，应遵循卫生安全、资源利用和保护生态环境的原则。

（2）对粪便必须进行无害化处理，严禁未经无害化处理的粪便用于农业施肥和直接排放。

（3）采用液分离－絮凝脱水法处理粪便时，产生的上清液应进行污水处理，污泥须采用高温堆肥等方法处理，处理后排放的水总氮总磷等物质含量应符合《城镇污水处理厂污染物排放标准》（GB18918－2002）。

（4）应有效遏制蚊蝇孳长，使堆肥堆体、贮粪池、厕所周边无存活的蛆、蛹和新羽化的成蝇。

（5）清掏出的粪渣、沼气池的沉渣、各类处理设施的污泥须采用高温堆肥无害化处理合格后可用于农业施肥。

（6）肠道传染病发生时，应对粪便、贮粪池及周边进行消毒。

（7）经各种方法处理后的粪便产物应符合《粪便无害化卫生标准》（GB7959 – 2012）中的具体要求。

（二）垃圾无害化处理和利用

按照《中华人民共和国固体废物污染环境防治法》规定：固体废物是指在生产、生活和其他活动中产生的丧失原有利用价值或者虽未丧失利用价值但被抛弃或者放弃的固态、半固态和置于容器中的气态的物品、物质以及法律、行政法规规定纳入固体废物管理的物品、物质。生活垃圾是指在日常生活中或者为日常生活提供服务的活动中产生的固体废物，以及法律、行政法规规定视为生活垃圾的固体废物。城市垃圾成分复杂，主要受城市的规模、地理气候条件、居民生活习惯、经济水平和民用燃料结构等影响。一般来说，发达国家城市生活垃圾中有机物多，无机物少，不发达国家则相反。我国不同地区城市相差较大，南方地区城市垃圾中有机物含量高，北方地区城市垃圾无机物含量高，多为煤渣和土砂等。总体上我国城市垃圾热值较低，可燃垃圾含水率高。

1. 城市垃圾处理方法

（1）垃圾的压缩、粉碎和分选　垃圾收集后进行压缩，以减少容积，便于运输。粉碎后便于堆肥、燃烧或填埋。通过分选垃圾成分进一步分开，以便分别处理和利用。

（2）垃圾的卫生填埋　是最常用的垃圾处理方法，也是多数发达国家处理垃圾的一种方法。此方法安全卫生，成本较低。局限性一是消耗大量土地资源，二是产生大量的渗滤液，污染地下水和土壤，三是填埋产生甲烷气体既是火灾及爆炸隐患，也排放大气产生空气污染。城市垃圾填埋应严格遵守《生活垃圾填埋污染控制标准》（GB16889 – 2008）。

（3）垃圾焚烧　是将垃圾置于高温炉内，使其可燃成分氧化的一种方法。该方法能迅速消灭一切病原体，体积减少80% ~ 90%，同时可以回收热能。但焚烧设备投资和和管理费用高，并且有些垃圾不宜焚烧。我国垃圾焚烧应严格遵守《生活垃圾焚烧污染控制标准》（GB18485 – 2014）的有关规定。

2. 城市垃圾的回收利用　大约80%的城市垃圾为潜在的原料资源，可以回收有用成分进行再生利用，节省自然资源，避免环境污染。例如，废纸可作为造纸的再生原料，电子垃圾废物中可回收有色金属、贵金属和塑料。

 素质提升

垃圾分类制度

2019年11月15日，住房和城乡建设部发布了新版的生活垃圾分类标志，并于12月1日正式实施，新标准将垃圾分为可回收物、有害垃圾、厨余垃圾和其他垃圾四大类。①可回收物：表示适宜回收利用的生活垃圾，包括纸类、塑料、金属、玻璃、织物等。②有害垃圾：表示《国家危险废物名录》中的家庭源危险废物，包括灯管、家用化学品和电池等。③厨余垃圾：表示易腐烂的、含有机质的生活垃圾，包括家庭厨余垃圾、餐厨垃圾和其他厨余垃圾等。④其他垃圾：表示除可回收物、有害垃圾、厨余垃圾外的生活垃圾。2020年9月1日，国家施行《中华人民共和国固体废物污染环境防治法》，该法第四十三条指出：县级以上地方人民政府应当加快建立分类投放、分类收集、分类运输、分类处理的生活垃圾管理系统，实现生活垃圾分类制度有效覆盖，这标志垃圾分类制度纳入国家法律。

（三）工业废渣处理

工业废渣产量大，种类繁多，约为城市垃圾的 10 倍以上，且有害成分多，危害性质各异，如处理不当，可污染环境，破坏生态平衡，引起人畜中毒。工业废渣的处理方法有：安全土地填埋、焚烧法、固化法、化学法、生物法、有毒工业废渣的回收处理和利用。

（四）污水灌溉的卫生防护

污水灌溉主要是考虑到土壤具有自净能力，利用处理后的污水灌溉农田、草地园林或者回灌地下水，使污水资源化的一种方式。但土壤的自净能力有限，如污染物的量或浓度超过卫生上容许的限度就会增加健康危害风险。污水灌溉的实施必须采取有效的卫生防护措施。

（1）灌田污水达标　用于灌溉的城市污水或工业废水经处理处后，须达到《农田灌溉水质标准》（GB3084 – 2005）要求。

（2）防止污染水源　污水沟渠和灌田土壤应防渗漏，要求污水灌田区距离水源地 200 米以上。集中式供水水源地上游 1000 米至下游 100 米范围内禁止污水灌田。

（3）防止污染农作物　提倡采取污水沟灌，不采用浇灌和漫灌，尽量减少污水与蔬菜和农作物的直接接触，提倡种植可食用部分不与土壤接触的蔬菜。污水灌田禁止用于生食蔬菜和瓜果，严格限制使用含有强蓄积性物质的污水进行灌田。

（4）防止蚊蝇孳生　要求灌区土地平整，无积水和杂草，以防止有机物堆积腐败，减少蚊蝇孳生。

（5）设定安全检疫区　在末次灌溉之后和收获之前要有一定的安全检疫期，时间长短根据不同地区和种植的农作物而定。

第五节　生物地球化学性疾病

≫ 情境导入

情境描述　患者，男，46 岁，来自某山区。两天前"全身泛发鳞屑性红斑伴瘙痒 20 年，加重 2 个月"为主诉就诊入院。患者患银屑病病史 20 年，曾服用乙双吗啉、青黛丸等药物，病情时好时坏，反复发作。一年前发现双手掌起米粒至黄豆大小的疣状增生物。自行外用维甲酸后好转，全身皮肤散在褐色色沉斑和色素减退斑，同时发现腹胀、腹水、双下肢水肿，曾被某医院诊断为"肝硬化"。实验室检查为尿砷 5.2μmol/L（正常值 1.8～1.9μmol/L）。对其家乡饮用井水检验，发现砷含量是标准的 2 倍。

讨论　1. 请对该患者做出初步诊断，患病原因是什么？

2. 对该患者家乡井水采取哪些卫生措施？

由于地球表面化学元素分布不均匀，使某些地区的水、土壤、植物和煤中某些化学元素过多或过少，当地居民通过饮水、食物、空气等途径摄入这些元素过多或过少而引起某些特异性疾病，称为生物地球化学性疾病（biogeochemical disease）。由于这类疾病的分布具有明显的地区性，又称为地方病（endemic disease）。我国是一个地方病严重的国家，常见的地方病有碘缺乏病、地方性氟中毒、地方性砷中毒、克山病、大骨节病等。

一、碘缺乏病

碘缺乏病（iodine deficiency disorder，IDD）是由于人类生存的自然环境中缺碘造成的机体碘摄入不足而引起的一组相关疾病的总称，包括地方性甲状腺肿、地方性克汀病、地方性亚临床克汀病、流产、早产、死胎、先天畸形等。而地方性甲状腺肿（endemic goiter）和克汀病（endemic cretinism）是典缺乏病最明显的表现形式。

（一）流行病学特征

碘缺乏病分布广，在全球 118 个国家有流行，约 16 亿人受碘缺乏威胁。我国除上海市外全国各省市、自治区曾有不同程度的流行。在推广以食盐加碘为主的综合防治措施后，碘缺乏病的流行趋势得到了控制。到 2010 年底，除新疆、西藏、青海外，我国其他省份和地区已经完全消除碘缺乏病。碘缺乏病的地区分布特征是：山区患病率高于丘陵、丘陵高于平原、平原和内陆高于沿海，农村高于城市、农业地区高于牧区。碘缺乏病在任何年龄都可发生，青春期发病率最高，40 岁以后逐渐下降，女性患病率一般高于男性。

（二）临床表现

1. 地方性甲状腺肿　是碘缺乏病的主要表现形式之一，其主要症状是甲状腺肿大。弥漫性甲状腺肿大，其表面光滑，有韧性感；若质地较硬，说明缺碘较严重或缺碘时间较长。患者仰头伸颈，可见肿大的甲状腺呈蝴蝶状或马鞍状。早期无明显不适。随着腺体增大，中晚期可出现周围组织的压迫症状。气管受压时，出现憋气、呼吸不畅甚至呼吸困难；食管受压造成吞咽困难；压迫喉返神经所致声音嘶哑或失声；压迫颈交感神经使同侧瞳孔扩大，严重者出现 Horner 综合征（眼球下陷、瞳孔变小、眼睑下垂）；压迫上腔静脉引起上腔静脉综合征，使单侧面部、头部或上肢水肿；胸廓入口处狭窄可影响头、颈和上肢静脉回流，造成静脉瘀血；异位甲状腺（如胸骨后甲状腺）肿可压迫颈内静脉或上腔静脉，造成胸壁静脉怒张或皮肤瘀点及肺不张；高碘性甲状腺肿的临床表现与缺碘性甲状腺肿相似。少数人有 TSH 升高，表明有亚临床的甲状腺功能减退。控制碘过量摄入，改饮适量碘饮用水后病情即可缓解。

2. 地方性克汀病　是指以智力残疾为主要特征伴有神经综合征或甲状腺功能低下的一种疾病，是比较严重的碘缺乏病表现形式。患者出生后即有不同程度的智力低下，体格矮小，听力障碍，神经运动障碍和甲状腺功能低下，伴有甲状腺肿。可概括为呆、小、聋、哑、瘫。地方性克汀病的临床表现分为神经型、黏液水肿型和混合型三种。①神经型的特点为精神缺陷、聋哑、神经运动障碍，没有甲状腺功能低下的症状。②黏液水肿型的特点为严重的甲状腺功能低下、生长迟滞和侏儒。③混合型兼有上述两型的特点，有的以神经型为主，有的以黏液水肿型为主。

（三）诊断

1. 地方性甲状腺肿

（1）诊断标准　我国现行的地方性甲状腺肿诊断标准：①居住在地方性甲状腺肿病区。②甲状腺肿大超过本人拇指末节，或小于拇指末节而有结节。③排除甲状腺功能亢进、甲状腺炎、甲状腺癌等其他甲状腺疾病。④尿碘低于 $50\mu g/g$ 肌酐，甲状腺吸附[131]I 率呈"饥饿曲线"。

（2）地方性甲状腺肿的分型　根据甲状腺肿病理改变情况分为三种。①弥漫型：甲状泉均匀肿大，质较软，摸不到结节。②结节型：在甲状腺上摸到一个或几个结节。此型多见于成人，特别是妇女和老年人，说明缺碘时间较长。③混合型：在弥漫肿大的甲状腺上，摸到一个或几个结节。

（3）地方性甲状腺肿的分度　国内统一的分度标准见表 2-2。

表 2-2　我国甲状腺肿大分度标准

分度	判断标准
正常	甲状腺看不见，摸不着
I	头部保持正常位置时，甲状腺容易看到。由超过本人小拇指末节大小到相当1/3 拳头大小，特点是"看得见"。甲状腺不超过本人拇指末节大小，但摸到结节时也算 I 度

续表

分度	判断标准
Ⅱ	由于甲状腺肿大，脖根明显变粗，大于本人 1/3 个拳头到相当于 2/3 个拳头，特点是"脖根子粗"
Ⅲ	颈部失去正常形状，甲状腺大于本人 2/3 个拳头，特点是"颈变形"
Ⅳ	甲状腺大于本人一个拳头，多带有结节

2. 地方性克汀病

（1）必备条件　①出生、居住在碘缺乏地区。②有精神发育不全，主要表现在不同程度的智力障碍。

（2）辅助条件　①神经系统障碍：不同程度的听力障碍、语言障碍和运动神经功能障碍。②甲状腺功能低下症状：不同程度的身体发育障碍，皮肤、毛发干燥，X 线骨龄落后和骨骺愈合延迟；血清 T_4 降低，促甲状腺激素（TSH）升高。

有上述的必备条件，再具有辅助条件中神经系统症状或甲状腺功能低下症状任何一项或一项以上，即可诊断为地方性克汀病。

（四）预防措施与治疗原则

1. 预防措施　补碘是防治碘缺乏病的基本措施，长期坚持补碘是持续改善人群碘营养状况的唯一有效途径。

（1）碘盐　食盐加碘是预防碘缺乏病的首选方法。虽然碘缺乏病已经基本全部消除，但对其防控基本策略不能动摇，依然要坚持食盐加碘作为消除碘缺乏病基本策略。目前我国已经不再强制碘盐的含量，由各省根据监测结果进行调节。我国食用盐碘含量标准规定，在食用盐中加入碘强化剂后，食用盐产品中的碘含量的平均水平 20～30mg/kg，允许波动范围为平均水平 ±30%。为了防止碘化物损失，碘盐应注意防潮、防晒、密闭保存。

（2）碘油　即碘与植物油化合而成，采用肌内注射或口服方式给药。其优点是长效、快速、副作用小，但投药程序复杂。一般作为替代或辅助措施，如用于重病区育龄妇女，重点预防妊娠前 3 个月（胚胎期）碘缺乏。

（3）其他　对患者口服碘化钾，但用药时间长，不易坚持。还有碘化面包、碘化饮水、加工的富碘海带、海鱼等。

2. 治疗的原则

（1）地方性甲状腺肿　一般来说，在碘缺乏病区，Ⅰ度、Ⅱ度甲状腺肿只要能坚持补碘，就可以逐渐好转而无须治疗。对于补碘后疗效不佳，怀疑有致甲状腺肿物质或高碘性甲状腺肿者可采用激素疗法，以促进肿大腺体恢复。可采用干甲状腺制剂、L－T_3、L－T_4 等治疗。Ⅲ度以上有结节的甲状腺肿大患者，特别是有压迫症状或怀疑有癌变者可行外科手术疗法，切除肿大的甲状腺组织。

（2）地方性克汀病　黏液水肿型克汀病治疗越早效果越好。一旦发现立即开始治疗，可控制病情发展，减轻或避免日后的神经和智力损害。只要适时适量的补充甲状腺激素，及时采用"替代疗法"就可得到理想的治疗效果。其他辅助药物可用维生素 A、维生素 D、维生素 B_1、维生素 B_2、维生素 B_6 和维生素 C 等及钙、镁、锌、铁、磷等多种元素，亦有采用动物脑组织制剂、灵芝以及中药等。同时应加强营养，加强智力、生活训练和教育，尽可能使患者在体能、智能及生存能力上都有较大提高。

二、地方性氟中毒

地方性氟中毒（endemic fluorosis）又称地方性氟病，是由于长期摄入过量的氟引起的以氟斑牙和氟骨症为主要表现的一种慢性全身性疾病。地方性氟中毒不仅影响骨骼和牙齿，而且还累及心血管、中枢神经、消化、内分泌等多系统。

（一）流行病学特征

地方性氟中毒是世界上分布最广的地方病之一，全世界 50 多个国家流行此病。我国除上海市、海南省外，其他省、市、自治区均有不同程度的发生。按病区类型分为饮水型氟中毒，指长期饮用高氟水所致的氟中毒，该型分布广；燃煤型氟中毒，是由于居民使用当地含量高氟煤做饭、取暖、烘烤粮食等严重污染室内空气和食品，居民因吸入含氟空气和摄入高氟食品所引起的氟中毒；还有一种饮茶型病区，主要见于四川及西藏的部分地区，是由于饮用一种含氟量较高的砖茶所致的氟中毒。氟斑牙主要累及恒牙形成时期（6～14 岁）；氟骨症则多见于成年人，特别是青壮年时期，通常女性多于男性。

（二）临床表现

1. 氟斑牙

（1）釉面光泽度改变　釉面失去光泽，不透明，可见白垩样线条、斑点、斑块，白垩样变化也可布满整个牙面。一经形成，永不消失。

（2）釉面着色　釉面出现不同程度的颜色改变，浅黄、黄褐乃至深褐色或黑色。着色范围可由细小斑点、条纹、斑块直至布满大部釉面。

（3）釉面缺损　缺损的程度不一，可表现为釉面细小的凹痕，小的如针尖或鸟啄样，乃至深层釉质较大面积的剥脱。轻者缺损仅限于釉质表层，严重者缺损可发生在所有的牙面，包括邻接面，以至破坏了牙齿整体外形。

2. 氟骨症

（1）症状　氟骨症发病缓慢，患者很难说出发病的具体时间，症状也无特异性。一般症状表现在以下几个方面。①疼痛：是最常见的自觉症状。疼痛部位可为 1～2 处，也可遍及全身。通常由腰背部开始，逐渐累及四肢大关节一直到足跟。②神经症状：部分患者除疼痛外，还可因椎孔缩小变窄，使神经根受压或营养障碍，而引起一系列的神经系统症状，如肢体麻木、蚁走感、知觉减退等感觉异常；肌肉松弛，有脱力感，握物无力，下肢支持躯干的力量减弱。③肢体变形：轻者一般无明显体征，病情发展可出现关节功能障碍及肢体变形。表现为脊柱生理弯曲消失，活动范围受限。④其他：不少患者可有头痛、头晕、心悸、乏力、疲倦等神经衰弱症候群表现。也可有恶心、食欲缺乏、腹胀、腹泻或便秘等胃肠功能紊乱的症状。

（2）体征　轻症者一般无明显体征，随着病情的发展，可出现关节功能障碍及肢体变形。体征随临床类型与疾病严重程度而异。①硬化型：以骨质硬化为主，表现为广泛性骨质增生、硬化及骨周软组织骨化所致的关节僵硬及运动障碍、脊柱固定、胸廓固定、四肢关节强直。②混合型：在骨质硬化及骨旁软组织骨化的同时，因骨质疏松、软化而引起脊柱及四肢变形。

（三）诊断

1. 氟斑牙　出生在氟中毒病区或幼年在氟中毒病区生活，或幼年有长期摄氟过量者，牙齿釉质出现不同程度的白垩样变，伴不同程度缺损和棕黄、棕黑色色素沉着，排除其他非氟性改变者即可诊断为氟斑牙。

2. 氟骨症　根据流行病学史，临床症状及体征和（或）骨、关节 X 线改变进行诊断，当临床诊断与 X 线诊断不一致时，以 X 线检查结果为准。主要患病者为生活在高氟地区，并饮用高氟水，食用被氟污染的粮食或吸入被氟污染空气者；临床表现有氟斑牙（成年后迁入病区者可无氟斑牙），同时伴有骨关节痛，肢躯干运动障碍即变形者；骨及骨周软组织具有氟骨症 X 线表现者等。

（四）预防措施与治疗原则

1. 预防措施

（1）饮水型氟中毒　①改换水源：病区内如有低氟水源可以利用，应首先改换水源。我国大部分干旱地区浅层地下水氟含量高，而深层地下水含氟低，打低氟深井水，适于饮用。引入低氟的地表水或收集降水也是有效的预防措施。②饮水除氟：当病区无低氟水源可利用时应采用饮水除氟方法。利用物理或化学法降低水中氟的含量，如混凝沉淀法、滤层吸附法、反渗透法、电渗析法等除氟技术。

（2）燃煤污染型氟中毒　①改良炉灶：改良炉灶并安装排烟设施，降低室内空气氟污染。减少或避免使用高氟煤，对含氟煤采用固氟、固硫技术进行净化，降低氟和硫的释放量。②减少食物污染：改良食物干燥与保存方法，防止烟气体与食物的直接接触。

（3）饮茶型氟中毒　生产和饮用低氟砖茶是预防该型氟中毒的根本措施。通过健康教育改变居民饮茶习惯。

2. 治疗原则

目前地方性氟中毒尚无特效治疗手段，因此其治疗原则主要是减少机体对氟的摄入和吸收、增加机体对氟的排泄，拮抗氟的毒性，增强抵抗力以及必要的对症治疗。对氟斑牙根据临床表现采用涂膜覆盖法、漂白法、药物脱色法（过氧化氢或稀盐酸等）、修复法等措施。对氟骨症治疗常用的药物主要有钙剂、维生素 D、维生素 C、氢氧化铝凝胶、抗骨质增生丸等。对已发生严重畸形者，可进行矫形手术。对因有椎管狭窄而出现脊髓或马尾神经受压的氟骨症患者应进行椎板切除减压。

三、其他地方病

1. 地方性砷中毒（endemic arseniasis）　是居住在特定地理环境条件下的居民，长期通过饮水、空气或食物摄入过量的无机砷而引起的以皮肤色素脱失和（或）过度沉着、掌跖皮肤角化及癌变为主要临床特征的全身性慢性中毒。依据摄入砷的介质不同，地方性砷中毒分为饮水型和燃煤污染型两个病区类型，燃煤污染型是我国特有的病区类型。

（1）临床表现　皮肤色素沉着、色素脱失和掌跖部皮肤角化是慢性砷中毒的特异体征，同时伴有多系统多脏器损害。对神经系统的损害早期表现为末梢神经炎症状，是慢性砷中毒的特异性损害之一。患者四肢呈对称性、向心性感觉障碍，表现为痛温觉减退，手脚麻木，手套、袜套样感觉异常；对肝脏损害表现不明原因的肝大、肝区疼痛、肝功能异常，且排除各种肝炎病毒感染及其理化损伤；对肾脏损害尿中可出现蛋白、白细胞、红细胞、管型、糖类等物质，严重者可出现尿量减少、血清非蛋白氮、尿素氮等代谢物质蓄积；对心血管系统和末梢循环的损害，可引起高血压、冠状动脉粥样硬化、脑动脉硬化等缺血性疾病。外周血管可出现末梢血管痉挛所致的“雷诺征”；对血液损害表现不同程度的贫血；对生殖系统损害，引起精子畸形、少精、不育等。砷具有致癌、致畸作用。以不同方式接触不同形式的砷可诱发皮肤癌、肺癌、乳腺癌、肾癌、膀胱癌、生殖系统肿瘤等。

（2）诊断原则　生活在地方性砷中毒病区的居民，有过量砷暴露史，并符合以下临床特征之一者可诊断为地方性砷中毒。①掌跖部皮肤有其他原因难以解释的丘疹样、结节状或疣状过度角化。②躯干非暴露部位皮肤有其他原因难以解释的弥散或散在的斑点状色素沉着和（或）边缘模糊的小米粒至黄豆米大小不等的圆形色素脱失斑点。尿砷或发砷明显高于在非病区正常参考值可辅助诊断。

（3）预防措施和治疗原则：通过改换水源、饮水除砷、改良炉灶和改变不良生活习惯等措施控制砷的摄入。在治疗上采取以下措施。①驱砷治疗：常用的有二巯基丙醇、二巯基丁二酸钠、二巯基丙硫酸钠等。②对症治疗：处理皮肤损害用5%二巯基丙醇油膏涂抹；治疗末梢神经炎选用维生素 B_1、维生素 B_{12}、肌酐、辅酶 A 等制剂。

2. 克山病（Keshan disease）　是一种以心肌变性坏死为主要病理改变的生物地球化学性疾病，亦称地方性心肌病。1935年我国黑龙江省克山县发现大批急性病例，主要表现为心脏扩大、心力衰竭、心律失常。因其病因未明，故被称为"克山病"。研究表明"环境低硒"是克山病发生、发展、流行的主要原因。此外，克山病与生物感染、膳食营养素失衡等因素有关。通过不同方式补硒可取得明显的预防效果，主要有食用硒盐、口腔亚硒酸钠片。施用硒肥，提高农作物硒含量、补充其他高硒食品等。此外，大力开展健康教育，健全三级预防网络，改善生态条件，提倡合理营养也是预防克山病的重要措施。

3. 大骨节病（Kaschin‒Beck didease） 是一种地方性、慢性骨关节变形性疾病，以四肢关节软骨和骺软骨变性、坏死、增生、修复为主要病理改变，以骨关节增粗、畸形、强直、肌肉萎缩、运动障碍为主要临床表现。我国环境流行病学调查结果显示，大骨节病病区分布于从东北到西南的宽阔缺硒地带，病区推广硒盐和口服亚硒酸钠片防治，使大骨节病的发病率明显下降。

（徐国辉）

目标检测

答案解析

一、单项选择题

1. 位于日本的水俣湾在20世纪50年代发现了震惊世界的水俣病。该病主要损害人体的神经系统造成感觉和运动障碍。水俣病属于环境污染对人体健康危害是

    A. 急性危害   B. 慢性危害   C. 远期危害

    D. 间接危害   E. 公害病

2. 环境污染对人体健康的影响，不包括

    A. 急性危害   B. 慢性危害   C. 致癌

    D. 致突变   E. 致敏

3. 地方性氟中毒属于

    A. 公害病   B. 介水传染病   C. 生物地球化学性疾病

    D. 化学毒物中毒   E. 营养缺乏病

4. 地表水水源的卫生防护要求取水点上游（　　）米内不得排入工业废水和生活污水

    A. 50米   B. 100米   C. 500米

    D. 1000米   E. 2000米

5. 地方性克汀病的病因是

    A. 碘缺乏   B. 高碘   C. 汞中毒

    D. 砷中毒   E. 高氟

6. 生活饮用水的净化，常用的净化剂是

    A. 漂白粉   B. 臭氧   C. 硫酸钙

    D. 硫酸铝   E. 硫代硫酸钠

7. 引起的痛痛病的化学元素是

    A. 锌   B. 砷   C. 汞

    D. 镉   E. 铊

8. 环境污染中的二次污染物是指

A. 直接排入环境中的化学性污染物，其理化性状保持未变

B. 直接排入环境中的化学性污染物，发生了一些物理变化

C. 这种污染物是环境中自然存在的化学物

D. 直接排入环境中，其理化性质发生改变，生成新的化学污染物

E. 以上都不是

9. 造成环境污染的主要来源是

A. 生产性污染　　　　　B. 生活性污染　　　　　C. 交通性污染

D. 电离辐射污染　　　　E. 医疗垃圾污染

10. 洛杉矶光化学烟雾事件，属于环境污染对人体健康危害是

A. 急性危害　　　　　　B. 慢性危害　　　　　　C. 远期危害

D. 三致（致癌、致畸、致突变）危害　　　E. 间接危害

11. 室内空气污染引起的肺癌，应归属于

A. 慢性中毒　　　　　　B. 不良建筑物综合征　　C. 建筑物相关疾病

D. 化学物质过敏征　　　E. 公害病

12. 预防碘缺乏病的首选方法是

A. 碘盐　　　　　　　　B. 碘油　　　　　　　　C. 口服碘化钾

D. 碘化饮水　　　　　　E. 碘化面包

13. 不属于生物地球化学性疾病的是

A. 克汀病　　　　　　　B. 地方性氟中毒　　　　C. 地方性砷中毒

D. 大骨节病　　　　　　E. 霍乱

14. 修建厕所的位置，应距分散式供水水源、饮食行业和托幼机构（　　）以外的地方

A. 10 米　　　　　　　　B. 20 米　　　　　　　　C. 30 米

D. 100 米　　　　　　　E. 200 米

15. 按新标准垃圾分类，废弃电池应归为

A. 可回收物垃圾　　　　B. 其他垃圾　　　　　　C. 有害垃圾

D. 厨余垃圾　　　　　　E. 建筑垃圾

二、简答题

1. 简述环境污染对人群健康损害的特点及对人群健康造成的危害。

2. 简述生活饮用水和住宅的基本卫生要求。

书网融合……

本章小结

微课

题库

第三章　食物营养与健康

PPT

学习目标

1. 通过本章学习，重点掌握各类营养素的意义、合理营养的基本要求、平衡膳食宝塔及中国居民膳食指南；熟悉各类食物的营养价值；了解营养缺乏病、营养过剩性疾病及特殊人群的合理营养。

2. 学会进行营养调查与评价，并针对调查结果提出合理建议与改进方案；具有对人群进行营养健康教育的意识及开展临床营养预防与治疗的能力。

情境导入

情境描述　患者，女，38岁。过去一直身体健康，但近年来倍感乏力，易疲倦，体力不支，时常感冒与头晕，去医院检查发现有轻度贫血。医生告知其饮食存在问题，故前来咨询。以下是其代表性的每日食物摄入量：各类主食350克，豆制品50～100克，蔬菜600克，水果100克，烹调油30克。

讨论　1. 其每日摄入食物的种类是否符合中国居民平衡膳食宝塔要求？

2. 其可能是什么性质的贫血？

3. 根据各类食物的营养特点，其饮食可能存在哪些缺陷？

4. 为了改善其营养与健康状况，你有哪些建议？

食物是人类获取能量和各种营养素的重要来源，是人类赖以生存、繁衍的物质基础。合理的膳食能维持体内代谢平衡，促进生长发育，增强机体免疫力，保证机体健康。随着我国社会经济的发展和人民生活水平的提高，人们对营养与健康日渐重视，科学饮食、合理营养、促进健康已成为社会的基本需求。

第一节　食物营养概述

一、营养的基本概念

营养素（nutrients）是指人体为了维持生存和健康，保证生长发育和新陈代谢，以食物形式摄入的物质。人体需要的营养素主要包括蛋白质、脂肪、碳水化合物、矿物质、维生素、水、膳食纤维七大类。这些营养素进入机体后，在体内进行消化、吸收、生物转化、排泄，以满足机体生理需要。我们把这一生物学过程称之为营养（nutrition）。

二、膳食营养素参考摄入量

营养素需要量（nutritional requirement）是指机体为维持正常生理功能及良好的健康状态，在一定时期内必须平均每天吸收该营养素的最低量，有时也称为"生理需要量"。个体对某种营养素的需要量受年龄、性别、生理特点、劳动状况等多种因素的影响。低于或高于需要量，都将对机体健康产生不利影响。

营养素供给量（recommended dietary allowance，RDA）指为满足机体营养需要，每日必须由膳食供给的各种营养素的数量。它是在需要量的基础上考虑了人群的安全性、饮食习惯、食物生产及社会和经济条件等因素而制定的适宜数值。由于存在个体差异，供给量一般略高于需要量。短期内摄入量低于供给量，并不一定会危及健康。

膳食营养素参考摄入量（dietary reference intake，DRI）是在 RDA 基础上发展起来的一组每日平均膳食营养素摄入量的参考值，包括平均需要量（EAR）、推荐摄入量（RNI）、适宜摄入量（AI）、可耐受最高摄入量（UL）等。

平均需要量（EAR）是群体中各个体需要量的平均值，可以满足某一特定性别、年龄及生理状况群体中 50% 个体需要的摄入水平。EAR 是制定 RNI 的基础。

推荐摄入量（RNI）是可以满足某一特定性别、年龄及生理状况群体绝大多数（97%～98%）个体需要量的摄入水平；长期摄入推荐摄入量水平，可以满足身体对该营养素的需要，保持健康和维持组织中适当的储备。主要用途是作为个体每日摄入该营养素的目标值。

适宜摄入量（AI）是在个体需要量的研究资料不足，不能计算 EAR，因而不能求得 RNI 时，可设定 AI 来代替 RNI。AI 是通过观察或实验获得的健康人群某种营养素的摄入量。AI 的准确性不如 RNI，可能高于 RNI。

可耐受最高摄入量（UL）是平均每日可以摄入该营养素的最高量。这个量对一般人群中的几乎所有个体都不至于产生不良反应，其主要用途是防止个体摄入量过高，避免发生中毒。UL 可用于指导营养素强化食品和膳食补充剂的安全消费。

营养素摄入量在 RNI 和 UL 之间是一个安全摄入范围，一般不会发生缺乏也不会中毒。摄入量超过 UL 水平再继续增加，则产生毒副作用的可能性随之增加。

三、人体必需营养素与热能

（一）蛋白质（protein）

蛋白质是化学结构复杂的一类有机化合物，是人体的必需营养素，是生命的物质基础。蛋白质是人体氮的唯一来源，碳水化合物和脂肪不能代替。

人体蛋白质是由 20 多种氨基酸按一定顺序和比例构成，但有 8 种氨基酸在人体内不能合成或合成的速度不能满足机体的需要，必须从膳食中补充，这些氨基酸称为必需氨基酸，即亮氨酸、异亮氨酸、赖氨酸、蛋氨酸、苯丙氨酸、苏氨酸、色氨酸、缬氨酸。对于婴幼儿来说，组氨酸也是必需氨基酸。其余为非必需氨基酸，可在人体由其他氨基酸转变而来。

膳食蛋白质分解为氨基酸后，被机体吸收，再在体内合成组织蛋白与活性物质，故摄入蛋白质是为了满足人体氨基酸的需要。在人体合成蛋白质时，非必需氨基酸与必需氨基酸同等重要。

1. 生理功能

（1）蛋白质是构成机体组织、器官的重要成分。人体任何组织器官，都以蛋白质作为重要组成成分，人体的生长过程包含了蛋白质不断地更新与增加，这是蛋白质最重要的生理功能。

（2）蛋白质在体内是构成多种重要生理活性物质的成分，参与调节生理功能。

（3）蛋白质可以分解代谢，释放能量，是人体能量来源之一。

2. 食物蛋白质的营养价值评价　各种食物的蛋白质组成不同，其营养价值也不一样。具体评价指标主要如下。

（1）食物中蛋白质的含量　评定一种食物蛋白质的营养价值，应以含量为基础。用凯氏定氮法测出食物中的含氮量再乘以 6.25，即得食物中蛋白质含量。各类食物中蛋白质含量不同，如大豆类（30%~40%）、肉类（10%~20%）、粮谷类（10%以下）。

（2）蛋白质消化率　指蛋白质可被消化酶分解的程度。蛋白质消化率越高，被机体吸收利用的可能性越大，营养价值也越高。食物中蛋白质消化率受到蛋白质性质、膳食纤维、多酚类物质和酶反应等因素影响。一般来说，动物性食物的消化率高于植物性食物。

（3）蛋白质的生物学价值　生物学价值是反映食物蛋白质消化吸收后被机体利用程度的一项指标。生物学价值越高，说明蛋白质被机体利用率越高。动物性蛋白质的生物学价值一般高于植物性蛋白质，生物学价值的高低主要决定于必需氨基酸的含量和比例。

正常情况下，机体在蛋白质代谢过程中，每种必需氨基酸的需要和利用处在一定的范围之内，某一种氨基酸过多或过少都会影响另一种氨基酸的利用，所以必需氨基酸之间应有一个适当的比例，以满足机体蛋白质合成的需要。

当食物蛋白质中某一种或某几种必需氨基酸缺乏或不足时，则使合成组织蛋白质受到限制，这一种或某几种氨基酸称为限制氨基酸。食物中蛋白质的比例虽然不同，但可将不同的食物适当混合，使蛋白质之间相对不足的氨基酸互相补偿，其比值接近人体需要的模式，以提高蛋白质的营养价值。这种现象称为蛋白质的互补作用。

3. 食物来源与参考摄入量　根据食物来源不同，蛋白质分为植物性蛋白质和动物性蛋白质两大类。植物蛋白质中，谷类含蛋白质 10%左右，蛋白质含量不算高，但由于是人们的主食，所以仍然是膳食蛋白质的主要来源。优质蛋白质来源于动物性食品和植物性食品中的大豆及其制品。一般要求动物性蛋白质和大豆蛋白质应占膳食蛋白质总量的 30%~50%。蛋白质提供的热能占每日摄入总热能的 10%~15%。

（二）脂类（lipid）

脂类是脂肪和类脂的总称，脂肪是指一分子甘油和三分子脂肪酸组成的甘油三酯，类脂包括磷脂、糖脂、固醇类、脂蛋白等。

必需脂肪酸是指人体不能合成，必须由膳食供给的多不饱和脂肪酸，现在认为人类的必需脂肪酸是亚油酸和 α-亚麻酸两种。

1. 生理功能

（1）脂肪能供能和储能，机体 20%~30% 热能来自脂肪。

（2）促进脂溶性维生素的吸收。

（3）磷脂和胆固醇是细胞膜的结构成分。

（4）食物脂肪能增加食物美味、促进食欲和增加饱腹感。

2. 膳食脂肪营养价值评价

（1）食物脂肪的消化率　食物脂肪的消化率与其熔点有密切关系，其熔点越低，越容易消化。熔点低，消化率高且吸收速度快的油脂，机体对它们的利用率也较高。一般来说，植物油脂熔点较低，易消化。

（2）必需脂肪酸的含量　必需脂肪酸的含量与组成是衡量食物油脂营养价值的重要方面。植物油中含有较多的必需脂肪酸，是人体必需脂肪酸（亚油酸）的主要来源，故其营养价值比动物油脂高。

（3）脂溶性维生素含量　植物油脂中含有丰富的维生素 E，特别以谷类种子的胚油含量突出。动物贮存脂肪中几乎不含维生素，一般器官脂肪中含量也不多，而肝脏中的脂肪含维生素 A、维生素 D 丰富，奶和蛋的脂肪中也含有较多的维生素 A、维生素 D。

（4）油脂的稳定性　植物油脂中含有丰富的维生素 E，它是天然抗氧化剂，使油脂不易氧化变质，有助于提高植物油脂的稳定性。

3. 食物来源与参考摄入量　脂类的来源包括烹调用油脂及食物本身含有的脂类。动物性食品有猪油、牛脂、羊脂、奶脂、蛋类及其制品，植物性食物有菜油、大豆油、芝麻油、花生油、玉米油以及各种坚果类。一般要求脂肪提供热能占每日摄入总热能的 20%～30%。

（三）碳水化合物（carbohydrate）

碳水化合物也称糖类，根据其分子结构可分为单糖（如葡萄糖、果糖、半乳糖等）、双糖（如蔗糖、麦芽糖、乳糖等）、多糖（没有甜味，不易溶于水，如淀粉、糊精、纤维素、果胶等）。

膳食纤维是指食物中不能被人体消化吸收利用的多糖类物质，主要来自植物性食物。根据膳食纤维的水溶性可分为可溶性纤维和不溶性纤维。前者包括果胶、树胶和粘胶等，后者包括纤维素、半纤维素和木质素等。因膳食纤维具有重要营养价值，故又称为"第七营养素"。

1. 生理功能

（1）提供和贮存能量　碳水化合物是人类最经济和最主要的能量来源，碳水化合物主要以葡萄糖的方式进入血液，代谢后释放大量热能，每克葡萄糖在体内进行生物氧化可产生 16.8kJ（4kcal）的能量。肝脏既可以利用葡萄糖分解产热，也可以利用葡萄糖合成糖原作为储备能源。与脂肪不同，糖原可迅速动员，补充血糖的不足。肌肉在葡萄糖不足时，可在糖原酶的作用下直接分解糖原产生能量。

（2）构成机体组织　碳水化合物是构成机体的重要物质，如与蛋白质结合形成的糖蛋白可以构成保护胃黏膜的黏液、构成软骨的主要成分硫酸软骨素。此外，糖蛋白还参与抗体、酶、激素、核酸的组成；糖和脂肪形成的糖脂是细胞膜的重要成分，参与细胞的标记和识别。

（3）节约蛋白质　摄入充足的糖类，可以减少体内蛋白质分解供能，可节约蛋白质，同时减少因蛋白质分解而产生的含氮化合物的含量，减轻肾脏的负担。

（4）抗生酮作用　糖类供能充足时，脂肪的消耗少；而血糖不足时，脂肪动员增加，脂肪酸不能彻底氧化而产生过多的酮体。当大量酮体产生超过机体的利用能力时，可造成体内酮体堆积，造成人体酸中毒，称为酮症酸中毒。膳食中充足的碳水化合物可以防止上述现象的发生，因此称为碳水化合物的抗生酮作用。

（5）解毒作用　肝糖原充足可增强肝脏对某些有害物质如细菌毒素的解毒作用，糖原不足时机体对酒精、砷等有害物质的解毒作用减弱。

2. 食物来源与参考摄入量　膳食中碳水化合物的来源主要是粮谷类和薯类食物。粮谷类一般含碳水化合物 60%～80%，薯类中含量为 15%～30%，豆类中为 40%～60%。单糖和双糖的来源主要是蔗糖、糖果、甜食、糕点、甜味水果、含糖饮料和蜂蜜等。碳水化合物供给量为总能量摄入的 55%～65%。

（四）热能

1. 热能的来源　机体所需的热能是由食物中的碳水化合物、脂肪、蛋白质在体内分解代谢所释放出来的，故这三类营养素又称为生热营养素。碳水化合物、脂肪和蛋白质在体内氧化实际产生可利用的能量值称为能量系数（或热能系数）。每克碳水化合物可产生 16.7kJ（4.0kcal）热能，每克脂肪可产生 37.7kJ（9.0kcal）热能，每克蛋白质可产生 16.7kJ（4.0kcal）热能。

2. 热能的消耗途径　人体能量的消耗主要用于基础代谢、各种体力活动和食物特殊动力作用三个方面。健康成年人的能量摄入量与消耗量应经常保持动态平衡，如果出现不平衡，摄入的能量过多或过少，会引起超重、肥胖或体重减轻，影响人体健康。人体处于特殊生理状况下的能量需求会有所增加，如儿童、青少年应包括生长发育的能量需要；孕妇包括子宫、乳房、胎盘、胎儿的生长及体脂储备；乳母则需要合成乳汁；创伤等患者康复期间也需要补充能量。

（1）基础代谢（basal metabolism，BM）　基础代谢是指机体在清醒、空腹、安静状态下维持体温、心跳、呼吸、各器官组织和细胞基本功能所需的能量。基础代谢受许多因素的影响，一些内分泌疾病也可以导致基础代谢率的改变。

（2）食物的特殊动力作用（specific dynamic action，SDA）　是指机体因摄取食物而导致的热能消耗增加的现象。摄取食物的种类不同，其能量消耗也不同。摄入蛋白质可使能量消耗增加30%，碳水化合物增加5%～6%，脂肪增加4%～5%。混合性膳食的食物热效应相当于基础代谢的10%。

（3）各种体力活动消耗的热能　是人体消耗能量的重要部分。肌肉越发达，体重越重者，做相同活动所消耗的能量越多；劳动强度越大，持续时间越长，工作越不熟练，其所消耗的能量也越多。其中以劳动强度影响最为明显，所以成年人的热能需要量，常依据劳动强度来确定。

3. 参考摄入量　根据三大产热营养素在代谢过程中的互相影响，结合我国居民的膳食结构和饮食习惯，由蛋白质、脂肪、碳水化合物提供的能量占总能量的百分比分别为10%～15%、20%～30%、55%～65%。我国制订的中国居民膳食营养素参考摄入量（DRIs）中，热能的供给量是根据年龄、体重、劳动强度大小而制订的。但由于个体之间存在着多方面的差异，仅供我们在实际工作中参考。

（五）维生素（vitamin）

维生素是维持机体正常代谢和生理功能所必需的一类小分子有机化合物的总称。机体不能合成或合成数量少，不能满足机体的生理需要，必须由食物供给。不能提供热能，但有特殊的生理功能，人体缺乏时会产生很多营养缺乏病。

维生素的种类很多，根据维生素的溶解性分为脂溶性维生素与水溶性维生素两大类。脂溶性维生素有维生素 A、D、E、K；水溶性维生素有 B 族维生素和维生素 C。其中 B 族维生素包括维生素 B_1、维生素 B_2、维生素 B_6、维生素 B_{12}、叶酸、泛酸、生物素等。

1. 维生素 A

（1）理化特性　维生素 A 又名视黄醇，包括了所有具有视黄醇生物活性的一类物质。即动物性食物来源的维生素 A_1 和维生素 A_2；植物性食物来源的 β-胡萝卜素及其他类胡萝卜素。胡萝卜素主要存在于植物性食品中，具有与维生素 A 相似的结构，能在体内转变为维生素 A，因此也被称为维生素 A 原；一般蔬菜中多以 β-胡萝卜素形式存在，其生理活性也最高。维生素 A 在有氧环境和日光下易氧化破坏，尤其在脂肪酸败时可全部破坏；在无氧条件下对热比较稳定，一般烹调加工不易破坏；对碱性环境比较稳定，在酸性环境下不稳定。同样条件下，胡萝卜素较维生素 A 易氧化。

（2）生理功能　参与视网膜内视紫红质的合成与再生，维持正常的视觉；维持上皮组织结构的完整和功能；促进动物生长发育与正常生殖；可影响蛋白质生物合成与骨细胞分化；有增加机体抗感染、抗氧化和抗癌作用。

（3）缺乏症　维生素 A 缺乏时，可导致暗适应能力下降，严重者可致夜盲症；眼结膜和角膜上皮组织变性，结膜干燥角化，角膜软化、溃疡、穿孔甚至失明；皮肤干燥，毛囊角化；儿童生长发育迟缓，易发生呼吸道感染。

（4）食物来源和供给量　维生素 A 的食物来源主要是动物肝脏、奶类、蛋类、鱼肝油。胡萝卜素主要来源于深绿色和黄色蔬菜以及水果，如菠菜、胡萝卜、青椒、红薯、南瓜等。中国营养学会制定的 RNI 为男性每天 800μg 维生素 A 当量，女性每天 700μg 维生素。

2. 维生素 D

（1）理化性质　维生素 D 以维生素 D_2（麦角钙化醇）和维生素 D_3（胆钙化醇）最常见。麦角固醇（存在于酵母或植物油中）在紫外线的照射下可转变为维生素 D_2。7-脱氢胆固醇（存在于人体皮下，由胆固醇转变而来）在紫外线照射下可转变为维生素 D_3。维生素 D 性质稳定，在中性和碱性溶液中耐热，不易被氧化，一般烹调加工不会损失，但脂肪酸败可致其破坏。

（2）生理功能 维生素 D 的功能是促进钙的主动转运；有利于钙、磷的吸收；促进骨与软骨及牙齿的钙化。甲状旁腺激素和甲状腺降钙素可调节维生素 D 的第二次羟化，因此可影响其生理功能。维生素 D 还有免疫调节功能，可以改变机体对感染的反应。

（3）缺乏症 维生素 D 缺乏，儿童可患佝偻病，成人可患骨质软化症和骨质疏松症。但摄入过多可导致血钙过多，软组织钙化及肾结石。妊娠期和婴儿初期摄入维生素 D 过多，可能引起出生时体重偏低，甚至智力发育不良。

（4）食物来源与供给量 维生素 D 主要来自动物肝脏、鱼肝油、蛋黄等。奶类含量不高，故 6 个月以下以奶为主食的婴儿，要适量补充，但不可过量。成年人若能经常接受日晒，日常膳食条件下无需补充。对婴儿和儿童来说，经常晒太阳是机体获取维生素 D_3 的重要途径。建议成人每天 $5\mu g$，儿童、孕妇、乳母及老年人每天 $10\mu g$。

3. 维生素 E

（1）理化性质 维生素 E 又名生育酚，它有多种活性形式。维生素 E 在肠道吸收后，通过淋巴进入血液循环，血浆中维生素 E 的浓度随脂类的含量而变化。维生素 E 大部分储存于肝脏和肌肉组织中。

（2）生理功能 抗氧化作用。因为维生素 E 本身是强还原剂，可防止脂质过氧化和自由基对生物膜上不饱和脂肪酸以及细胞膜的损害；调节体内某些物质的合成，如 DNA 辅酶 Q、维生素 C 等。

（3）缺乏症 维生素 E 缺乏可引起新生儿溶血性贫血及早产儿的水肿和过敏。可增加动脉粥样硬化、癌症、白内障及其他老年性退行性疾病的危险。动物实验证实大鼠缺乏维生素 E 致两性生殖器损害，精子形成受阻、睾丸退化、胚胎死亡。维生素 E 缺乏较少发生于人类。但是摄入大量的维生素 E 可引起短时期的胃肠不适，在婴幼儿可导致坏死性小肠结肠炎。

（4）来源与供给量 维生素 E 主要存在于植物油中，谷类、坚果类、肉类、蛋类、奶类中也有一定的含量，但易在烹调过程中丢失。青少年、成人每日 AI 为 10mg，孕妇、老年人为 12mg。

4. 维生素 B_1 也称硫胺素，或抗神经炎因子、抗脚气病因子。

（1）理化性质 易溶于水，在酸性环境下较稳定，在中性和碱性条件下遇热易破坏。故米在淘洗或捞煮时，常随水流失；烹调时在食物中加碱，如蒸馒头、煮稀饭、炸油条等，会造成维生素 B_1 损失。

（2）生理功能 在碳水化合物代谢中起着重要作用；参加支链氨基酸（亮氨酸、异亮氨酸和缬氨酸）形成酮酸后的脱羧反应；促进乙酰胆碱的合成和维持神经、肌肉、消化、循环的正常功能。

（3）缺乏症 维生素 B_1 缺乏常由于摄入不足，需要量增加或吸收利用障碍所致。维生素 B_1 缺乏早期症状不典型，可有疲乏、食欲不振、恶心、下肢麻木、心电图异常等。严重者可发生脚气病。脚气病可分为如下三种。①干性脚气病，主要表现为多发性神经炎、肢端麻痹或功能障碍。②湿性脚气病，充血性心力衰竭引起的水肿。③混合型脚气病，见于以上两种症状。

（4）来源及供给量 维生素 B_1 广泛存在于天然食物之中。含量较高的有动物内脏、瘦肉、豆类、坚果、谷类、蛋类、绿叶蔬菜。谷类的维生素 B_1 主要存在于谷粒外周部分，如加工碾磨过精，易造成维生素 B_1 的损失。

维生素 B_1 需要量与能量摄入量有密切关系，成人维生素 B_1 的供给量为 0.5mg/1000kcal，孕妇、乳母和老年人较成人高，为 0.5～0.6mg/1000kcal。成年男性每日 RNI 为 1.4mg，女性每日 RNI 为 1.3mg。

5. 维生素 B_2

（1）理化特性 维生素 B_2 又名核黄素，能溶于水但水溶性较差。在酸性环境中较稳定，碱性环境中不稳定。一般烹调损失较少。游离型维生素 B_2 对可见光或紫外光敏感，可引起不可逆分解。维生素 B_2 还具有可逆的氧化还原特性。

（2）生理功能　维生素 B_2 是体内多种氧化酶系统不可缺少的辅基，在体内参与广泛的代谢作用。还可以参与铁的吸收、贮存、运输，维生素 B_6 的激活，色氨酸的转化等过程。

（3）缺乏症　维生素 B_2 缺乏可出现口角炎、唇炎、舌炎、脂溢性皮炎、角膜炎及阴囊炎等。核黄素的缺乏往往伴有其他 B 族维生素的缺乏。酗酒是核黄素缺乏的主要因素之一。由于核黄素缺乏影响铁的吸收，因此，核黄素缺乏可继发缺铁性贫血。

（4）来源及供给量　动物内脏、乳制品、蛋类、豆类及绿叶蔬菜中含量较多，是我国膳食中最容易缺乏的营养素之一，应注意补充。成年男性维生素 B_2 的每日 RNI 为 1.4mg，女性为 1.2mg。

6. 烟酸　烟酸又称尼克酸、维生素 PP。

（1）理化特性　烟酸的性质较稳定，在酸、碱、光、氧或加热的情况下不易破坏，一般烹调损失极小。

（2）生理功能　在体内以烟酰胺形式构成辅酶Ⅰ（NAD）和辅酶Ⅱ（NADP），是组织中氧化还原反应的递氢体，参与糖酵解和三羧酸循环。此外，还参与脂肪酸、蛋白质和 DNA 的合成。有维护皮肤和神经系统正常的功能，并有降低血胆固醇和扩张血管的作用。此外，还是葡萄糖耐量因子重要成分，具有增强胰岛素效能的作用。

（3）缺乏症　烟酸缺乏可出现癞皮病，其症状为腹泻、皮炎、痴呆，即所谓"3D 症状"。发病初期，一般有体重减轻、无力、口腔和舌有烧灼感，以及食欲缺乏、消化不良、腹痛、腹泻、失眠、头痛、烦躁、精神不集中等现象。裸露外面的皮肤发红、发痒，与晒斑一样。如果转为慢性后，发炎部位色素沉着，有脱屑现象。消化道、神经系统症状加重，甚至发生痴呆。

（4）来源及供给量　烟酸主要来源于动物内脏，肉、鱼、谷类、酵母等食品。玉米中的烟酸为结合型，不能被人体直接吸收利用，故以玉米为主食的人群易发生癞皮病。烟酸的推荐摄入量为成年男性每天 14mg 烟酸当量，女性每天 13mg 烟酸当量。

7. 维生素 C　维生素 C 又名抗坏血酸，在组织中以还原型抗坏血酸及脱氢型抗坏血酸两种形式存在，两种形式可以通过氧化还原互变。

（1）理化性质　极易溶于水，洗、煮、挤菜汁、烹调过程中损失较多；维生素 C 结晶体在酸性溶液中比较稳定，而遇碱、遇热及光照下极不稳定。维生素 C 氧化形成脱氧抗坏血酸，生理活性不变。若进一步氧化形成二酮古乐糖酸，则失去生理活性。

（2）生理功能　维生素 C 作为还原剂可使体内亚铁保持还原状态，增进铁的吸收、转移、储存和利用；参与体内羟化反应，激活羟化酶，促进胶原蛋白的合成，促进伤口愈合；参与肝内胆固醇羟化形成胆酸，从而降低血液胆固醇浓度、软化血管；阻断亚硝胺在体内形成，具有抗癌、防癌作用；与铅、苯、汞、砷等金属离子络合而减少其毒性作用。

（3）缺乏症　维生素 C 缺乏可引起坏血病。表现为毛细血管脆性增强，牙龈出血、肿胀，萎缩、皮下出血、黏膜出血，常有鼻出血、月经过多、便血等。影响骨质钙化及伤口愈合。

（4）食物来源及供给量　维生素 C 来源主要是新鲜蔬菜和水果，尤其是青菜、韭菜、菠菜、柿子椒等深色蔬菜。柑橘、红果、柚子、刺梨、沙棘、猕猴桃、酸枣等果实中含量更丰富。维生素 C 的每日 RNI 成年人为 100mg，孕妇、乳母为 130mg，UL 为 1000mg。

（六）矿物质

存在于人体中的各种元素，除碳、氢、氧、氮以有机物形式存在外，其余统称为矿物质或无机盐。在体内的含量大于体重的 0.01%，称为常量元素或宏量元素，如钙、镁、钾、钠、硫、磷、氯等。在体内的含量低于体重的 0.01%，称为微量元素，如铁、铜、锌、硒、铬、碘、锰、氟、钴、钼等。

矿物质在人体内不能产生与合成，必须从食物和饮水中摄取。我国人群中比较容易缺乏的是钙、铁和锌，在特殊地理环境或其他特殊条件下，也可造成碘、硒的缺乏。有些元素也可因摄入过量而发生中毒，如氟中毒。

1. 钙

（1）钙的生理功能　一般情况下，成人体内含钙总量均为 1000～1200g，其中约 99% 集中于骨骼和牙齿中，其余 1% 存在于软组织、细胞外液及血液中。维持心脏搏动、神经肌肉兴奋性的正常传导和适宜感应性。参与体内酸碱平衡及毛细血管渗透压；参与凝血过程，使凝血酶原变成凝血酶；钙还是各种生物膜的组成成分，对维持生物膜的正常通透性有重要作用。

（2）钙的缺乏症　钙的缺乏主要影响骨骼的发育和结构，婴幼儿缺钙可表现为佝偻病，成人缺钙可表现为骨质软化症，老年人缺钙可表现为骨质疏松症。

（3）钙的吸收　钙在消化道吸收受很多因素的影响。钙离子与植物中的草酸、植酸结合均可形成不溶性钙盐而影响吸收；蛋白质含量不足可影响钙的吸收；一些碱性药物如抗酸药、肝素等可干扰钙吸收。维生素 D、乳糖、氨基酸则有利于钙的吸收利用。

（4）供给量及来源　奶及奶制品含钙丰富且吸收率高，是理想钙源；虾皮、海带、坚果类、芝麻酱含钙也很高。豆类及其制品及油料种子和某些绿色蔬菜（如花椰菜、甘蓝菜）含钙丰富且含草酸少，也是钙的良好来源。

成人钙的每日 AI 为 800mg，孕妇、乳母、婴儿、儿童、少年的每日供给量分别为 800mg、1000～1500mg、400～600mg、600～800mg、1000～1200mg。

2. 铁

铁是人体含量最多的必需微量元素，成人体内含铁 4～5g，其中 70% 存在血红蛋白、肌红蛋白中（功能性铁），30% 以铁蛋白和含铁血黄素形式存在于肝、脾与骨髓中（贮存铁）。

（1）生理功能　铁是红细胞中的血红蛋白的重要组成部分，参与体内氧的运送和组织呼吸、缺铁可影响血红蛋白的合成、铁参与维持正常的免疫功能。

（2）缺乏症　机体缺铁时血红蛋白降低，出现缺铁性贫血，是常见的营养缺乏病。表现为易于疲劳、头晕及工作、学习能力下降，抗感染能力降低，儿童注意力不集中等。

（3）铁的吸收利用　食物中的铁以血红素铁和非血红素铁的形式存在。血红素铁主要存在于动物性食物中，可直接被肠黏膜上皮细胞吸收，吸收率较高。非血红素铁主要存在于植物性食物中，在吸收前必须与结合的有机物分离，并转化为亚铁后才能吸收，并受植酸盐、草酸盐、碳酸盐、磷酸盐等因素影响而吸收率较低。胃酸缺乏时可影响铁的吸收。食物中的维生素 C 及巯基蛋白质可帮助铁吸收，植酸和磷酸过多可妨碍铁的吸收。缺铁性贫血时对铁的吸收可比正常时高几倍。生长发育、怀孕期铁吸收高。体内储存丰富时，对食物中的铁吸收率低。

（4）来源及供给量　血红素铁主要存在于动物性食物，含量丰富的有牛肉、羊肉、动物肝、动物血等。蛋黄中的铁受卵黄高磷蛋白的影响，吸收率低。牛奶为贫铁食物。植物性食物以豆类、黑木耳、芝麻酱含量丰富。我国推荐每日膳食铁的 AI 成年男子为 15μg，女子为 20μg。

3. 锌

（1）生理功能　锌是许多酶的组成成分和激活剂，已知含有锌的酶不下 80 余种。锌参与核酸与蛋白质的代谢，与 RNA、DNA 和蛋白质的生物合成有密切关系；骨骼的正常化、生殖器官的发育和功能都需要锌；还参与维护正常的味觉、嗅觉，促进食欲；促进维生素 A 的代谢和生理作用，有利于维持视觉和皮肤健康；参与维持免疫反应细胞的增殖与分化。

（2）缺乏症　儿童较易出现锌的缺乏，锌缺乏时可出现生长发育迟缓，严重时可致侏儒症，性功能发育不全、味觉及嗅觉减退、食欲缺乏、皮肤创伤不易愈合等。

（3）来源及供给量　动物性食品为主要来源，牡蛎、鱼贝类、肝脏、肉、蛋等含有丰富的锌。干豆、粮谷类、蔬菜也含有很多锌，但吸收率很低。每日膳食中锌 RNI 成年男性 15mg，女性 11.5mg。

4. 碘　碘在机体内主要是参与甲状腺素的合成。每天供给人体水和食物中的碘不足，可引起地方性甲状腺肿和克汀病。食物与水中的钙盐、氟过多，钴、钼、维生素 B_1、维生素 B_2、维生素 B_{12} 等不足可加重碘缺乏。含有氰化物的某些食品可促进碘的排出。有些蔬菜的水解产物可抑制碘的有机化。饮食及饮用水中含碘量过高，也可引起甲状腺肿。碘含量丰富的食物为海产品，如海带、紫菜、海鱼等。成人每人每日碘的 RNI 为 150μg。

（张　谦）

第二节　食物的营养价值

食物营养价值（nutritional value）是指某种食物所含营养素和能量满足人体营养需要的程度。食物营养价值的高低，取决于食物中营养素种类、数量、相互比例及人体的消化吸收率。

一、粮谷类

谷类的种类很多，主要有稻谷、小麦、玉米、高粱、粟、大麦、燕麦、荞麦等，是我国人民的主食。谷类种子除形态、大小不一样外，其基本结构是相似的，都是由谷皮、糊粉层、胚乳和谷胚四部分组成。谷皮为谷粒的最外层，主要由纤维素、半纤维素等组成，含有一定量的蛋白质、脂肪和维生素，含较多的矿物质。糊粉层位于谷皮与胚乳之间，含有较多的蛋白质、脂肪、维生素和矿物质，有较高的营养价值。如谷类加工碾磨过细，可使大部分营养素损失掉。胚乳是谷类的主要部分，含有大量的淀粉和较多的蛋白质、少量的脂肪和矿物质。谷胚位于谷粒的一端，富含蛋白质、脂肪、矿物质、B 族维生素和维生素 E，加工时容易损失。

（一）谷类的营养成分

1. 蛋白质　含量一般在 7% ~ 12%，因品种和种植地点不同，蛋白质含量也有所不同。谷类蛋白质必需氨基酸组成不平衡，普遍缺乏赖氨酸，赖氨酸被称为谷类的第一限制氨基酸。

2. 脂肪　含量较低，约 2%，玉米和小米可达 3%，主要集中在糊粉层和谷胚中。谷类脂肪主要含不饱和脂肪酸，质量较好。

3. 碳水化合物　谷类碳水化合物的含量都在 70% 以上，其存在的主要形式是淀粉。是人类最理想、最经济的热能来源。

4. 矿物质　谷类的矿物质含量为 1.5% ~ 3%。主要是磷、钙。

5. 维生素　谷类是 B 族维生素的重要来源，如硫胺素、核黄素、尼克酸、泛酸和吡哆醇等。玉米和小米含少量胡萝卜素。

（二）谷类的加工与烹调

谷类加工有利于食用和消化吸收。但由于蛋白质、脂肪、矿物质和维生素在谷粒表层和谷胚中含量较高，故加工精度越高，营养素损失越多。影响最大的是维生素和矿物质。

大米加工过程中，营养素损失程度与淘洗次数、浸泡时间和用水温度密切相关。淘米时水温越高、搓洗次数越多、浸泡时间越长，营养素的损失越大。

不同的烹调方式引起营养素损失的程度不同，主要是对 B 族维生素的影响。如制作米饭，用蒸的方式 B 族维生素的保存率较捞蒸方式（即弃米汤后再蒸）要高得多；在制作面食时一般用蒸、烤、烙的方法 B 族维生素损失较少，但用高温油炸时损失较大。如油条制作时因加碱及高温油炸会使维生素 B_1 全部损失，维生素 B_2 和尼克酸仅保留一半。

二、豆类

豆类可分为大豆类和除此之外的其他豆类。大豆类按种皮的颜色可分为黄、青、黑、褐和双色大豆五种。其他豆类包括蚕豆、豌豆、绿豆、小豆等。豆制品是由大豆或绿豆等原料制作的半成品食物，如豆浆、豆腐、豆腐干等。

（一）大豆的营养成分

1. 蛋白质 大豆含有 35%～40% 的蛋白质，是天然食物中含蛋白质最高的食品，其氨基酸组成接近人体需要。大豆中富含谷类蛋白较为缺乏的赖氨酸，但缺少蛋氨酸（亦称甲硫氨酸）和胱氨酸，与谷类食物混合食用，可较好地发挥蛋白质的互补作用，大大提高混合蛋白质的利用率。

2. 脂肪 大豆脂肪含量为 15%～20%，以不饱和脂肪酸居多，其中油酸占 32%～36%，亚油酸占 51.7%～57.0%，亚麻酸占 2%～10%，此外尚有 1.64% 左右的磷脂。由于大豆富含不饱和脂肪酸，所以是高血压、动脉粥样硬化等疾病患者的理想食物。

3. 碳水化合物 大豆的碳水化合物含量为 20%～30%，其组成比较复杂，多为纤维素和可溶性糖，几乎完全不含淀粉或含量极微，在体内较难消化，其中有些在大肠内成为细菌的营养素来源。细菌在肠道内生长繁殖过程中能产生过多的气体而引起肠胀气。

4. 维生素和矿物质 大豆富含维生素和矿物质，其中 B 族维生素和铁等的含量较高。

5. 其他 大豆具有独特的保健成分，如皂苷和异黄酮，此两类物质具有抗氧化、降低血脂和血胆固醇的作用。豆类中膳食纤维含量较高，豆类中的植物固醇可以明显降低血清胆固醇，对冠心病有一定的预防及治疗作用。大豆中含有一些非营养素特殊成分，如蛋白酶抑制剂、胀气因子、植酸、皂苷和异黄酮、植物红细胞凝集素（PHA）、豆腥味等。通常，用加热的加工工艺可使对营养素的消化、吸收有影响的因子分解失活，故豆制品的营养价值要高于整粒大豆。

（二）豆制品的营养价值

豆制品包括以大豆为原料的豆制品及以其他豆类为原料生产的豆制品。

大豆制品中有非发酵豆制品和发酵豆制品两种。非发酵豆制品有豆浆、豆腐脑、豆腐、豆腐丝、豆腐干、干燥豆制品（腐竹）等。这些豆制品在经浸泡、磨细、过滤、加热等工艺处理后，其中的纤维素和抗营养因子等减少，从而使蛋白质的消化率提高；发酵豆制品有豆豉、黄豆酱、豆瓣酱、腐乳等。此类豆制品的蛋白质在加工时已被分解，更易被消化和吸收，且发酵能使其中的谷氨酸游离出来，维生素 B_1 和维生素 B_2 的含量亦有所增加。

若将大豆和绿豆制成豆芽，除原有营养成分不变外，还可产生维生素 C。故在缺乏新鲜蔬菜时，可成为维生素 C 的良好来源。其中，以绿豆芽为最好，产量比黄豆芽也高。

豆类经过不同的加工方法可制成多种豆制品，现已成为我国居民膳食中的重要组成成分。经过加工的豆类蛋白质消化率、利用率均有所提高，如整粒大豆的蛋白质消化率为 65% 左右，加工制成豆腐后其蛋白质消化率为 92%～96%，其营养价值明显提高。

经发酵工艺的大豆制品中的蛋白质更易于消化吸收，而且某些营养素含量也会增加。如每 100g 发酵豆豉中含核黄素 0.61mg，明显高于其他豆类食品。

三、蔬菜水果类

（一）蔬菜水果的营养价值

蔬菜是我国膳食中的重要组成部分。蔬菜的品种很多，又可分为根茎类（其中有些种类又称薯类）、嫩茎、叶、苔、花类，瓜类，茄果类，菌类，藻类等，各个品种间的营养素的组成和营养价值有比较大的差别。

1. 碳水化合物　蔬菜中的碳水化合物包括淀粉、糖、纤维素和果胶。根茎类（尤其是薯类）含有较多的淀粉，一般含量可达到10%~25%。一般蔬菜中的淀粉含量只有2%~3%；一些有甜味的蔬菜中含有少量单糖和双糖。蔬菜中的纤维素、半纤维素、果胶含量丰富，是人体膳食纤维的重要来源。鲜果中碳水化合物以糖、淀粉为主，纤维素和果胶含量也很高。

2. 矿物质　蔬菜中含有丰富的矿物质，如钙、磷、铁、钾、钠、镁、铜等，是膳食中矿物质的主要来源，不仅满足人体的需要，对维持体内酸碱平衡也起重要作用。大多数蔬菜中虽然含有比较多的矿物质，但同时也因含有较多的草酸和膳食纤维而影响自身以及其他食物中钙、铁等矿物质的吸收。所以在选择蔬菜时，不能只考虑其钙的绝对含量，还应注意其草酸的含量。草酸能溶于水，食用含草酸较多的蔬菜时可先焯水，去除部分草酸。水果中富含各种矿物质和有机酸。

3. 维生素　新鲜蔬菜是维生素C、胡萝卜素、核黄素和叶酸的重要来源。因维生素C的分布常常与叶绿素平行，所以深绿色的蔬菜中维生素C含量较高；胡萝卜素在绿色、黄色或红色蔬菜中含量较多。此外，叶菜中还含有核黄素、叶酸等。水果中含有丰富的维生素C和一定量的胡萝卜素。

4. 蛋白质与脂肪　除了菌藻类、根茎类和鲜豆类的某些种类外，一般蔬菜中蛋白质的含量很低。此外，蔬菜中的脂肪含量亦较低。

（二）蔬菜、水果的加工、烹调

蔬菜、水果经加工可制成罐头食品、果脯、菜干、干果等。其在加工过程中易受损失的主要是维生素和无机盐，特别是维生素C。

根据蔬菜、水果的营养特点，在烹调中应注意水溶性维生素和矿物质的损失和破坏，特别是维生素C。烹调对蔬菜中维生素的影响与烹调过程中洗涤方式、切碎程度、用水量、pH、加热的温度及时间等因素有关。水果大多以生食为主，不受烹调加热的影响。但在加工成制品时，如果脯、干果、罐头食品等，其中的维生素将有不同程度的损失。

四、畜、禽、鱼、蛋、奶类

动物性食物是人们膳食的重要组成部分，包括畜类、禽类、水产类、奶类和蛋类等。该类食品能供给人体优质蛋白质、脂肪、矿物质和维生素，是食用价值和营养价值较高的食品，且味鲜美，易消化。

（一）畜禽肉类

畜禽肉的营养价值较高，饱腹作用强，可加工烹制成各种美味佳肴，是一种食用价值很高的食物。

1. 畜禽类的营养成分　畜禽肉中的蛋白质含量占10%~20%，因动物的种类、年龄、肥瘦程度以及部位而异。畜禽肉的蛋白质为完全蛋白质，含有人体必需的各种氨基酸，并且必需氨基酸的构成比例接近人体需要，因此易被人体充分利用，营养价值高，属于优质蛋白质。

畜禽肉中的脂肪含量因动物的品种、年龄、肥瘦程度、部位等不同有较大差异，以饱和脂肪酸为主，含有的必需脂肪酸明显低于植物油脂，动物内脏中的胆固醇含量较多。

畜禽肉中的碳水化合物均以糖原形式存在于肌肉和肝脏中，含量极少。

矿物质的含量一般为0.8%~1.2%，瘦肉中的含量高于肥肉，内脏高于瘦肉，以猪肝最丰富。畜禽肉中的铁主要以血红素铁形式存在，消化吸收率很高。在内脏中还含有丰富的锌和硒。肝脏和血液中铁的含量十分丰富，每100g中高达10~30mg，是铁的最佳膳食来源。畜禽肉可提供多种维生素，主要以B族维生素和维生素A为主。

2. 畜禽类的合理利用 畜禽肉蛋白质营养价值较高，含有较多的赖氨酸，宜与谷类食物搭配食用，以发挥蛋白质的互补作用。为了充分发挥畜禽肉营养作用，还应注意将畜禽肉分散到每餐膳食中，防止集中食用。畜肉的脂肪和胆固醇含量较高，脂肪主要由饱和脂肪酸组成，食用过多易引起肥胖和高脂血症等疾病，因此膳食中的比例不宜过多。但是禽肉的脂肪含不饱和脂肪酸较多，因此老年人及心血管疾病患者宜选用禽肉。内脏含有较多的维生素、铁、锌、硒、钙，特别是肝脏中维生素B_2和维生素A的含量丰富，因此宜经常食用。

（二）蛋类

蛋类主要指鸡、鸭、鹅、鹌鹑、火鸡等禽类的卵。各种蛋的结构和营养价值大致相同，其中食用最普遍、销量最大的是鸡蛋。

1. 蛋类营养成分 蛋类蛋白质含量一般在10%以上。全鸡蛋蛋白质的含量为12%左右，蛋清中略低，蛋黄中较高。鸡蛋所含蛋白质氨基酸组成与人体需要最接近，是天然食物中最优良的蛋白质，适合人体需要，易消化吸收。蛋白质中赖氨酸和蛋氨酸含量较高，和谷类、豆类食物混合食用，可弥补其赖氨酸或蛋氨酸的不足。

蛋清中含脂肪极少，98%的脂肪存在于蛋黄当中。蛋黄中的脂肪呈乳融状且分散成细小颗粒，故易于消化和吸收。蛋类的胆固醇含量极高，主要集中在蛋黄，加工成咸蛋或松花蛋后，胆固醇含量无明显变化。

鸡蛋当中碳水化合物为1%左右。

蛋类所含的矿物质主要集中在蛋黄中，含有磷、镁、钙、硫、铁、铜、锌、氟等。蛋中所含铁元素数量较高，但以非血红素铁形式存在。由于卵黄高磷蛋白对铁的吸收具有干扰作用，故而蛋黄中铁的生物利用率较低，仅为3%左右。

蛋中维生素含量十分丰富，且品种较为完全，包括所有的B族维生素、维生素A、维生素D、维生素E、维生素K和微量的维生素C。其中绝大部分的维生素A、维生素D、维生素E和大部分维生素B都存在于蛋黄当中。

2. 蛋类的合理利用 生鸡蛋蛋清中含有抗生物素蛋白和抗胰蛋白酶，烹调加热可破坏这两种物质，消除它们的不良影响。但是不宜过度加热，否则会使蛋白质过分凝固，甚至变硬变韧，成硬块，反而影响食欲及消化吸收。蛋黄中的胆固醇含量很高，大量食用能引起高脂血症，是动脉粥样硬化、冠状动脉粥样硬化性心脏病（冠心病）等疾病的危险因素，但蛋黄中还含有大量的卵磷脂对心血管疾病有防治作用。

（三）水产类

水产类原料的种类繁多，包括鱼、虾、蟹、贝（软体动物）等。根据其来源又可分为淡水产品和海水产品两类。

1. 水产类的营养价值 鱼虾类蛋白质较畜禽肉蛋白质易消化，亦为优质蛋白。存在于鱼类结缔组织和软骨中的含氮浸出物主要为胶原和黏蛋白，是鱼汤冷却后形成凝胶的主要物质。水产类原料中的脂类物质含量各不相同。为1%~10%，平均5%左右，呈不均匀分布，主要存在于皮下和脏器周围，肌肉组织中含量甚少。鱼类脂肪多由不饱和脂肪酸组成（占70%~80%），熔点低，常温下为液态，消化吸收率达95%左右。水产类碳水化合物的含量较低，约1.5%左右。鱼类中的矿物质含量占1%~2%。

其中锌、磷、钙、钠、氯、钾、镁等元素的含量亦较丰富。鱼油和鱼肝油是维生素 A 和维生素 D 的重要来源，也是维生素 E（生育酚）的一般来源。

2. 水产类的合理利用　鱼类因水分和蛋白质含量高，结缔组织少，较畜禽肉更易腐败变质，特别是青皮红肉鱼，如鲐鱼、金枪鱼，组氨酸含量高，一旦变质，可产生大量组胺，能引起人体组胺中毒。因此打捞的鱼类需及时保存或加工处理，防止腐败变质。有些鱼含有极强的毒素，如河豚，虽其肉质细嫩，味道鲜美，但其卵、卵巢、肝脏和血液中含有毒性极强的河豚毒素，若不会加工处理，可引起急性中毒而死亡。

（四）奶类及其制品

奶类是一类营养成分齐全，组成比例适宜，易消化吸收，营养价值较高，能满足初生幼仔生长发育的全部营养需要的天然食品。

1. 奶类的营养价值　奶类蛋白质为优质蛋白质，容易被人体消化吸收。其中，乳球蛋白与机体免疫有关。牛奶的脂肪含量为 2.8%～4.0%，熔点较低，易消化，吸收率达 97%。碳水化合物含量为 3.4%～7.4%。人乳中含量最高，羊乳居中，牛乳最少。碳水化合物的主要形式为乳糖，有调节胃酸、促进胃肠蠕动和促进消化液分泌的作用；还能促进钙的吸收和助长肠道乳酸菌繁殖、抑制腐败菌的生长等，为婴儿肠道内双歧杆菌的生长所必需，对幼小动物的生长发育具有特殊的意义。矿物质主要包括钠、钾、钙、镁、氯、磷、硫、铜、铁等，是钙的良好来源，但奶中铁元素的含量偏低。牛奶中含有人体所需的各种维生素，包括维生素 A、维生素 D、维生素 E、维生素 K、B 族维生素和微量的维生素 C。

奶制品包括巴氏杀菌乳（消毒牛乳）、奶粉、炼乳、酸奶、奶油、奶酪等。

2. 奶类及其制品的合理利用　鲜奶水分含量高，营养素种类齐全，十分有利于微生物生长繁殖，因此须经严格消毒灭菌后方可食用。消毒方法常用煮沸法和巴氏消毒法。此外，奶应避光保存，以保护其中的维生素。

五、食用油脂、酒类与食糖

（一）食用油脂

根据来源，食用油脂可分为植物油和动物油。植物油含不饱和脂肪酸多，熔点低，常温下呈液态，消化吸收率高；动物油以饱和脂肪为主，熔点较高，常温下一般呈固态，消化吸收率不如植物油高。

植物油是必需脂肪酸的重要来源，为了满足人体的需要，在膳食中不应低于总脂肪来源的 50%。动物油的脂肪组成以饱和脂肪酸为主，长期大量食用可引起血脂升高，增加心脑血管疾病的危险性，因此在高血脂患者中要控制食用。

（二）酒类

酒有着悠久的历史渊源，按酿造方法分类，酒可分为发酵酒、蒸馏酒和配制酒。酒都含有不同数量的乙醇、糖和微量肽类或氨基酸，这些都是酒的能量来源。每克乙醇可提供 29.2kJ（7kcal）的能量，远高于同质量的碳水化合物和蛋白质的能量值。酒提供能量主要取决于酒所含乙醇的量。糖是发酵酒类的主要营养成分，也是这类酒能量的主要来源。酒中的糖不仅具有营养作用，也影响和决定酒的口味。如葡萄酒中糖可增加甘甜、醇厚的味感。酒中的蛋白质主要以其降解产物如氨基酸和短肽的形式存在。由于酒的配料和酿造方法不同，含量相差较大。黄酒、葡萄酒、啤酒等发酵酒类中，氨基酸和短肽的含量较多，而在葡萄酒等果酒含量则较少，在蒸馏酒类几乎不含氨基酸。矿物质的含量与酿酒的原料、水质和工艺有着密切的关系。

（三）食糖和甜味剂

食品中天然含有的各种单糖和双糖都具有甜味，其中以果糖最高，蔗糖次之，乳糖甜度最低。日常使用的食糖主要成分为蔗糖，是食品中甜味的主要来源。除蔗糖之外，很多小分子碳水化合物都能够提供甜味，也广泛地应用于食品当中。其中果糖和葡萄糖的甜味有清凉感，这是由于它们具有较大的负溶解热，可以带走口腔中的能量所致。木糖醇、山梨醇、甘露醇等糖醇类物质为糖类加氢制成，为保健型甜味剂，不升高血糖，不引起龋齿，却保持了糖类的基本物理性质，已经广泛应用于糖尿病患者、减肥者食用的甜食，以及口香糖、糖果等食品当中。

第三节　合理营养与膳食指南

一、合理营养与平衡膳食 ⓔ 微课

合理营养是指膳食中食物营养素种类齐全、数量充足、比例适当，并与身体需要保持相对平衡。平衡膳食是指选择多种食物，经过适当搭配做出的膳食，这种膳食能满足人们对能量及各种营养素的需求。

合理营养必须满足下列基本要求。

（一）食物多样，满足机体对热能及营养素的需要

食物的供给既要满足机体对营养素的需要，又要注意各营养素之间的比例要适当，充分发挥营养素的功能。

（二）合理烹调加工

食物烹调加工应尽量减少营养素损失、保持良好的感官性状、促进食欲和提高消化吸收率。

（三）合理的膳食制度

我国人民习惯一日三餐，两餐相隔 5~6 个小时。三餐热能分配，早餐占 25%~30%，午餐占 30%~40%，晚餐占 30%~35%。

（四）食物要符合食品卫生要求

要保证食物在食用过程中没有病原微生物对食物的污染，避免农药残留以及食物添加剂过量等食品污染问题，保证食用安全。

二、膳食指南与平衡膳食宝塔

2022 年 4 月 26 日，中国营养学会正式发布《中国居民膳食指南（2022）》，结合中华民族饮食习惯以及不同地区食物可及性等多方面因素，参考《中国居民膳食指南（2016）》和其他国家膳食指南制定的科学依据和研究成果，提出符合我国居民营养健康状况和基本需求的膳食指导建议。新指南由八大基本准则、营养膳食落地指南、特定人群膳食指南和中国居民平衡膳食模式推荐 4 个部分组成。

（一）八大基本准则

新指南郑重遴选 8 条基本准则，作为 2 岁以上健康人群合理膳食的必须遵循原则。八大基本准则主要如下。

准则一：食物多样，合理搭配。

准则二：吃动平衡，健康体重。

准则三：多吃蔬果、奶类、全谷、大豆。

准则四：适量吃鱼、禽、蛋、瘦肉。

准则五：少盐少油，控糖限酒。

准则六：规律进餐，足量饮水。

准则七：会烹会选，会看标签。

准则八：公筷分餐，杜绝浪费。

八大基本准则强调了膳食模式、饮食卫生、三餐规律、饮水和食品选购、烹饪的实践能力。与《中国居民膳食指南（2016）》相比，《中国居民膳食指南（2022）》进行了以下 4 方面的修改（表 3-1）。①"食物多样，谷类为主"更新为"食物多样，合理搭配"；②在原有的基础上加入"全谷"，强调谷物的重要性；③新增 6、7 两条，强调规律进餐、足量饮水、会烹会选的重要性；④强调"分筷分餐"，倡导文明就餐。

表 3-1 《中国居民膳食指南（2022）》的修改

中国居民膳食指南（2016）	中国居民膳食指南（2022）
食物多样，谷类为主	食物多样，合理搭配
吃动平衡，健康体重	吃动平衡，健康体重
多吃蔬果、奶类、大豆	多吃蔬果、奶类、全谷、大豆
适量吃鱼、禽、蛋、瘦肉	适量吃鱼、禽、蛋、瘦肉
少盐少油，控糖限酒	少盐少油，控糖限酒
杜绝浪费，兴新食尚	规律进餐，足量饮水
	会烹会选，会看标签
	公筷分餐，杜绝浪费

（二）营养膳食落地指南

落实平衡膳食八大准则，可以按照以下的推荐实践应用。

准则一：食物多样，合理搭配 核心推荐包括：坚持谷类为主的平衡膳食模式；每天的膳食应包括谷薯类、蔬菜水果、畜禽鱼蛋奶和豆类食物；平均每天摄入 12 种以上食物，每周 25 种以上，合理搭配；每天摄入谷类食物 200~300g，其中包含全谷物和杂豆类 50~150g；薯类 50~100g。

准则二：吃动平衡，健康体重 核心推荐包括：各年龄段人群都应天天进行身体活动，保持健康体重；食不过量，保持能量平衡；坚持日常身体活动，每周至少进行 5 天中等强度身体活动，累计 150 分钟以上；主动身体活动最好每天 6000 步；鼓励适当进行高强度有氧运动，加强抗阻运动，每周 2~3 天；减少久坐时间，每小时起来动一动。

准则三：多吃蔬果、奶类、全谷、大豆 核心推荐包括：蔬菜水果、全谷物和奶制品是平衡膳食的重要组成部分；餐餐有蔬菜，保证每天摄入不少于 300g 的新鲜蔬菜，深色蔬菜应占 1/2；天天吃水果，保证每天摄入 200~350g 的新鲜水果，果汁不能代替鲜果；吃各种各样的奶制品，摄入量相当于每天 300ml 以上液态奶；经常吃全谷物、大豆制品，适量吃坚果。

准则四：适量吃鱼、禽、蛋、瘦肉 核心推荐包括：鱼、禽、蛋类和瘦肉摄入要适量，平均每天 120~200g；每周最好吃鱼 2 次或 300~500g，蛋类 300~350g，畜禽肉 300~500g；少吃深加工肉制品；鸡蛋营养丰富，吃鸡蛋不弃蛋黄；优先选择鱼，少吃肥肉、烟熏和腌制肉制品。

准则五：少盐少油，控糖限酒 核心推荐包括：培养清淡饮食习惯，少吃高盐和油炸食品。成年人每天摄入食盐不超过 5g，烹调油 25~30g；控制添加糖的摄入量，每天不超过 50g，最好控制在 25g 以下；反式脂肪酸每天摄入量不超过 2g；不喝或少喝含糖饮料；儿童青少年、孕妇、乳母以及慢性病患者不应饮酒。成年人如饮酒，一天饮用的酒精量不超过 15g。

准则六：规律进餐，足量饮水 核心推荐包括：合理安排一日三餐，定时定量，不漏餐，每天吃早餐；规律进餐、饮食适度、不暴饮暴食、不偏食挑食、不过度节食；足量饮水，少量多次；在温和气候条件下，低身体活动水平成年男性每天喝水 1700ml，成年女性每天喝水 1500ml；推荐喝白水或茶水，少喝或不喝含糖饮料，不用饮料代替白水。

准则七：会烹会选，会看标签　核心推荐包括：在生命的各个阶段都应做好健康膳食规划；认识食物，选择新鲜的、营养素密度高的食物；学会阅读食品标签，合理选择预包装食品；学习烹饪、传承传统饮食，享受食物天然美味；在外就餐，不忘适量与平衡。

准则八：公筷分餐，杜绝浪费　核心推荐包括：选择新鲜卫生的食物，不食用野生动物；食物制备生熟分开，熟食二次加热要热透；讲究卫生，从分餐公筷做起；珍惜食物，按需备餐，提倡分餐不浪费；做可持续食物系统发展的践行者。

（三）特定人群膳食指南

为了对特殊人群的特别问题给予指导，还特别制定了孕妇膳食指南，乳母膳食指南，0~6 个月婴幼儿喂养指南，7~24 个月喂养指南，3~6 岁儿童膳食指南，7~17 岁青少年膳食指南，老年人膳食指南、高龄老人膳食指南，素食人群膳食指南 9 个人群的补充说明。除了 24 个月以下的婴幼儿，素食人群外，其他人群都需要结合膳食平衡八大准则而应用。

（四）中国居民平衡膳食模式推荐

制定膳食指南的指导思想是使人类营养需求得到满足，并主要通过合理膳食来完成。膳食指南修订专家委员会以公众健康需求和社会大众利益为宗旨，综合和总结食物和健康相关知识和经验，并将其发展成为一系列公众可以直接应用和实施的建议及膳食方案。

每个国家均选择一个对本国人口具有文化特色的食物指南图形，并打造成为一个国家营养传播和教育战略的重要标志。我国从 1997 年起，一直是膳食宝塔，2016 年增加了太极平衡餐盘和儿童用的算盘。膳食宝塔用"塔状"表示食物类别和多少，巧妙描述了量化的膳食模式。宝塔旁边的每类食物的标注量，既是 1600~2400kcal 膳食在一日三餐的平均结构用量。这样的模式最大程度地满足能量和营养素的需要量。中国居民平衡膳食宝塔（chinese food guide pagoda，以下简称"宝塔"）是根据《中国居民膳食指南（2022）》的准则和核心推荐，把平衡膳食原则转化为各类食物的数量和所占比例的图形化表示（图 3-1）。

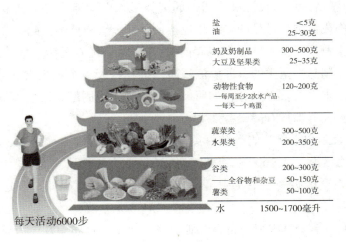

图 3-1　中国居民平衡膳食宝塔（2022）

中国居民平衡膳食宝塔形象化的组合，遵循了平衡膳食的原则，体现了在营养上比较理想的基本食物构成。宝塔共分 5 层，各层面积大小不同，体现了 5 大类食物和食物量的多少。5 大类食物包括谷薯类、蔬菜水果、畜禽鱼蛋奶类、大豆和坚果类以及烹调用油盐。食物量是根据不同能量需要量水平设计，宝塔旁边的文字注释，标明了在 1600～2400kcal 能量需要量水平时，一段时间内成年人每人每天各类食物摄入量的建议值范围。

1. 第一层：谷薯类食物 谷薯类是膳食能量的主要来源（碳水化合物提供总能量的 50%～65%），也是多种微量营养素和膳食纤维的良好来源。膳食指南中推荐 2 岁以上健康人群的膳食应做到食物多样、合理搭配。谷类为主是合理膳食的重要特征。在 1600～2400kcal 能量需要量水平下的一段时间内，建议成年人每人每天摄入谷类 200～300g，其中包含全谷物和杂豆类 50～150g；另外，薯类 50～100g，从能量角度，相当于 15～35g 大米。

谷类、薯类和杂豆类是碳水化合物的主要来源。谷类包括小麦、稻米、玉米、高粱等及其制品，如米饭、馒头、烙饼、面包、饼干、麦片等。全谷物保留了天然谷物的全部成分，是理想膳食模式的重要组成，也是膳食纤维和其他营养素的来源。杂豆包括大豆以外的其他干豆类，如红小豆、绿豆、芸豆等。我国传统膳食中整粒的食物常见的有小米、玉米、绿豆、红豆、荞麦等，现代加工产品有燕麦片等，因此把杂豆与全谷物归为一类。2 岁以上人群都应保证全谷物的摄入量，以此获得更多营养素、膳食纤维和健康益处。薯类包括马铃薯、红薯等，可替代部分主食。

2. 第二层：蔬菜水果 蔬菜水果是膳食指南中鼓励多摄入的两类食物。在 1600～2400kcal 能量需要量水平下，推荐成年人每天蔬菜摄入量至少达到 300g，水果 200～350g。蔬菜水果是膳食纤维、微量营养素和植物化学物的良好来源。蔬菜包括嫩茎、叶、花菜类、根菜类、鲜豆类、茄果瓜菜类、葱蒜类、菌藻类及水生蔬菜类等。深色蔬菜是指深绿色、深黄色、紫色、红色等有颜色的蔬菜，每类蔬菜提供的营养素略有不同。深色蔬菜一般富含维生素、植物化学物和膳食纤维，推荐每天占总体蔬菜摄入量的 1/2 以上。

水果多种多样，包括仁果、浆果、核果、柑橘类、瓜果及热带水果等。推荐吃新鲜水果，在鲜果供应不足时可选择一些含糖量低的干果制品和纯果汁。

3. 第三层：鱼、禽、肉、蛋等动物性食物 鱼、禽、肉、蛋等动物性食物是膳食指南推荐适量食用的食物。在 1600～2400kcal 能量需要量水平下，推荐每天鱼、禽、肉、蛋摄入量共计 120～200g。

新鲜的动物性食物是优质蛋白质、脂肪和脂溶性维生素的良好来源，建议每天畜禽肉的摄入量为 40～75g，少吃加工类肉制品。目前我国汉族居民的肉类摄入以猪肉为主，且增长趋势明显。猪肉含脂肪较高，应尽量选择瘦肉或禽肉。常见的水产品包括鱼、虾、蟹和贝类，此类食物富含优质蛋白质、脂类、维生素和矿物质，推荐每天摄入量为 40～75g，有条件可以优先选择。蛋类包括鸡蛋、鸭蛋、鹅蛋、鹌鹑蛋、鸽子蛋及其加工制品，蛋类的营养价值较高，推荐每天 1 个鸡蛋（相当于 50g 左右），吃鸡蛋不能丢弃蛋黄，蛋黄含有丰富的营养成分，如胆碱、卵磷脂、胆固醇、维生素 A、叶黄素、锌、B 族维生素等，无论对多大年龄人群都具有健康益处。

4. 第四层：奶类、大豆和坚果 奶类和豆类是鼓励多摄入的食物。奶类、大豆和坚果是蛋白质和钙的良好来源，营养素密度高。在 1600～2400kcal 能量需要量水平下，推荐每天应摄入至少相当于鲜奶 300g 的奶类及奶制品。在全球奶制品消费中，我国居民摄入量一直很低，多吃各种各样的乳制品，有利于提高乳类摄入量。

大豆包括黄豆、黑豆、青豆，其常见的制品如豆腐、豆浆、豆腐干及千张等。坚果包括花生、葵花子、核桃、杏仁、榛子等，部分坚果的营养价值与大豆相似，富含必需脂肪酸和必需氨基酸。推荐大豆和坚果摄入量共为 25～35g，其他豆制品摄入量需按蛋白质含量与大豆进行折算。坚果无论作为菜肴还是零食，都是食物多样化的良好选择，建议每周摄入 70g 左右（相当于每天 10g 左右）。

5. 第五层：烹调油和盐 油盐作为烹饪调料必不可少，但建议尽量少用。推荐成年人平均每天烹调油不超过 25～30g，食盐摄入量不超过 5g。按照 DRI 的建议，1～3 岁人群膳食脂肪供能比应占膳食总能量 35%；4 岁以上人群占 20%～30%。在 1600～2400kcal 能量需要量水平下脂肪的摄入量为 36～80g。其他食物中也含有脂肪，在满足平衡膳食模式中其他食物建议量的前提下，烹调油需要限量。按照 25～30g 计算，烹调油提供 10% 左右的膳食能量。烹调油包括各种动植物油，植物油如花生油、大豆油、菜籽油、葵花籽油等，动物油如猪油、牛油、黄油等。烹调油也要多样化，应经常更换种类，以满足人体对各种脂肪酸的需要。

我国居民食盐用量普遍较高，盐与高血压关系密切，限制食盐摄入量是我国长期行动目标。除了少用食盐外，也需要控制隐形高盐食品的摄入量。

酒和添加糖不是膳食组成的基本食物，烹饪使用和单独食用时也都应尽量避免。

6. 身体活动和饮水 身体活动和水的图示仍包含在可视化图形中，强调增加身体活动和足量饮水的重要性。水是膳食的重要组成部分，是一切生命活动必需的物质，其需要量主要受年龄、身体活动、环境温度等因素的影响。低身体活动水平的成年人每天至少饮水 1500～1700ml（7～8 杯）。在高温或高身体活动水平的条件下，应适当增加饮水量。饮水或过多都会对人体健康带来危害。来自食物中水分和膳食汤水大约占 1/2，推荐一天中饮水和整体膳食（包括食物中的水，汤、粥、奶等）水摄入共计 2700～3000ml。

身体活动是能量平衡和保持身体健康的重要手段。运动或身体活动能有效地消耗能量，保持精神和机体代谢的活跃性。鼓励养成天天运动的习惯，坚持每天多做一些消耗能量的活动。推荐成年人每天进行至少相当于快步走 6000 步以上的身体活动，每周最好进行 150 分钟中等强度的运动，如骑车、跑步、庭院或农田的劳动等。一般而言，低身体活动水平的能量消耗通常占总能量消耗的 1/3 左右，而高身体活动水平者可高达 1/2。加强和保持能量平衡，需要通过不断摸索，关注体重变化，找到食物摄入量和运动消耗量之间的平衡点。

第四节　特殊人群的合理营养

一、孕妇和乳母营养

从妊娠到哺乳期这一过程，营养需要与正常成年人有所不同。妊娠期要满足胎儿的需要，哺乳期要供应足够的乳汁。因此，孕妇及乳母的营养要满足母体的健康和胎儿、婴儿的正常发育。

（一）孕妇的营养

1. 孕期的营养需求 孕期内分泌、血液、肾脏、消化系统、体重、基础代谢率均发生改变，为了减少孕期反应及防止后期妊娠期高血压疾病、水肿、蛋白尿的发生，保证胎儿正常发育与产后乳汁充足，要保证孕期的合理营养。

孕中期热能供应在非孕基础上每日增加 836kJ（200kal）。但过量增加热能供应会引起体重的过多增长，保证适宜能量摄入的最佳方法是密切监测和控制孕期每周体重的增长。妊娠期的蛋白质需要量增加主要是为了胎儿的生长发育及孕体自身供给子宫、胎盘及乳房的发育。每日增加量为妊娠 12 周前 5g，妊娠 13～27 周 15g，妊娠 28 周以后 20g。

孕妇膳食中可能缺乏的无机盐和微量元素主要是钙、铁和锌。因胎儿骨骼、牙齿所需的钙来自母体。铁的供应除要满足母体需要及储备相当量以补偿分娩时失血而造成的损失外，还需供给胎儿造血及肌肉组织所需的量，还必须在肝脏内储存一部分铁以供胎儿出生后 6 个月之内的消耗。维生素对保持孕妇生理、促进胎儿正常发育有重要作用。但不可大量摄入，脂溶性维生素过量不仅可引起中毒，而且有导致先天畸形的可能。

2. 孕期的膳食营养原则

（1）根据体重变化，适当增加能量。

（2）摄入充足的蛋白质，满足孕妇及胎儿生长发育对优质蛋白质的需要。

（3）摄入丰富的微量营养素，尤其是钙、铁、锌、碘及维生素。

3. 孕期膳食指南　孕早期胚胎生长速度较缓慢，需营养与孕前无太大差别，但应注意早孕反应对营养素摄入的影响。可选择促进食欲、容易消化的食物以减少呕吐，如粥、面包干、馒头、饼干、甘薯等；少食多餐，增进食量。孕中末期胎儿生长开始加快，母体子宫、胎盘、乳房等也逐渐增大，对蛋白质、能量以及维生素和矿物质的需要明显增加，需要充足的能量，保证充足的鱼、禽、蛋、瘦肉、奶类及钙、铁、维生素的充足供应。孕晚期应注意控制适宜的体重增长。

（二）乳母的营养

1. 哺乳期的营养需求　乳母的营养需要，一方面是为泌乳提供物质基础和条件；另一方面是恢复或维持母体健康的需要。产后 1 个月内乳汁分泌每日约 500ml，乳母的膳食能量适当供给即可，至 3 个月后每日泌乳量增加到 750～850ml，对能量的需求增高。虽然孕期的脂肪储备可为泌乳提供约 1/3 的能量，但是另外的 2/3 需要由膳食提供。蛋白质的摄取，乳母比非妊娠期妇女每日多摄入 20g，脂肪供给量应占总能量的 20%～25% 为宜。钙的 AI 为 1200mg/d；铁的 AI 为 25mg/d；碘的 RNI 为 200mg/d；锌的 RNI 增加 10mg/d；硒的 RNI 为 65μg/d。各种维生素都应适当增加。

2. 哺乳期的膳食营养原则

（1）以泌乳量与母亲体重为依据，保证充足能量。

（2）摄入足够的优质蛋白质。

（3）摄入适量脂肪，尤其是多不饱和脂肪酸，满足婴儿中枢神经系统发育及脂溶性维生素吸收等需要。

（4）保证钙、铁、锌、碘和多种维生素的供给。

3. 哺乳期膳食指南　哺乳期食物种类应齐全多样，一日以 4～5 餐为宜，粗细粮搭配，每日 300～500g。供给充足的优质动物性蛋白质，如鱼类、禽、瘦肉等。多食含钙丰富的食品，如乳及乳制品、小鱼、小虾米（皮）。多食含铁丰富的食品，如动物的肝脏、肉类、鱼类、大豆及其制品等。摄入足够的新鲜蔬菜、水果和海产品。

二、婴幼儿与学龄前儿童营养

婴幼儿（0～3 岁）及学龄前儿童生长发育迅速，是一生中身心发育的重要时期，合理营养将为其一生的体力和智力发育打下良好基础，并对某些成年或老年疾病的发生起到预防作用。

（一）婴幼儿期的生理特点及营养需要

1. 生理特点

（1）婴儿期　出生到 1 岁为婴儿期，是一生中生长发育最迅速的阶段，也是大脑和智力发育的关键时期。此期的生理特点主要是：①体重增长至出生时的 3 倍，身长为出生时的 1.5 倍，脑重接近成人脑重的 2/3；②婴儿消化系统正在发育，消化功能与生长发育的生理需要存在着供需矛盾；③营养素储备量较少，适应能力低；④对食物耐受性低，若喂养不当，易发生腹泻而导致营养素丢失。婴儿常见的营养缺乏性疾病主要有维生素 D 缺乏引起的佝偻病、缺铁性贫血以及生长迟缓。

（2）幼儿期　1～3 岁为幼儿期，是养成饮食习惯的重要阶段，也是影响儿童食物嗜好的重要时期。此期的生理特点主要是：①生长发育速率仍然较快；②牙齿处于生长过程，咀嚼功能尚未发育完善，消化吸收能力仍较差；③活泼好动，出汗较多，肾脏功能不完善，容易出现缺水；④胃肠道抵抗感染的能力极为薄弱，易发生肠道细菌和病毒感染以及寄生虫感染；⑤模仿性增强，易兴奋，注意力不易集中。幼儿容易发生的营养缺乏性疾病包括维生素 A 缺乏、维生素 D 缺乏、钙缺乏、缺铁性贫血等。

2. 婴幼儿期的营养需要 婴幼儿期的生理特点决定了其营养需要的特殊性。①足量的优质蛋白质：以保障生长所需的蛋白质合成与更新，但因肾脏及消化器官尚未发育完全，过高的蛋白质摄入又会对机体产生不利影响；②单位体重所需能量高：生长与组织合成、排泄均需消耗能量；③脂肪供能比高：神经髓鞘的形成和大脑及视网膜光感受器的发育和成熟需要必需脂肪酸、DHA 及胆固醇；④充足的钙、铁、碘、锌等矿物质和维生素：这些微量营养素对生长发育非常重要，供给不足则容易发生缺乏症和生长迟缓。

 素质提升

"大头婴儿" 事件解析

从 2003 年开始，某市 100 多名婴儿陆续患上一种怪病，脸大如盘，四肢短小，当地人称之为"大头娃娃"。2003 年 5 月以来，因食用劣质奶粉出现营养不良综合征的婴儿共 171 例，死亡 13 例。2004 年，当地电视台连续 7 天报道了大量婴幼儿食用劣质奶粉后变成"大头娃娃"的消息，引起社会的广泛关注。很快，由国家食品药品监督管理局、国家质检总局等组成的专项调查组先后奔赴当地进行调查。调查证实，不法分子用淀粉、蔗糖等价格低廉的食品原料全部或部分替代乳粉，再用奶香精等添加剂进行调香调味，制造出劣质奶粉。奶粉中婴儿生长发育所必需的蛋白质、脂肪以及维生素和矿物质等含量远低于国家相关标准。长期食用这种劣质奶粉会导致婴幼儿营养不良、生长停滞、免疫力下降，进而并发多种疾病甚至死亡。通过这一事件，我们能进一步认识到食品营养是关系广大人群健康的大事。

（二）婴儿期营养

1. 婴儿的营养需求 为了使婴儿的体重正常增长，能量及营养素摄入必须满足消耗及正常生长所需，正常母乳的营养构成及营养素含量是最适宜婴儿营养需要的食品。可以依据婴儿年龄、体重及发育速度来估计总能量的需要。婴儿生长迅速不仅蛋白质的量按每单位体重计大于成人，而且需要更多优质蛋白质。母乳中必需氨基酸的比例最适合婴儿生长的需要。

通常 6 个月以内全母乳喂养的婴儿无明显的缺钙。足月新生儿体内有 300g 左右的铁储备，通常可防止出生后 4 个月内的铁缺乏。早产儿及低出生体重儿的铁储备相对不足，在婴儿期容易出现铁缺乏。婴儿在 4 ~ 5 个月后急需从膳食中补充铁，如强化铁的配方奶、米粉、肝泥及蛋黄等。母乳中的维生素尤其是水溶性维生素含量受乳母的膳食和营养状态的影响。膳食均衡的乳母，其乳汁中的维生素一般能满足婴儿的需要。

2. 婴儿的膳食营养原则

（1）母乳喂养 母乳中营养成分能满足生后 4 ~ 6 个月内婴儿的营养需要，是婴儿最佳的天然食物和饮料。并且能帮助孩子抵抗疾病；婴儿吸吮母乳还有助于其颌骨和牙齿的发育。因此，母乳喂养应持续到 1 ~ 2 周岁。母乳喂养增进母子之间的感情，有助于婴儿的智力发育。母乳喂养经济方便又不易引起过敏，母乳喂养婴儿经济方便，也不存在过度喂养的问题。我国为了推动和普及母乳喂养，大力推广爱婴医院和母婴同室。

（2）人工喂养 因各种原因不能用母乳喂养婴儿时，可采用配方奶粉进行人工喂养或者混合喂养。婴儿配方奶是在牛奶的基础上，降低蛋白质的总量，以减轻肾负荷；调整蛋白质的构成以满足婴儿的需要。人工喂养所用乳量可根据婴儿的能量需要量来计算。

（3）合理添加辅食　婴儿在 4~6 个月时应逐步添加辅助食品，添加辅助食品的原则是：逐步适应，由稀到稠，由少到多，由细到粗，因人而异。

3. 《中国居民膳食指南（2022）》0~6 月龄婴儿母乳喂养指南

（1）母乳是婴儿最理想的食物，坚持 6 月龄内纯母乳喂养　母乳喂养是婴儿出生后最佳喂养方式。婴儿出生后不要喂任何母乳以外的食物。应坚持纯母乳喂养至婴儿满 6 月龄。坚持让婴儿直接吸吮母乳，只要母婴不分开，就不用奶瓶喂哺人工挤出的母乳。由于特殊情况需要在婴儿满 6 月龄前添加母乳之外其他食物的，应咨询医务人员后谨慎做出决定。配偶和家庭成员应支持鼓励母乳喂养。

（2）生后 1 小时内开奶，重视尽早吸吮　分娩后母婴即刻开始不间断地肌肤接触，观察新生儿觅食表现，帮助开始母乳喂养，特别是让婴儿吸吮乳头和乳晕，刺激母乳分泌。生后体重下降只要不超过出生体重的 7% 就应坚持纯母乳喂养。婴儿吸吮前不需过分擦拭或消毒乳房。通过精神鼓励、专业指导、温馨环境、愉悦心情等辅助开奶。

（3）回应式喂养，建立良好的生活规律　及时识别婴儿饥饿及饱腹信号并尽快做出喂养回应，哭闹是婴儿表达饥饿信号的最晚表现。按需喂养，不要强求喂奶次数和时间，但生后最初阶段会在 10 次以上。婴儿异常哭闹时，应考虑非饥饿原因。

（4）适当补充维生素 D，母乳喂养无需补钙　纯母乳喂养的婴儿出生后数日开始每日补充维生素 D 10μg。纯母乳喂养的婴儿不需要补钙。出生后应注意补充维生素 K。

（5）任何动摇母乳喂养的想法和举动，都必须咨询医生或其他专业人员，并由他们帮助做出决定。绝大多数母亲都能纯母乳喂养自己的孩子。母乳喂养遇到困难时，需要医生和专业人员的支持。母亲不要放弃纯母乳喂养，除非医生针对母婴任何一方原因明确提出不宜母乳喂养的建议。相对于纯母乳喂养，给 6 月龄内婴儿任何其他食物喂养，对婴儿健康都会有不利影响。任何婴儿配方奶都不能与母乳相媲美，只能作为母乳喂养失败后的无奈选择，或母乳不足时对母乳的补充。不要直接用普通液态奶、成人和普通儿童奶粉、蛋白粉、豆奶粉等喂养 6 月龄内婴儿。

（6）定期监测婴儿体格指标，保持健康生长　身长和体重是反映婴儿喂养和营养状况的直观指标。6 月龄内婴儿每月测量一次身长、体重和头围，病后恢复期可适当增加测量次数。选用国家卫生标准《5 岁以下儿童生长状况判定》（WS/T 423—2013）判断生长状况。出生体重正常婴儿的最佳生长模式是基本维持其出生时在群体中的分布水平。婴儿生长有自身规律，不宜追求参考值上限。

（三）幼儿营养

1. 幼儿的营养需求　1 周岁到满 3 周岁之前为幼儿期。幼儿基础代谢率高于成年人，对蛋白质的需求比成人高。一般要求蛋白质所供能量应占膳食总能量的 12%~15%，其中有一半应是优质蛋白质。1~3 岁的幼儿，由脂肪提供的能量在 30%~35% 为宜，活动量大的幼儿，因身体消耗的能量多，对碳水化合物的需要量也多，还需保证充足的矿物质和维生素供应。

2. 幼儿的膳食营养原则　营养齐全、搭配合理；合理加工与烹调，幼儿食物应细、软、碎、烂，避免刺激性强和油腻的食物；合理安排进餐，一般可安排早、中、晚三餐，午点和晚点两点；注意饮食卫生，从小培养良好的卫生习惯；不挑食、不偏食。

3. 《中国居民膳食指南（2022）》7~24 月龄婴幼儿喂养指南

（1）继续母乳喂养，满 6 月龄起必须添加辅食，从富含铁的泥糊状食物开始　婴儿满 6 月龄后继续母乳喂养到两岁或以上。从满 6 月龄起逐步引入各种食物，辅食添加过早或过晚都会影响健康。首先添加肉泥、肝泥、强化铁的婴儿谷粉等富铁的泥糊状食物。有特殊需要时须在医生的指导下调整辅食添加时间。

（2）及时引入多样化食物，重视动物性食物的添加　每次只引入一种新的食物，逐步达到食物多样化。不盲目回避易过敏食物，1 岁内适时引入各种食物。从泥糊状食物开始，逐渐过渡到固体食物。逐渐增加辅食频次和进食量。

（3）尽量少加糖盐，油脂适当，保持食物原味　婴幼儿辅食应单独制作。保持食物原味，尽量少加糖、盐及各种调味品。辅食应含有适量油脂。1 岁以后逐渐尝试淡口味的家庭膳食。

（4）提倡回应式喂养，鼓励但不强迫进食　进餐时父母或喂养者与婴幼儿应有充分的交流，识别其饥饱信号，并及时回应。耐心喂养，鼓励进食，但绝不强迫喂养。鼓励并协助婴幼儿自主进食，培养进餐兴趣。进餐时不看电视，不玩玩具，每次进餐时间不超过 20 分钟。父母或喂养者应保持自身良好的进餐习惯，成为婴幼儿的榜样。

（5）注重饮食卫生和进食安全　选择安全、优质、新鲜的食材。制作过程始终保持清洁卫生，生熟分开。不吃剩饭，妥善保存和处理剩余食物，防止进食意外。饭前洗手，进食时应有成人看护，并注意进食环境安全。

（6）定期监测体格指标，追求健康生长　体重、身长、头围等是反映婴幼儿营养状况的直观指标。每 3 个月测量一次身长、体重、头围等体格生长指标，平稳生长是婴幼儿最佳的生长模式。鼓励婴幼儿爬行、自由活动。

（四）学龄前儿童营养

1. 学龄前儿童营养需求　3 周岁后至 6 ~ 7 岁入小学前称为学龄前期，仍然处于迅速生长发育之中，加上活泼好动，需要更多的营养。3 ~ 6 岁学龄前儿童总能量供给范围是 5439 ~ 7113kJ/d（1300 ~ 1700kcal/d），应注意热能摄入超量导致儿童肥胖。学龄前儿童应保证优质蛋白质和必需脂肪酸的摄入。不宜摄入过多的糖和甜食，膳食中应以含有复杂碳水化合物的谷类为主。

2. 学龄前儿童膳食营养原则　多样食物合理搭配；清淡少盐，易于消化；制定合理膳食制度；不挑食、不偏食，培养健康的饮食习惯。每天充足饮水，少喝含糖高的饮料。

3. 学龄前儿童膳食指南　在《中国居民膳食指南（2022）》平衡膳食准则八条基础上，增加以下 5 条核心推荐：食物多样，规律就餐，自主进食，培养健康饮食行为；每天饮奶，足量饮水，合理选择零食；合理烹调，少调料少油炸；参与食物选择与制作，增进对食物的认知和喜爱；经常户外活动，定期体格测量，保障健康成长。

三、学龄儿童营养

学龄儿童是指从 6 周岁到不满 18 周岁的未成年人。学龄儿童正处于生长发育阶段，全面、充足的营养是其正常生长发育，乃至一生健康的物质保障。学龄期是建立健康信念和形成健康饮食行为的关键时期，从小养成健康的饮食行为和生活方式将使其受益终生。《中国学龄儿童膳食指南（2022）》核心推荐包括 5 点。

（一）主动参与食物选择和制作，提高营养素养

学习食物营养相关知识。认识食物，了解食物与环境及健康的关系，了解并传承中国饮食文化；充分认识合理营养的重要性，建立为自己的健康和行为负责的信念。主动参与食物选择和制作。会阅读食品标签，和家人一起选购和制作食物，不浪费食物，并会进行食物搭配。家庭和学校构建健康食物环境。除提供平衡膳食外，还应通过营养教育、行为示范、制定食物规则等，鼓励和支持学龄儿童提高营养素养并养成健康饮食行为。

（二）吃好早餐，合理选择零食，培养健康饮食行为

清淡饮食、不挑食偏食、不暴饮暴食，养成健康饮食行为。做到一日三餐，定时定量、饮食规律。

早餐食物应包括谷薯类、蔬菜水果、动物性食物以及奶类、大豆和坚果等食物中的三类及以上。可在两餐之间吃少量的零食，选择清洁卫生、营养丰富的食物作为零食。在外就餐时要注重合理搭配，少吃含高盐、高糖和高脂肪的食物。

（三）天天喝奶，足量饮水，不喝含糖饮料，禁止饮酒

天天喝奶，每天 300ml 及以上液态奶或相当量的奶制品。主动足量饮水，每天 800～1400ml，首选白开水。不喝或少喝含糖饮料，更不能用含糖饮料代替水。禁止饮酒和喝含酒精饮料。

（四）多户外活动，少视屏时间，每天 60 分钟以上的中高强度身体活动

每天应累计至少 60 分钟中高强度的身体活动。每周至少 3 次高强度的身体活动，3 次抗阻力活动和骨质增强型活动。增加户外活动时间。减少静坐时间，视屏时间每天不超过 2 小时，越少越好。保证充足睡眠。家长、学校、社区共建积极的身体活动环境，鼓励孩子掌握至少一项运动技能。

（五）定期监测体格发育，保持体重适宜增长

定期测量身高和体重，监测生长发育。正确认识体型，科学判断体重状况。合理膳食、积极身体活动，预防营养不足和超重肥胖。个人、家庭、学校、社会共同参与儿童肥胖防控。

四、老年人营养

合理营养可延缓衰老进程、防治各种老年常见病，达到健康长寿和提高生命质量的目的。老年人的生理特点决定老年人营养需求及膳食有其特殊性。

（一）老年人的营养需求

老年人由于基础代谢下降，体力活动减少和体内脂肪组织比例增加，对能量的需要量相对减少。老年人的能量需要量的多少是以体重来衡量的，能量的摄入量与消耗量以保持平衡并可维持理想体重为宜。蛋白质的摄入量应以质优量足且应以维持正氮平衡为原则。一般每日按 $1.0～1.2g/(kg \cdot d)$ 摄入。脂肪以含多不饱和脂肪酸的植物油为主，可占热能的 20%～30%。降低糖和甜食的摄入量，除淀粉外，以摄入果糖为主。为了防止钙的摄入不足或导致骨质疏松症，每日膳食钙适宜摄入量为 1000mg，铁的补充要充足，微量元素硒、锌、铜、铬每日膳食中也要有一定的供给量。应保证老年人对各种维生素的摄入，以促进代谢、保持平衡及增强抗病能力。

（二）老年人的膳食指南

老年人各器官的生理功能会有不同程度的减退，活动量也相应减少，故应结合老人的生理特点，对膳食作适当调整。老年人的合理膳食原则如下。

（1）提高膳食质量，预防营养不良　应保证充足的食物摄入，以提供所需的能量和优质蛋白质。大豆及其制品是老年人最佳的选择之一，不但可以提供丰富的蛋白质和钙，其丰富的生物活性物质大豆异黄酮和大豆皂苷，还可抑制体内脂质过氧化，增加冠状动脉和脑血流量，预防和治疗心脑血管疾病和骨质疏松症，对老年妇女尤为重要。

（2）粗粮细作，少量多餐　老年人最好每天能摄入 100g 粗粮，膳食需制作柔软，便于咀嚼、吞咽和消化、吸收，粗粮细作既可以增加膳食纤维和 B 族维生素摄入量，又不会给老年人的消化功能带来不良影响；老年人胃肠功能减退，一次进食过多会造成消化不良和腹部不适，建议正餐之间，添加点心、水果和乳制品。

（3）膳食清淡，烹调合理　选择用油少的烹调方式，以蒸、煮、炖、炒为主，以适应老年人的脂质代谢能力，减少高血脂、高胆固醇血症发生率，防治心血管疾病；老年人食用油以植物油为宜，菜籽油、玉米油、大豆油及花生油等可混合食用，海洋鱼类含有多种脂类，也适于老年人食用。

（4）调整膳食结构，保证微量营养素　老年人要适当增加动物性食物的摄入，应选择血红素铁含量高的动物肝脏、瘦肉、牛肉等，还应多食用富含维生素 C 的蔬菜、水果，以利于铁的吸收。蔬菜是维生素 C 等多种维生素的重要来源；水果的果胶、果酸、半纤维素等膳食纤维的摄入可增进肠蠕动，预防老年便秘；番茄中的番茄红素对老年男性常见的前列腺疾病有一定的防治作用。

（5）适量活动，维持理想的体重　老年人基础代谢下降，容易发生超重或肥胖；老年人对营养素的利用能力下降，又易出现营养不良、体重减轻、消瘦。因此，老年人应该合理调整进食量，积极参加适宜的体力活动或适量运动，保持能量代谢平衡，维持理想的体重。

五、患者营养

患者营养是研究人体处于各种病理状态下的营养需求和营养输注途径，又称临床营养。疾病的营养治疗是现代综合治疗的重要组成部分，其是根据疾病的诊断、病情、患者的营养状况等，在正常生需要量的基础上，制订符合疾病不同时期特征的营养治疗方案和膳食配方，以达到治疗、辅助治疗或诊断的目的。

（一）患者膳食

医院患者的膳食可分为基本膳食、治疗膳食及试验膳食。

1. 基本膳食

（1）普通膳食（normal diet）　简称普食，达到平衡膳食的要求，与健康人的膳食基本相同。主要适用于消化道功能正常、无发热、无腹泻患者和产妇以及恢复期患者。

（2）软食（soft diet）　由半流质膳食向普食过渡的中间膳食，比普食更易消化，提供的各种营养素符合平衡膳食要求。其特点是含膳食纤维少，便于咀嚼，易于消化。主要适用于轻度发热、消化不良、肠道疾病恢复期、口腔疾病患者及咀嚼不便的幼儿和老人等。

（3）半流质膳食（semi liquid diet）　是介于软食与流质膳食之间的膳食，能量稍低，其他营养素按正常量供给。其特点是外观呈半流体状态，易于咀嚼和消化，水分含量多，限量、多餐次的进餐形式。主要适用于发热较高、消化道疾病、咀嚼吞咽困难、手术前后的患者和身体虚弱的患者及刚分娩的产妇。

（4）流质膳食（liquid diet）　不平衡膳食，所供给的能量、蛋白质及其他营养素均较缺乏，需辅以肠外营养。其特点是含水分多，呈液体状态或在口腔中能溶化为液体，含渣少，易消化，易吞咽。主要适用于高热急性传染病、消化道出血、吞咽咀嚼极度困难、手术前后或病情危重的患者。

2. 治疗膳食　某些疾病与营养关系密切，可采用治疗膳食，在平衡膳食的基础上调整某种营养素或能量，以改善健康状况或治疗疾病。治疗膳食的种类很多，此处介绍 3 种。

（1）低蛋白膳食　特点是控制膳食中的蛋白质含量，一般每日蛋白质总量在 20~40g 之间，尽量选用优质蛋白质，以减少含氮代谢产物，减轻肝、肾负担。适用对象为急性和慢性肾炎、急性肾衰竭、慢性肾衰竭、肾病综合征、尿毒症及肾透析、肝功能衰竭及各期肝性脑病。

（2）低盐膳食　是限制食盐的摄入，实际上是限制钠的摄入，1g 食盐中含钠 395mg。调整膳食中的摄入量，纠正水钠潴留，以维持机体水电解质的平衡。适用对象为高血压病、心力衰竭、急性和慢性肾炎、先兆子痫以及肝硬化等各种原因引起的水钠潴留患者。

（3）低嘌呤膳食　根据食物中嘌呤含量，把食物分为低嘌呤食物（每 100g 食物含嘌呤 <25mg）、中等嘌呤食物（每 100g 食物含嘌呤 25~150mg）和高嘌呤食物（每 100g 食物含嘌呤 150~1000mg）。其中低嘌呤的食物主要有主食类、奶类、蛋类、蔬菜、水果类以及各种油脂、花生酱、果酱、干果等。低嘌呤膳食的特点是限制高、中嘌呤膳食的摄入，减少外源性嘌呤的来源，降低血清尿酸的水平；增加

水分的摄入量，促进尿酸排出体外，防治急性痛风的发作。适用对象为痛风、高尿酸血症、尿酸性结石患者。

3. 试验膳食（pilot diet） 是指在临床诊断或治疗过程中，短期内暂时调整患者的膳食组成，以配合与辅助临床诊断或观察疗效的膳食。如葡萄糖耐量试验膳食、胆囊造影检查膳食、钙磷代谢膳食、潜血试验膳食等。其中，潜血试验膳食用于大便潜血试验的准备，以协助诊断有无消化道出血。试验期为3天，试验期间禁止食用易造成潜血试验假阳性结果的食物，如肉类、肝脏、动物血、含铁丰富的药物、食物以及绿色蔬菜。可进食牛奶、豆制品、土豆、白菜等非绿色蔬菜以及米饭、面条、馒头等。第3～4天开始留取粪便做潜血试验。

（二）临床营养支持途径

1. 肠内营养（enteral nutrition，EN） 也称管饲营养，是指经鼻胃（鼻肠）管或经胃肠造瘘管将液状的食物或要素制剂送入胃肠道的方法，也可经口摄入。

（1）肠内营养的优点 ①有利于保持胃肠道的生理结构和功能，加速胃肠道功能与形态的恢复；②营养物质选择范围大，在消化道尚有部分功能时可取得与肠外营养相同的效果，在一定程度上对于营养素的利用更为有效；③节省费用，较安全，易监护，较少引起感染和代谢性的并发症。

（2）肠内营养的适应证 肠内营养适用于不能自行经口进食或经口摄食不足的胃肠道疾病、吞咽困难和头颅部行放射治疗及昏迷的患者，术前或术后营养补充以及心血管疾病、肝功能与肾衰竭、先天性氨基酸代谢缺陷病等。但完全肠梗阻、肠麻痹、严重腹泻及重度吸收不良者，不能进行肠内营养。

2. 肠外营养（parenteral nutrition，PN） 是指通过肠道以外的途径输注能量和各种营养素的方法，一般采用静脉输注，包括周围静脉和中心静脉输注，故又称静脉营养。如果人体需要的全部营养素都经过静脉输入提供，则称为完全胃肠外营养或全静脉营养。

肠外营养主要适用于暂时或永久不能经消化道进食、进食后不能吸收或胃肠道需要充分休息的患者，如短肠综合征、长期严重腹泻、顽固性呕吐、急性胰腺炎、消化道出血、溃疡性结肠炎、胃肠瘘、胃肠道梗阻、大面积烧伤、昏迷患者、肿瘤放疗或化疗引起的胃肠道反应、严重营养不良或低体重早产儿。

第五节 营养调查与评价

完整的营养调查评价应包括膳食调查、营养状况体格检查和人体营养水平的实验室生化检查三个部分。

一、膳食调查

（一）膳食调查方法

膳食调查是通过调查人群（或个体）在一段时间的膳食中营养素和热能的摄入量，评价每人每日膳食中摄取的营养素与热能是否合适。常用的调查方法有3种。

1. 询问法 通过询问被调查者24小时摄入食物的种类和数量，推算被调查者营养素和热能的摄入量。这种方法很简便，省时、省人、省物。缺点是所得资料比较粗略，一般用于家庭和个人的营养调查。

2. 记账法 对有账目可查的集体单位一定时期内的伙食账目进行分类统计，然后根据总人数计算出每人每日营养素摄入量。该方法简便、快捷，但所得资料不够精确。只适用于有账目可查的学校、机关、部队、团体。

3. 称重法　调查时对被检单位（或个人）每餐所消耗的所有食品分别进行称量，由此得出每人每日营养素及能量的摄入量。此法优点为能准确地反映被检单位和个人的膳食情况，但缺点是费人力、费时间。适用于有特殊营养要求的单位、家庭和个人，如幼儿、运动员、孕妇、乳母以及特殊作业工人。

（二）膳食营养评价

我们对膳食调查的目的就是要通过调查了解平均每人每日摄入食物的名称、数量，计算出每人每日摄取的营养素及热能，然后与我们供给量标准相比较，发现膳食营养问题，提出改进措施。

二、营养状况体格检查

营养状况体格检查包括身体测量、临床体检和营养缺乏病体征检查。主要测量项目为身高（长）、体重、上臂围、腰围、臀围及皮褶厚度等。

（一）测量指标

1. 身高　测量时间最好在上午 10 点左右。3 岁以下幼儿测身高时取卧姿，用专用的身长计测量。

2. 体重　常与身高同时测量。

3. 皮褶厚度　通常测量部位有 3 个：肱三头肌部，即右上臂背侧中点上约 2cm 处；肩胛下部，即右肩胛下方 2cm 处；腹部，即脐右侧 1cm 处。

4. 上臂围　指上臂中点的围长。测量时要求被测者右臂自然下垂，用软尺测量上臂外侧肩峰至鹰嘴突连线的中点的围长。

（二）评价指标

1. 理想体重　是对维持机体健康最适宜的体重。我国常用的计算公式成人为：标准体重（kg）= 身高（cm）- 105；身高低于 125cm 的幼儿为：标准体重（kg）= 3 + ［身高（cm）- 50］/3.8。若实测体重在标准体重的 ±10% 范围，则可认为体重正常，+10% ~ +20% 为超重，+20% 以上为肥胖，-10% ~ -20% 为消瘦，-20% 以下下为严重消瘦。

2. 体质指数（BMI）　是目前评价机体营养状况及肥胖度最常用的指标。计算公式为：BMI = 体重（kg）/［身高（m）］^{2}。BMI 在 18.5 ~ 23.9 为正常范围，24.0 ~ 27.9 为超重，28.0 以上为肥胖，低于 18.5 为体重过低。

3. 皮褶厚度　肱三头肌皮褶厚度成人正常值为男 12.5mm，女 16.5mm。测量值相当于正常值的 90% 以上者为正常，相当于正常值的 80% ~ 90% 者为轻度营养不良，相当于正常值的 60% ~ 80% 者为中度营养不良，低于正常值的 60% 者为重度营养不良。

4. 上臂肌围　能反映机体蛋白质储存情况，与血清白蛋白含量有密切关系。上臂肌围（cm）= 上臂围（cm）- 3.14 × 皮褶厚度（cm）。成人正常值为男 25.3cm，女 23.2cm。评价时也要计算测量值相当于正常值的百分比，标准同皮褶厚度。

（三）营养失调的临床体格检查

营养缺乏时，体征表现见表 3 - 2。

表 3 - 2　营养缺乏体格检查

部　位	体　征	缺乏的营养素
全身	消瘦或水肿、发育不良	能量、蛋白质、锌
	贫血	蛋白质、铁、叶酸、维生素 B$_{12}$、维生素 B$_6$、维生素 C

续表

部　位	体　征	缺乏的营养素
皮肤	干燥、毛囊角化	维生素 A
	癞皮病皮炎	烟酸
	阴囊炎、脂溢性皮炎	维生素 B_2
	出血	维生素 C、维生素 K
头发	失去光泽、稀少	蛋白质、维生素 A
眼睛	夜盲、角膜干燥、毕脱氏斑	维生素 A
唇	口角炎、唇炎	维生素 B_2、烟酸
口腔	舌炎、舌猩红、舌肉红	维生素 B_2、烟酸
	地图舌	维生素 B_2、烟酸、锌
	舌水肿	维生素 B_2、烟酸
	牙龈炎、牙龈出血	维生素 C
指甲	舟状甲	铁
骨骼	鸡胸、串珠肋、方颅、"O"型腿、"X"型腿、骨软化症	维生素 D
神经系统	多发性神经炎	维生素 B_1
	精神错乱	维生素 B_1、烟酸
	中枢神经系统失调	维生素 B_{12}、维生素 B_6
循环系统	水肿、右心肥大	维生素 B_1、蛋白质
其他	甲状腺肿	碘

三、实验室检查

　　人体营养水平的实验室生化检查是借助生理、生化等实验手段测定受检者的血液、排泄物、分泌物以及毛发等所含的各种营养素、营养的代谢物和其他化学成分的变化，用以评价膳食中营养素的水平、吸收与利用情况，发现人体营养储备低下、临床营养不足、营养过度等情况，对某一人群的营养水平和健康水平进行全面的评价。

（张　谦　雷治宇）

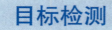

目标检测

答案解析

一、单项选择题

1. 蛋白质生物学价值的高低主要取决于
   A. 各种氨基酸的含量与比值
   B. 各种必需与非必需氨基酸的含量与比值
   C. 各种必需氨基酸的含量与比值
   D. 各种非必需氨基酸的含量与比值
   E. 以上都不是

2. 植物蛋白质的消化率低于动物蛋白质，是因为

A. 蛋白质含量低

B. 蛋白质被纤维包裹，不易与消化酶接触

C. 蛋白质含量高

D. 与脂肪含量有关

E. 与碳水化物含量有关

3. 下列氨基酸只是婴幼儿必需的是

 A. 亮氨酸   B. 缬氨酸   C. 组氨酸

 D. 蛋氨酸   E. 赖氨酸

4. 1g 蛋白质可产生 （ ） kcal 的热能

 A. 9   B. 4   C. 16.7

 D. 36.7   E. 以上都不是

5. 一般建议脂肪的热能比是 （ ） 较恰当

 A. 10%~12%   B. 20%~30%   C. 30%~35%

 D. 55%~65%   E. 60%~65%

6. 天然食物中蛋白质生物学价值最高的是

 A. 瘦猪肉   B. 鸡蛋   C. 牛奶

 D. 鱼   E. 虾

7. 目前确定的最基本必需脂肪酸是

 A. 亚油酸、花生四烯酸、α-亚麻酸

 B. 亚油酸、α-亚麻酸

 C. 亚油酸、花生四烯酸

 D. α-亚麻酸、花生四烯酸

 E. 以上都不是

8. 由于食物的特殊动力作用而增加的能量消耗，以 （ ） 最多

 A. 脂肪   B. 碳水化合物   C. 蛋白质

 D. 混合膳食   E. 以上都不是

9. 脚气病由 （ ） 不足引起

 A. VitA   B. VitD   C. $VitB_1$

 D. $VitB_2$ E. VitC

10. 味觉异常可由 （ ） 不足引起

 A. 锌   B. 硒   C. 碘

 D. 钙   E. 铁

11. 有利于肠道钙吸收的因素有

 A. 氨基酸、乳糖、维生素 D   B. 脂肪酸、氨基酸、乳糖

 C. 抗酸药、乳糖、钙磷比   D. 乳糖、青霉素、抗酸药

 E. 以上都不是

12. 下列谷物中所含烟酸为结合型，不能被人体吸收利用的是

 A. 大米   B. 小麦   C. 玉米

 D. 小米   E. 以上都不是

13. 有关牛奶，不正确的是

A. 牛奶蛋白质为优质蛋白质   B. 牛奶为钙的良好来源

C. 牛奶含铁丰富   D. 牛奶中含有人体需要的多种维生素

E. 以上都不是

14. 鱼类食品具有一定的预防动脉粥样硬化和冠心病的作用，这是因为鱼类食品中含有

A. 优质蛋白质   B. 较多的钙   C. 较多的多不饱和脂肪酸

D. 丰富的铁   E. 较多的饱和脂肪酸

15. 适用于腹部手术后患者的膳食是

A. 普通膳食   B. 软食   C. 半流质膳食

D. 流质膳食   E. 禁食

16. 软食适用于

A. 腹部手术患者   B. 痢疾患者   C. 消化不良患者

D. 喉部手术者   E. 昏迷患者

17. 某男孩，2 岁。查体：方颅，枕秃，串珠胸，夜间经常啼哭。最可能的原因是

A. 受惊吓   B. 锌缺乏   C. 维生素 A 缺乏

D. 钙缺乏   E. 铁缺乏

18. 患者主诉倦怠、乏力、关节和肌肉疼痛。检查发现牙龈肿胀出血、牙齿松动、皮下出血。此患者可能缺乏的营养素是

A. 铁   B. 叶酸   C. 维生素 C

D. 维生素 B_1 E. 维生素 B_2

19. 患者自诉疲乏、纳差、恶心、指（趾）麻木、肌肉酸痛、压痛，尤以腓肠肌为甚，并常有垂腕、垂足症状出现。此患者可能患有

A. 类风湿病   B. 多发性神经炎   C. 干性脚气病

D. 湿性脚气病   E. 风湿病

20. 儿童出现生长发育迟缓、消瘦、体重过轻、食欲不佳、味觉减退、伤口愈合缓慢、智力发育障碍，最可能的原因是

A. 热能不足   B. 蛋白质营养不良   C. 铁缺乏

D. 锌缺乏   E. 碘缺乏

二、案例分析

从 2003 年开始，某市 100 多名婴儿陆续患上一种怪病，脸大如盘，四肢短小，当地人称之为"大头娃娃"。因脂肪、蛋白质和碳水化合物等基本营养物质不及国家标准的 1/3，充斥该市农村市场的劣质奶粉被人们称为"空壳奶粉"，长期食用会导致婴儿出现"蛋白质 – 能量营养不良综合征"。

1. 引起"大头婴儿"事件的原因是什么？

2. 蛋白质 – 能量营养不良的表现有哪些？

3. 蛋白质 – 热能营养不良综合征应如何治疗？

书网融合……

本章小结   微课   题库

第四章　食品安全与食物中毒

PPT

◉ 学习目标

1. 通过本章学习，重点把握食物中毒的概念及特征、食物中毒的分类，食品安全和食源性疾病的概念、食品污染的种类；熟悉各种食物中毒的特点及预防措施，食物中毒的调查与处理，食品添加剂使用原则；了解食品添加剂的概念及卫生要求。

2. 学会鉴别各种食物中毒，具有熟练开展食物中毒现场调查与处理的能力，并结合食品卫生知识针对性开展食品安全健康教育。

第一节　食物中毒

≫ 情境导入

情境描述　2015年2月25日，某县食品药品监管局接到群众举报，称87名就餐者在某酒楼就餐后出现呕吐、腹痛、腹泻、发热等症状。该县食品药品监管局派执法人员立即赶赴事发现场，在配合卫生行政部门做好患者救治同时，对酒楼可能存在的违法行为开展调查。经对现场留样的菜品和患者排泄物抽样检验，致病性微生物沙门菌超过食品安全标准限量。

讨论　1. 该事件是否属于食物中毒？依据是什么？
　　　　2. 如何预防此类事件？

一、食物中毒概述

（一）食物中毒的定义

食物中毒指摄入了含有生物性、化学性有毒有害物质的食品或把有毒有害物质当作食品摄入后出现的非传染性（不属于传染病）急性、亚急性疾病。凡食入非可食状态食物、暴饮暴食所引起的急性胃肠炎；因摄入食物而感染的传染病、寄生虫病、人畜共患传染病等食源性疾病、或摄食者本身有胃肠道疾病、过敏体质者食入某食物后发生的疾病，均不属于此范畴。不论是一次性还是长期连续摄入"有毒食物"，凡是以慢性毒害为主要特征的也不是食物中毒。

（二）食物中毒的分类

通常按病原学可将食物中毒分为以下四种。

1. 细菌性食物中毒　通常由摄入被致病菌及其毒素污染的食物而引起。常见的食物中毒包括沙门菌属、变形杆菌属、副溶血性弧菌、致病性大肠菌属、韦氏梭状芽孢杆菌等引起的食物中毒。毒素型食物中毒包括肉毒梭菌毒素、葡萄球菌肠毒素等引起的食物中毒。

2. 有毒动植物食物中毒　是指误食有毒动植物或摄入因加工、烹调过程中未有效除去有毒成分的动植物而引起中毒。有毒动物中毒常见的有河豚、有毒贝类、鱼类组胺等所引起的食物中毒。有毒植物中毒常见的有毒蕈、木薯、四季豆、发芽马铃薯、新鲜黄花菜、生豆浆等所引起的食物中毒。

3. 真菌及其毒素食物中毒 是指摄入被产毒真菌及其毒素污染的食物而引起的食物中毒。

4. 化学性食物中毒 是指误食有毒化学物质或食用被有毒化学物质污染的食物中毒。如砷化物、亚硝酸盐、有机磷农药等引起的食物中毒。

（三）食物中毒的特征

食物中毒的原因不同，症状各异，但发病具有如下共同特点。

（1）潜伏期短，一般由几分钟到几小时，呈暴发性，短时间内有多数患者出现。

（2）中毒患者临床表现相似，以恶心、呕吐、腹痛、腹泻能胃肠道症状为主。

（3）发病与食物有关，患者有食用同一有毒食物史，发病范围与食物供应范围一致，不食者不发病，停止食用该种食物后很快不再有新病例出现。

（4）一般情况下，人与人之间无直接传染。发病曲线呈骤升骤降的趋势，无传染病流行时的余波。

（5）细菌性食物中毒和有毒动植物食物中毒存在明显季节性，而化学性食物中毒则全年均可发生。

二、细菌性食物中毒 📱微课1

细菌性食物中毒是食物中毒中最常见的一类，具有发病率高而病死率低的特点。由活菌引起的食物中毒称感染型，由菌体产生的毒素引起的食物中毒称毒素型。

（一）沙门菌属食物中毒

1. 病原 沙门菌属是肠杆菌科的一个重要均属。目前国际上有 2500 个血清型，我国已发现 200 多种。致病性最强的是猪霍乱沙门菌，其次是鼠伤寒沙门菌和肠炎沙门菌，沙门菌为革兰阴性杆菌，需氧或兼性厌氧。沙门菌属不耐热，55℃ 1 小时或 60℃ 15～30 分钟或 100℃ 数分钟即被杀灭。需要注意的是沙门菌属不分解蛋白质，食物被污染后无发黏、发臭等感官性状变化，易引起忽视，造成沙门菌食物中毒高发。

2. 流行特点 ①季节性：沙门菌属食物中毒全年均可发生，以夏秋季节多见。②中毒食品主要为畜肉类及其制品，其次为家禽、鱼虾、蛋奶类。③中毒主要是由于加工和储存食物的用具（容器）生熟不分、交叉污染及食用时加热不充分、未烧熟煮透所致。

3. 中毒机制 大量细菌进入机体后，可在小肠或结肠内继续繁殖，破坏肠黏膜，并通过淋巴系统进入血流，引起全身感染，出现菌血症。当沙门菌在淋巴结和网状内皮系统被破坏后，释放出毒力很强的内毒素，与活菌共同侵犯肠黏膜，引起炎症性改变，抑制水和电解质的吸收，从而出现胃肠炎症状。内毒素亦可作为致热源使体温身高。

4. 临床特点 潜伏期短，一般为 4～48 小时，长者可达 3 天。临床表现依据症状不同可分为五型，即胃肠炎型、类霍乱型、类伤寒型、类感冒型和败血症型。其中以胃肠炎型最为多见，表现为：体温升高（38～40℃）、恶心、呕吐、痉挛性腹痛、腹泻，大便多为黄绿色水样便，一日 7～8 次，大便有恶臭，少数带有黏液或脓血。病程一般 3～5 天，一般两天后停止腹泻，预后良好。老年人、儿童、体弱者，如治疗不及时，可导致死亡。

5. 防治措施

（1）治疗措施 轻症者以补充水分和电解质等对症处理为主，重症和患菌血症及存在并发症患者，可用抗生素治疗。

（2）预防措施 加强监督，严格检疫制度，防止被沙门菌感染或污染的畜禽肉流入市场；加强卫生管理，防止肉类食品特别是熟肉制品被污染。低温贮藏食品，生熟食品分开保存，并尽可能缩短储存时间。彻底加热杀灭沙门菌：烹调时要使肉块内部温度达到80℃持续12分钟，蛋类应煮沸8～10分钟，熟肉制品食用前应再次加热。

（二）副溶血性弧菌食物中毒

1. 病原 副溶血性弧菌为革兰阴性杆菌，主要存在于近岸海水鱼类、贝类等海产品中。副溶血性弧菌在 30～37℃、pH 7.4～8.2、含盐 3%～4% 的食物中生长良好，而在无盐的条件下不生长。该菌不耐热，90℃ 1 分钟或 56℃ 5 分钟即可杀灭。同时该菌对酸敏感，用含醋酸 1% 的食醋处理 5 分钟也可将其杀灭。

2. 流行特点 ①季节性分布：多发生在夏秋季，6～9 月最高。②地区性分布：我国沿海地区为副溶血性弧菌食物中毒的高发区。③中毒食品：主要为鱼、虾、蟹、贝类等海产品，其次为盐渍食品，如咸菜、腌制的畜禽类食品等。④中毒原因：烹调时食品未烧熟、煮透，或污染的熟食品食用前未再彻底加热。

3. 中毒机制 随食物进入人体的活菌，在肠道内继续繁殖，侵入肠上皮细胞，引起肠黏膜上皮细胞和黏膜下组织病变，数小时后出现急性胃肠炎症状。该菌破坏后可释放肠毒素和耐热性溶血素，后者具有心脏毒性。

4. 临床特点 潜伏期为 2～40 小时，多为 14～20 小时，主要症状有恶心、呕吐、上腹部阵发性剧烈腹痛，频繁腹泻，粪便多为水样、血水样、黏液或脓血便，里急后重不明显，体温 37.7～39.5℃。重症患者可有脱水、血压下降、意识不清等。病程 3～4 天，一般预后良好，无后遗症，少数患者因休克、昏迷而死亡。

5. 防治措施

（1）治疗措施 以补充水分和纠正电解质紊乱等对症治疗为主。

（2）预防措施 ①防止污染加工过程中生熟用具要分开，停止食用可疑污染的食品；②控制繁殖宜在低温下储藏，尤其是海产品及各种熟食制品；③杀灭病原菌：鱼、虾、蟹、贝类等海产品应煮透，加热时间为 100℃ 30 分钟；凉拌海蜇等应清洗干净后在 100℃ 沸水中漂烫数分钟或在食醋中浸泡 10 分钟，以杀灭病原菌。

（三）变形杆菌食物中毒

1. 病原 变形杆菌是寄生于人和动物肠道中的革兰阴性杆菌，是我国常见的食物中毒之一。依菌体抗原性不同可分为普通变形杆菌、奇异变形杆菌。变形杆菌属于腐败菌，在自然界分布广泛，需氧或兼性厌氧，其生长繁殖对营养要求不高。变形杆菌对热抵抗力不强，加热 55℃ 持续 1 小时即可将其杀灭。变形杆菌在自然界中分布广泛，在土壤、污水和垃圾中均可检测出该菌。

2. 流行特点 ①季节性：全年均可发生，大多数发生在 5～10 月，7～9 月最多见；②中毒食品：主要为动物性食品，特别是熟肉以及内脏的熟制品；变形杆菌常与其他腐败菌同时污染生食品，使生食品发生感官上的改变，但熟制品被变形杆菌污染后，通常无感官性状的变化，极易被忽视而引起中毒。③中毒原因：食用前未加热或加热不彻底。

3. 中毒机制 大量的变形杆菌随食物进入机体后，可侵入肠道，导致肠道炎性反应。另外，某些变形杆菌还可产生肠毒素，导致腹泻等症状。

4. 临床特点 潜伏期一般为 12～16 小时，主要临床表现为恶心、呕吐、发冷、发热、头晕、头痛、乏力，脐周阵发性剧烈腹痛。腹泻为水样便，常伴有黏液、恶臭，一日数次至十余次。体温 37.8～40℃ 不等，但多在 39℃ 以下，病程为 1～3 天，多数在 24 小时内恢复，一般预后良好。

5. 防治措施

（1）治疗措施 一般不需用抗生素，仅需补液等对症处理。重症患者可给予氯霉素、庆大霉素等抗菌治疗。

（2）预防措施　加强食品卫生管理，注意饮食卫生。

（四）金黄色葡萄球菌食物中毒

1. 病原体　葡萄球菌广泛分布于自然界，健康人的皮肤和鼻咽部以及化脓性病灶都有该菌存在。该菌为革兰阳性球菌，生长繁殖最是温度为 $30 \sim 37℃$，最适 $pH\ 7.4$，可以耐受较低的水分活性（0.86），同时在高盐或高糖环境中也可以很好生存。金黄色葡萄球菌对热具有较强的抵抗力，在 $70℃$ 时需 1 小时方可灭活。50% 金黄色葡萄球菌菌株可以产生肠毒素。引起食物中毒的肠毒素（外毒素）是一组对热稳定的蛋白质，须经 $100℃$ 加热 2 小时方可破坏。根据抗原性的不同可将肠毒素分为 A、B、C_1、C_2、C_3、D、E、F 8 个血清型，其中 A 型毒力最强，食物中毒多由此型所致。

2. 流行特点　①季节性：全年皆可发生，但多见于夏秋季节。②中毒食品：主要为奶类及其制品、肉制品、剩米饭、糯米饭等，国内报道以奶油蛋糕、冰淇淋等奶及奶制品最为常见。③中毒原因：被葡萄球菌污染后的食品在较高温度下保存时间过长，产生足以引起食物中毒的葡萄球菌肠毒素。

3. 中毒机制　只随食物摄入活细菌而无葡萄球菌肠毒素不会引起食物中毒，只有摄入达中毒剂量的该菌肠毒素才会致病。肠毒素作用于胃肠黏膜，引起充血、水肿甚至糜烂等炎症改变及水电解质代谢紊乱，出现腹泻。同时刺激迷走神经的内脏分支而引起反射性呕吐。

4. 临床特点　发病急骤，潜伏期短，一般为 1~6 小时，多为 2~4 小时。主要症状有恶心、呕吐、中上腹部疼痛、水样便，体温正常或略高。病程较短，1~2 天内即可恢复健康，预后一般良好。

5. 防治措施

（1）治疗措施　按照一般急救处理的原则，以补充水和维持电解质平衡等对症治疗为主，一般不需用抗生素。重症或出现明显菌血症者，应根据药物敏感性试验结果采用有效抗生素针对性处理。

（2）预防措施　①防止污染：定期对食品加工人员、饮食从业人员及保育员等进行健康检查，患有疖肿、手指化脓、化脓性咽炎等疾病时应暂时调换工作，避免带菌者对食品的污染；对患有皮肤化脓性感染的牲畜、乳腺炎的奶牛应及时治疗，患乳腺炎奶牛挤出的奶不能饮用。②防止肠毒素的生成：食物应冷藏或放置在阴凉通风的地方，放置时间不应超过 6 小时，尤其在气温较高的夏、秋季节，食用前还应彻底加热。

（五）肉毒梭菌食物中毒

1. 病原　肉毒梭状芽孢杆菌（简称肉毒梭菌）为革兰阳性厌氧杆菌，有芽孢。广泛分布于土壤、江河湖海污泥中及鱼类和动物粪便中，借其芽孢可长期存活。肉毒梭菌芽孢非常耐热，需干热 $180℃$ 5~15 分钟，或在 $121℃$ 高压蒸汽灭菌 30 分钟，或湿热 $100℃$ 加热 5 小时方可被杀灭。在适宜条件（无氧、发酵、适宜的营养基质、18~30℃）下肉毒梭菌可迅速生长，大量繁殖，同时产生一种以神经毒性为主要特征的肉毒毒素（外毒素）。该毒素毒性极强，不耐热，$80℃$ 30 分钟或 $100℃$ 10~20 分钟可完全破坏，$pH > 7.0$ 时亦可迅速分解，暴露于日光下迅速失去活力。在干燥、阴暗、密封条件下可保存多年。

2. 流行特点　①季节性：肉毒梭菌食物中毒主要发生在 4、5 月份。②中毒食品：可因饮食习惯和膳食结构不同而异。国外多为火腿、香肠、罐头食品；我国主要见于家庭自制发酵制品，如豆酱、面酱、红豆腐、臭豆腐、豆豉等，也见于肉类和其他食品。③中毒原因：被肉毒梭菌污染的食品在食用前未彻底加热。

3. 中毒机制　肉毒毒素经消化道吸收后进入血液循环，主要作用于中枢神经系统颅脑神经核、神经－肌肉接头处及自主神经末梢，抑制神经末梢释放乙酰胆碱，引起肌肉麻痹和神经功能障碍。

4. 临床特点　潜伏期 6 小时~10 天，一般 12~48 小时。临床表现为对称性脑神经受损症状。早期有头痛、头晕、乏力、走路不稳，以后逐渐出现视物模糊、眼睑下垂、复视、瞳孔散大等神经麻痹症状；重症患者则首先对光反射迟钝，逐渐发展为语言不清、咀嚼吞咽困难、声音嘶哑等，严重时出现呼吸困难，常因呼吸衰竭而死亡。该食物中毒病死率较高，为30%～70%，多发生在中毒后的4～8天。通过抗肉毒毒素血清治疗后可逐渐恢复健康，一般无后遗症。

5. 防治措施

（1）治疗措施　早起使用多价抗肉毒毒素血清，并及时采用支持疗法进行有效护理，预防呼吸肌麻痹和窒息。

（2）预防措施　①加强卫生宣教，不食可疑食品。家庭自制发酵食品时，应将原料彻底清洗、蒸煮；②加工后的食品在低温环境储存，罐头食品要符合卫生要求，注意保质期；③食用前对可疑食品进行彻底加热，一般加热100℃10～20分钟，可破坏各型肉毒毒素。

（六）细菌性食物中毒的防治原则

1. 处理原则

（1）迅速排除毒物　常用催吐、洗胃等方法。

（2）对症治疗　治疗腹痛、腹泻，纠正酸中毒和水电解质紊乱，抢救循环衰竭和呼吸衰竭等。

（3）特殊治疗　细菌性食物中毒患者可用抗生素治疗，但葡萄球菌毒素中毒一般不需要用抗菌药，以保暖、输液、饮食调节为主。肉毒中毒患者应尽早使用多价抗毒血清，注射前要做过敏试验；并可用盐酸胍以促进神经末梢释放乙酰胆碱。

2. 预防原则

（1）防止食品污染。

（2）控制病原体繁殖及外毒素的形成。

（3）彻底加热杀灭细菌及破坏毒素。

三、真菌及其毒素食物中毒

真菌及其毒素食物中毒是指食用被真菌及其毒素污染的食物而引起的中毒。中毒发生主要由被真菌污染的食品引起，用一般烹调方法处理不能破坏食品中的真菌毒素。该食物中毒发病率较高，死亡率也较高，发病的季节性及地区性均较明显。

（一）霉变甘蔗中毒

甘蔗霉变主要是由甘蔗在不良条件下长期贮存，由于大量微生物的繁殖引起霉变，或在未完全成熟时即收割，可因其含糖量较低，有利于真菌生长繁殖产生霉变，食用这种甘蔗后可引起中毒，发病者多为儿童，且病情常较严重甚至危及生命。

1. 有毒成分　甘蔗节菱孢霉产生的毒素为3-硝基丙酸（3-NPA），是一种强烈神经毒，主要损害中枢神经系统。

2. 临床表现　潜伏期短，短者10分钟，长者几小时，潜伏期愈短，症状愈严重。发病初期主要表现为一时性消化功能紊乱，出现恶心、呕吐、腹痛、腹泻，随后出现神经系统症状如头晕、头痛、复视等。重症者出现阵发性抽搐，肌肉强直，手呈鸡爪状，瞳孔散大，继而昏迷状态。患者常死于呼吸衰竭，幸存者会留下严重的神经系统后遗症，导致终身残疾。

3. 防治措施

（1）治疗措施　发生中毒后应尽快洗胃、灌肠，以排除毒物，并对症治疗。

（2）预防措施　①甘蔗应在成熟后收割，不成熟的甘蔗容易霉变；②甘蔗贮存过程中应防止霉变、防捂、防冻，存放时间不能过长，并定期对甘蔗进行感官检查，已霉变的甘蔗禁止出售；③加强宣传教育，教育群众不买、不吃霉变甘蔗。

（二）赤霉病麦中毒

赤霉病麦食物中毒是由于误食赤霉病麦等引起的以呕吐为主要症状的一种急性中毒，我国多见于长江中下游地区，也见于东北、华北地区。

1. 病原 赤霉病麦是由于真菌中的镰刀菌感染了麦子，主要为禾谷镰刀菌。禾谷镰刀菌最适生长温度为 16～24℃，湿度 85%，小麦、大麦、元麦等在田间抽穗灌浆时条件合适即可发生赤霉病，也可见于稻谷、蚕豆、玉米和甘薯等作物。赤霉病麦引起中毒的有毒成分为赤霉病麦毒素，包括单端孢霉烯族化合物中的脱氧雪腐镰刀菌烯醇、雪腐镰刀菌烯醇和另一种镰刀菌毒素玉米赤霉烯酮。镰刀菌毒素对热稳定，一般烹调方法不能破坏，进食数量越多，发病率越高，病情越严重。

2. 临床表现 潜伏期 10～30 分钟，长者 2～4 小时，轻者头昏、头痛，较重者出现恶心、呕吐、乏力，少数伴有腹痛、腹泻、流涎、颜面潮红，严重者可出现呼吸、脉搏、体温和血压波动、四肢酸软、步态不稳、形似醉酒。病程 1～2 天，预后较好。

3. 防治措施

（1）治疗措施 一般中毒患者无需治疗而可自愈，对呕吐严重者应注意补液。

（2）预防措施 ①加强田间和贮藏期的防霉措施，防止麦类、玉米等谷物受到真菌的侵染和产毒是预防赤霉病中毒的关键。②制定粮食中赤霉病麦毒素的限量标准，加强粮食卫生管理。③去除或减少粮食中的病粒或毒素。

四、有毒动植物食物中毒 🇪 微课 2

有毒动植物食物中毒可发生于下列情况：误食外形上与食品相似的有毒动植物（毒蕈）；将天然含有毒成分的动植物或制品当作食品（桐油、大麻油、河豚鱼）；贮存过程中产生了大量有毒成分的可食动植物食品（发芽马铃薯、鲐鱼）；加工烹调过程中未能破坏或除去有毒成分的植物性食物（木薯、苦杏仁）。

（一）河豚鱼中毒

河豚鱼又名河鲀，有上百个品种，是一种味道鲜美但含剧毒素的鱼类。中毒多发生在日本、东南亚及我国沿海、长江下游一带。

1. 毒性 有毒物质为河豚毒素，是一种神经毒素，其毒性比氰化钠强 1000 倍。河豚毒素对热稳定，需 220℃ 以上方可分解；盐腌或日晒不能破坏。鱼体中含毒素量在不同部位和季节有差异，卵巢和肝脏有剧毒，其次为肾脏、血液、眼睛、鳃和皮肤。鱼死后内脏毒素可渗入肌肉，而使本来无毒的肌肉也含毒。产卵期卵巢毒性最强。

2. 中毒机制 河豚毒素可阻断神经 – 肌肉间的传导，使随意肌发生进行性麻痹，对骨骼肌纤维和感觉神经有阻断作用；可导致外周血管扩张及动脉压急剧降低；出现中枢神经系统兴奋性障碍，对呼吸中枢有特殊抑制作用。

3. 临床表现 潜伏期 10 分钟～3 小时。早期有手指、舌、唇刺痛感，然后出现恶心、呕吐、腹痛、腹泻等胃肠症状。四肢无力、发冷、口唇和肢端知觉麻痹。重症患者瞳孔与角膜反射消失，四肢肌肉麻痹，以致发展到全身麻痹、瘫痪。呼吸表浅而不规则，严重者呼吸困难、血压下降、昏迷，最后死于呼吸衰竭。

4. 防治措施

（1）治疗措施 目前对此尚无特效解毒剂，对患者应尽快排出毒物和给予对症处理。

（2）预防措施 关键是加强宣传教育，防止误食。新鲜河豚鱼应统一加工处理，经鉴定合格后方准出售。

（二）毒蕈中毒

我国有可食蕈 300 余种，毒蕈 80 多种，其中含剧毒素的有 10 多种。常因误食而中毒，多散在发于高温多雨季节。

1. 毒素与中毒特征　一种毒蕈可含多种毒素，多种毒蕈也可含有一种毒素。毒素的形成和含量常受环境影响。中毒程度与毒蕈种类、进食量、加工方法及个体差异有关。根据毒素成分，中毒类型可分为四种。

（1）胃肠炎型　含有这种毒素的毒蕈很多，主要为黑伞蕈属和乳菇属的某些蕈种。毒性成分为类树脂物质如苯酚、类甲酚、胍乙啶或毒蕈酸等。潜伏期 0.5 ~ 6 小时，表现为恶心、剧烈呕吐、腹痛、腹泻等。病程短，预后良好。

（2）神经精神型　引起中毒的毒素有毒蝇碱、蟾蜍素和幻觉原等。潜伏期 1 ~ 6 小时。中毒症状除有胃肠炎外，主要有神经兴奋、精神错乱和抑制。也可有多汗、流涎、脉缓、瞳孔缩小等。病程短，无后遗症。

（3）溶血型　引起中毒的毒素有鹿蕈素、马鞍蕈毒等，潜伏期 6 ~ 12 小时，除急性胃肠炎症状外，可有贫血、黄疸、血尿、肝脾大等溶血症状。病程一般 2 ~ 6 天，严重者可致死亡。

（4）肝肾损害型　引起此型中毒的毒素有毒肽类、毒伞肽类、鳞柄白毒肽类等。此类毒素为剧毒，如毒肽类对人的致死剂量为 0.1mg/（kg·d）。该类毒素耐热、耐干燥，一般烹调加工不能破坏。此型中毒最严重，可损害人体的肝、肾、心脏和神经系统，其中对肝脏损害最大，可导致中毒性肝炎。病情凶险而复杂，病死率非常高。按病情发展一般可分为 6 期。①潜伏期：多为 10 ~ 24 小时。②胃肠炎期：患者出现恶心、呕吐、脐周腹痛、水样便腹泻，多在 1 ~ 2 天后缓解。③假愈期：胃肠炎症状缓解后患者暂时无症状或仅有乏力、食欲缺乏等表现。但毒素已进入肝脏，肝脏损害已经开始。④脏器损害期：严重中毒患者在发病 2 ~ 3 天后出现肝、肾、脑、心等内脏损害的症状，可出现肝大、黄疸、转氨酶升高，甚至出现肝坏死、肝性昏迷，肾损害症状可出现少尿、无尿或血尿，严重时出现肾功能衰竭、尿毒症。⑤精神症状期：此期症状主要是由肝脏的严重损害出现肝性昏迷所致，患者主要表现为烦躁不安、表情淡漠、嗜睡，继而出现惊厥、昏迷，甚至死亡。⑥恢复期：经过积极治疗的患者，一般在 2 ~ 3 周进入恢复期，各项症状体征逐渐消失而痊愈。

2. 防治措施

（1）治疗措施　①立即采取催吐，洗胃、清肠等措施，尽快去除有毒物质；②合理使用药物治疗：神经精神型用阿托品治疗，溶血型可给予肾上腺皮质激素及输血等，脏器损害型早期给予保肝脏治疗，同时可用巯基解毒药物等；③对症治疗和支持治疗。

（2）预防措施　加强宣传教育，提高对毒蕈的识别能力，防止误采、误食。

五、化学性食物中毒

化学性食物中毒在我国属常见的一类食物中毒，且近年有上升趋势。其发病率和病死率均较高，但发病无明显的季节性和地区性。

（一）亚硝酸盐中毒

亚硝酸盐来源广泛，天然存在于水及蔬菜中，也可来自化工产品。其中毒以散发和儿童居多，多发生与农民家庭或集体食堂。

1. 中毒原因　多为过量食用不新鲜蔬菜、腌制不够充分的咸菜，以及放置太久的熟剩菜和苦井水，也可因食用或误食过量的硝酸盐和亚硝酸盐加工过的肉类食品导致中毒。

2. 毒性　亚硝酸盐进入血液后，能将血红蛋白的二价铁氧化为三价铁，使血红蛋白成为高铁血红蛋白，失去携带氧的能力，造成组织缺氧。

3. 临床表现　发病急，潜伏期短，一般为数十分钟或 1～3 小时，症状以紫绀为主。皮肤黏膜、口唇、指甲下最明显，除发绀外，并有头痛、头晕、心率加快、恶心、呕吐、腹痛、腹泻、烦躁不安。严重者有心律不齐、昏迷或惊厥，常死于呼吸衰竭。

4. 防治措施

（1）治疗措施　①急救措施为早期排除未吸收的毒物，催吐、洗胃、导泻；②及时应用特效解毒剂：1% 亚甲蓝以 25%～50% 葡萄糖 20ml 稀释后，缓慢静脉注射或者亚甲蓝、维生素 C 和葡萄糖三者合用效果更佳。

（2）预防措施　①严格管理亚硝酸盐，防止其污染食品或误食误用；②保持蔬菜新鲜，勿食存放过久的变质蔬菜以及腌制不充分的蔬菜；③肉制品及肉类罐头的亚硝酸盐使用量、残留量，应严格执行国家标准；④加强水质监测，不饮用亚硝酸盐和硝酸盐含量过高的井水。

（二）砷化物中毒

砷和砷化物在工业、农业和医药上用途很广，无机砷化物一般均有剧毒。最常见的是三氧化二砷，俗称砒霜，为无臭无味的白色粉末。成人的中毒剂量为 5～50mg，致死量为 60～300mg。

1. 中毒原因　急性中毒主要因为误食引起，如误把砒霜当成面碱、盐食用或误食其拌过的种子、毒死的畜禽肉。滥用含砷杀虫剂喷洒果树及蔬菜，造成水果、蔬菜中砷的残留量过高；喷洒含砷农药后不洗手立即进食；食品工业用原料或添加剂质量不合格，使食品中砷含量超过食品卫生标准；盛放过砷的容器、用具污染了食物等，都可以引起中毒。

2. 中毒机制　①砷与酶的巯基有很强的亲和力，使酶失去活性，细胞代谢发生障碍，并由此引起神经系统症状；②麻痹血管运动中枢和直接作用于毛细血管，使肠胃黏膜及各个脏器淤血及出血，内脏毛细血管麻痹、扩张，血压下降；③对消化道的直接腐蚀作用，引起消化道的糜烂、溃疡和坏死。

3. 临床表现　潜伏期数分钟至数小时。发病初期表现为咽干、口渴、流涎、口中金属味、咽喉及上腹部烧灼感；随后出现恶心、反复呕吐，甚至吐出黄绿色胆汁，重者呕血；腹泻初为稀便，后呈米泔样便混有血液。症状加重时全身衰竭、脱水、体温下降、意识消失。重症患者出现神经系统症状，如头痛、狂躁、抽搐、昏迷等，抢救不及时可应呼吸循环衰竭而死亡。

4. 防治措施

（1）急救措施　①催吐、洗胃及导泻，尽快去除毒物。洗胃必须彻底，因砷化物常为颗粒状，易残留于胃粘膜皱襞上不易排出，故中毒后 4 小时，洗胃仍有效。②洗胃后口服解毒剂氢氧化铁，防止砷化物吸收并保护胃黏膜；尽早使用特效解毒剂，一般首选二巯基丙磺酸钠。③纠正水电解质紊乱及酸碱失衡。

（2）预防措施　健全农药管理制度，实行专人专库保管，严禁农药与食品混放、混装；盛放过砷化合物的容器严禁存放粮食和食品。含砷杀虫剂用于防治果树、蔬菜的害虫时，应符合国家农药安全使用准则，以防蔬菜、水果农药残留量过高；食品加工用的原料和添加剂的砷含量不得超过国家允许标准。

六、食物中毒调查与处理

接到食物中毒报告后，组织有关人员立即赶赴现场，迅速抢救患者。对可疑食物暂时封存，禁止继续食用或出售。同时对可疑食品、患者排泄物和洗胃液等取样立即送检，以便明确诊断，初步确定为食物中毒后及时向卫生监督部门报告。

（一）食物中毒的报告

1. 法定报告人 发生食物中毒的单位和接收患者进行治疗的单位是法定食物中毒的报告人。

2. 法定接受单位 食物中毒报告的法定接受单位是县级以上人民政府卫生行政部门。

3. 报告时限 中毒人数超过 30 人的，应当于 6 小时内报上级人民政府和上级人民政府卫生行政部门；中毒人数超过 100 人或者死亡 1 人以上的，应当于 6 小时内上报卫生部，并同时报告同级人民政府和上级人民政府卫生行政部门。

4. 报告内容 包括中毒单位、地址、中毒发生的时间、中毒人数、可疑中毒食品、主要症状和患者接受治疗的医疗机构名称、地址等。

（二）食物中毒的调查

调查目的是及时查明中毒原因和性质，制止中毒的继续发生，抢救患者，提出切实可行的预防措施。具体步骤如下。

1. 一般调查 首先了解中毒发生的时间和经过，判断中毒与食物的关系。了解患者的数量、分布情况和临床特点并积极抢救治疗，掌握患者发病前 24 小时、48 小时或 72 小时内进餐食谱，找出中毒餐次和可疑食物并作好记录，对可疑食物立即封存。

2. 样品采集 应认真、快速、准确地对中毒事件有关的样本进行采样，以明确中毒的性质。在现场调查过程中，应注意采集可疑食物的剩余部分、原料、半成品样本，中毒患者的排泄物、洗胃水和血液样本，与可疑食物有关容器、炊具以及操作有关的物品和用品等样本，并以最短时间送当地卫生防疫部门检验，以查明中毒原因。一般情况下，液体物采样 100～200ml，固体食物如肉、肉制品等采样 200～500g。

采样注意事项：采样是否正确，直接影响检验结果。采样时要注意样本的代表性。做细菌检验时，应严格无菌操作。采集样本的容器要清洁、干燥、灭菌，样品密封包装，并贴上标签、编号、明确送检项目或重点。

3. 中毒原因调查 除一般情况调查和采样检验以外，还应做以下调查：①可疑中毒食品的来源、运输、储存和销售情况；②食品的加工方法、加热温度和时间，存放场所的温度及时间等；③炊具的卫生要求，如刀、砧板是否生熟分开等，进食环境的卫生状况；④食品从业人员的近期健康状况及传染病史，临床检查的反馈情况，共同进食人员的去向及健康状况等。

（三）食物中毒的处理 🅔 微课3

1. 积极妥善处理患者，以老、幼、重患者为抢救重点，尽量避免患者死亡。

2. 及时处理可疑食物及中毒现场。细菌性食物中毒剩余食物煮沸 15 分钟后弃之。患者的排泄物用 20% 石灰乳、5% 来苏儿或漂白粉消毒。炊事用具等可用 1%～2% 碱水或肥皂水洗涤干净后煮沸消毒。

3. 对炊事人员或食品销售人员中带菌者或患肠道传染病、上呼吸道感染病、化脓性皮肤病者，应调离并积极治疗。

4. 针对本次食物中毒的原因，制定合理的卫生管理制度和预防措施。

5. 食物中毒调查处理结束后，应及时撰写食物中毒调查总结报告，按规定上报有关部门，同时作为档案留存和备查。调查报告的内容应包括事件背景、发病经过、临床和流行病学特点、患者救治和预后情况、预防和控制措施、处理结果和效果评估等。

第二节　食品安全与食品污染

 素质提升

健全法制，守护食品安全

"国以民为本，民以食为天，食以安为先。"食品安全关系着广大人民群众的身体健康和生命安全，关系着社会经济发展及和谐稳定。世界各个国家都制定了相关的法律，保证食品的安全。我国1979年颁布了《中华人民共和国食品卫生管理条例》，1982年颁布了《中华人民共和国食品卫生法（试行）》，1995年正式颁布了《中华人民共和国食品卫生法》，2009年6月1日起实施《中华人民共和国食品安全法》，标志着从传统"食品卫生"的概念发展到全面的"食品安全"，使我国的食品安全监督管理工作进入到了一个新的发展时期。特别是随着中国特色社会主义新时代的来临，对食品安全提出了更高的要求。2015年10月1日起实施修订后的《中华人民共和国食品安全法》将食品安全发展到了更高阶段。

一、食品安全与食源性疾病

（一）食品安全

我国2015年4月24日最新颁布的《中华人民共到国食品安全法》把食品安全的含义定为：指食品无毒、无害，符合应当有的营养要求，对人体健康不造成任何急性、亚急性或者慢性危害。

近30年来，食品安全概念的内涵有了很大发展。首先，食品安全属于综合概念。它包括食品卫生、食品质量、食品营养等内容和食品（食物）种植、养殖、加工、包装、贮藏、运输、销售、消费等环节。第二，食品安全具有社会属性。不同国家、不同地域以及不同历史时期，食品安全所面临的突出问题和治理要求有所不同。第三，食品安全彰显了法律效应。进入20世纪80年代以来，一些国家以及有关国际组织从社会系统工程建设的角度出发，逐步以食品安全的综合立法替代卫生、质量、营养等要素立法。如1990年英国颁布了《食品安全法》，2000年欧盟发表了具有指导意义的《食品安全白皮书》，2003年日本制定了《食品安全基本法》，2015年10月1日我国正式实施最新的《中华人民共和国食品安全法》。

（二）食源性疾病

1. 食源性疾病的概念　WHO将食源性疾病定义为"凡是通过摄食而进入人体的致病因子（病原体）所造成的人体患感染性或中毒性的疾病"。

2. 食源性疾病的特征　①在食源性疾病发生过程中，食物只是起携带和传播病原物质的媒介作用，其本身并不致病。②导致人体罹患食源性疾病的病原物质是食物中所含有的各种致病因子。③人体摄入食物中所含有的致病因子可引起以中毒或感染两种病理变化为主要发病特点的各类临床综合征。

二、食品污染与食品污染物

（一）食品污染的概念

食品污染是指在食品生产、加工、贮存、运输、销售到食用的全过程中，对人体健康有害的生物性、化学性和物理性物质进入食品的现象。其造成食品安全性、营养性、感官性状的变化，改变或降低食品原有的营养价值和卫生质量，并对人体产生危害的过程。

（二）食品污染的分类

按照污染物的性质不同，食品污染可以分为三类。

1. 生物性污染　生物性污染较常见，危害也较大。主要有细菌与细菌毒素、真菌与真菌毒素、寄生虫、昆虫以及病毒等。

2. 化学性污染　化学性污染来源复杂，种类繁多。包括来自生产、生活和环境中的污染物，如农药、有害金属等；从工具、容器、包装材料及涂料中溶入食品的有毒成分、单体及助剂等；在食品加工、贮存过程中生成的有害物质，如酒中的醇类、醛类等；滥用的食品添加剂等。

3. 物理性污染　包括污染食品的杂物（如玻璃、尘土、杂质）和放射性污染物。食品的放射性污染主要来自放射性物质的开采、冶炼、生产、在生活中的应用、排放及意外事故，特别是半衰期较长的放射性核素污染对食品卫生的影响更为严重。

（三）食品污染物对人体健康的影响

食品污染后，食品质量降低引起人体肠道传染病和人畜共患传染病、各种寄生虫病、食物中毒、慢性中毒及致癌、致畸、致突变等健康损害。

1. 急性毒性　污染物随食物进入人体在短时间内造成机体损害，出现临床症状（如急性肠胃炎型）称为急性中毒。引起急性中毒的污染物有细菌及其毒素、霉菌及其毒素和化学毒物等。

2. 慢性毒性　食物被某些有害物质污染，其含量虽少，但由于长期持续不断地摄入体内并且在体内蓄积，几年、十几年甚至几十年后引起机体损害，表现出各种各样慢性中毒症状，如慢性铅中毒、慢性汞中毒、慢性镉中毒等。

3. 远期毒性　某些食品污染物通过孕妇作用于胚胎，使在发育中的细胞分化和器官形成不能正常进行，出现畸形儿、死胎。亚硝胺，黄曲霉毒素、多环芳烃以及镍、铅等污染物还有致突变和（或）致癌作用。

（四）常见食品污染物及危害　 ｅ 微课 4

1. 生物性污染物

（1）食品细菌污染　食品中常见的细菌称为食品细菌，包括致病菌、条件致病菌和非致病菌。致病菌直接引起人体疾病，可有两种方式污染食品。一是动物生前感染，如患沙门菌病的畜禽，其肌肉、内脏、乳、蛋都带有沙门菌；二是致病菌通过带菌者粪便、病灶分泌物，苍蝇、生活用具、水、工作人员的手等污染食品。国家卫生标准规定在任何食品中不得检出致病菌。条件致病菌通常不致病，只是在一定特殊条件下才有致病力。非致病菌多数为腐败菌，一般不会引起疾病，但与食品的腐败变质关系密切，是评价食品卫生质量的重要指标。

评价食品卫生质量的细菌污染指标有两个：一是菌落总数，二是大肠菌群。菌落总数是指在被检样品的单位质量（g）、容积（ml）内，在严格规定的条件下培养所形成的细菌菌落总数，以菌落形成单位（CFU）表示。菌落总数的卫生学意义为一是反映食品被细菌污染程度的标志，二是可用于预测食品的耐保藏性即保质期。大肠菌群包括肠杆菌科的埃希氏菌属、柠檬酸杆菌属、肠杆菌属和克雷伯菌属。大肠菌群指在一定培养条件下能发酵乳糖、产酸产气的需氧和兼性厌氧革兰阴性无芽孢杆菌。食品中大肠菌群的数量可以用大肠菌群最可能数（MPN）和大肠菌群菌落数（CFU）来表示。大肠菌群的卫生学意义为一是作为食品受到粪便污染的指示菌；二是作为肠道致病菌污染食品的指示菌。

（2）食品真菌污染

【黄曲霉毒素】

1）病原特点 黄曲霉毒素是黄曲霉和寄生曲霉中一部分产毒菌株产生的代谢产物。产生该毒素的最适温度是 25～32℃，相对湿度是 80%～90%，含氧气 1% 以上。黄曲霉毒素不溶于水，耐热性强，280℃时才发生裂解。一般的烹调加工不被破坏，易溶于油和一些有机溶剂（如氯仿、甲醇及乙醇等），在碱性溶液中能将其分解破坏。在自然污染的食品中以 AFB_1 最多见，而且其毒性和致癌性也最强，故在食品监测中以 AFB_1 作为污染指标。

2）污染物来源 黄曲霉毒素主要污染粮谷类食品，如玉米、花生及花生制品、稻米、小麦、大麦、高粱、芝麻等。而在粮油制品中以玉米油、花生油和棉籽油污染最为严重。我国受黄曲霉毒素污染较严重的地区是长江流域以及长江以南的高温、高湿地区。

3）健康危害 ①急性毒性：黄曲霉毒素是剧毒物，它的毒性比氰化钾强 10 倍，比砒霜强 68 倍。黄曲霉毒素急性中毒临床表现以黄疸为主，出现发热、呕吐、厌食，重者出现腹水、下肢浮肿、肝脾大及肝硬化，甚至死亡。②慢性毒性：黄曲霉毒素慢性中毒的主要表现是生长障碍，肝脏出现亚急性或慢性损伤，肝功能降低，肝实质细胞坏死、变性、形成结节，出现肝硬化。其他症状包括食物利用率下降、体重减轻、生长发育迟缓，还能导致母畜不孕或产仔减少等。③致癌性：黄曲霉毒素是公认的最强的化学致癌物质，对动物有强烈的致癌性。动物长期摄入低浓度或短期摄入高浓度的黄曲霉毒素均可诱发肝癌，也可导致其他部位的肿瘤，如胃腺癌、肾癌、直肠癌及乳腺、卵巢、小肠、气管等部位的肿瘤。

4）预防措施 ①食物防霉：是预防食品被黄曲霉毒素污染最根本的措施。在储藏粮食时应控制粮食的安全水分，如一般粮食安全水分控制在 13% 以下，玉米控制在 12.5% 以下，花生控制在 8% 以下。同时储藏环境应保持干燥通风。②去除毒素：常用方法有挑选霉粒法、碾轧加工法、加水搓洗法、加碱去毒法、物理去除法等。③制定食品限量标准：玉米、花生不得超过 $20\mu g/kg$，大米及食用油不超过 $10\mu g/kg$，其他粮食、豆类不超过 $5\mu g/kg$。

【镰刀菌毒素】

镰刀菌毒素是镰刀菌属中多种真菌所产生的代谢产物，常污染粮食。镰刀菌毒素包括单端孢霉烯族化合物、玉米赤霉烯酮、丁烯酸内酯、串珠镰刀菌毒素（伏马菌素）。联合国粮农组织（FAO）和WHO 联合召开的第三次食品添加剂和污染物会议，将镰刀菌毒素同黄曲霉毒素一样看待，认为是自然发生的最危险的食品污染物，已列入当前国际最重要的研究课题之一。镰刀菌毒素可引起人畜发生急性、亚急性或慢性中毒。近年来、镰刀菌毒素的致癌、致畸、致突变的潜在危害越来越受到关注。

2. 化学性污染物

（1）食品化学性污染 是指由各种有毒有害的有机和无机化学物对食品造成的污染。食品化学性污染特点是：①污染途径复杂、多样，涉及范围广；②受污染的食品外观一般无明显变化，易引起忽视；③污染物性质稳定，在食品中不易消除；④蓄积性强，容易通过食物链的生物富集作用对人体造成危害。

（2）农药

1）病原特点 农药是指用于预防、消灭或者控制危害农业、林业的病、虫、草和其他有害生物，以及有目的地调节植物、昆虫生长的化学合成，或者来源于生物、其他天然物质的一种物质或者几种物质的混合物及其制剂。

2）污染物来源 进入人体的农药约 90% 是通过食物摄入的。食品中农药残留的主要来源有以下几种。①施用农药对农作物的直接污染：包括表面黏附污染和内吸性污染。②农作物从污染的环境中吸收农药：大量农药进入空气、水和土壤，成为环境污染物。农作物可长期从污染的环境中吸收农药，尤其是从土壤和灌溉水中吸收农药。③通过食物链污染食品：如饲料污染农药而导致肉、奶、蛋的污染；含农药的工业废水污染江河湖海进而污染水产品等。④其他来源的污染：如粮食使用熏蒸剂等对粮食造成的污染；禽畜饲养场所及禽畜身上施用农药对动物性食品的污染；粮食储存加工、运输销售过程中的污染；事故性污染等。

3）健康危害　食品中残留的农药母体、衍生物、代谢物及降解物都会对人体造成急慢性中毒，导致中枢神经系统和肝的损害，同时具有"三致"（致癌、致畸致、突变）作用，神经毒性、生殖毒性的可能。多种农药还能产生协同作用，其毒性更大。

4）预防措施　①加强农药的生产、经营及使用管理，严格按照相关法律法规开展农药注册申请、生产、经营及使用，减少农药对环境及农业从业人员的危害。②制定执行农药残留限量标准，农业及食品药品监督管理部门加强对农药的检测，禁止销售农药残留超标的农产品。③禁用或限用高毒、高残留的农药，促进农药的升级换代。④消除农药残留，通过科学烹调加工去除或破坏食品中的农药残留。⑤尽可能减少农业生产过程农药的使用，推广有机农业的生产和发展。

（2）N-亚硝基化合物

1）病原特点　N-亚硝基化合物是对动物具有较强致癌作用的一类化学物质，包括N-亚硝胺和N-亚硝酰胺两大类。

2）污染物来源　①植物性食品中存在硝酸盐和亚硝酸盐，当植物性食物放置过久时会导致亚硝酸含量上升。②动物性食物常用亚硝酸盐做食品防腐剂和护色剂，尤其是在控制肉毒梭菌芽孢的生长繁殖起到特殊作用。③动物性食物含有较多的胺类化合物，可在弱酸性环境中与亚硝酸盐反应生成亚硝胺。④人体内也能内源性合成一定量的N-亚硝基化合物。

3）健康危害　N-亚硝基化合物可通过呼吸道、消化道、皮下肌内注射、皮肤接触等方式引起动物肿瘤，且具有剂量效应关系。不管是一次冲击量还是少量多次的给予动物，均可诱发癌肿。到目前为止，还没有发现有一种动物对N-亚硝基化合物的致癌作用具有抵抗力。各种不同的亚硝胺对不同的器官有作用，如二甲基亚硝胺主要是导致消化道肿瘤，可引起胃癌、食管癌、肝癌、肠癌、膀胱癌等。妊娠期的动物摄入一定量的N-亚硝基化合物可通过胎盘使子代动物致癌，甚至影响到第三代和第四代。N-亚硝基化合物对动物有致癌性，已被公认，但对人是否有直接致癌作用尚无定论。

4）预防措施　①防止食物被微生物污染，防止霉变是重要的预防措施。②改进食品加工工艺，控制食品加工中硝酸盐或亚硝酸盐用量。③施用钼肥，降低蔬菜中硝酸盐和亚硝酸盐含量。④阻断亚硝基化反应，维生素C、维生素E以及酚类、黄酮类化合物可有效阻断体内亚硝基化合物的产生。⑤制定食品允许限量标准，肉制品中N-亚硝基化合物添加量≤3μg/kg。

（3）多环芳烃类化合物

1）病原特点　多环芳烃类化合物是指两个或两个以上苯环稠合在一起的一系列烃类化合物及其衍生物，目前已鉴定出数百种，其中苯并（a）芘是第一个被发现的环境化学致癌物而且致癌性很强。

2）污染物来源　①高温烹调加工时，食品成分发生热解或热聚合反应直接生成；②用煤炭和植物燃料烘烤或熏制食品时直接污染；③土壤、水和大气中的多环芳烃类化合物直接或间接污染植物性食品、水产品；④食品加工、贮存中被机油、沥青和包装材料等污染；⑤植物和微生物合成微量多环芳烃类化合物。

3）健康危害　苯并（a）芘对动物具有致癌性、致突变性及生殖系统毒性，在小鼠可经胎盘使子代发生肿瘤，也可使大鼠胚胎死亡、仔鼠免疫功能下降。多环芳烃类化合物对人体的主要危害部位是呼吸道和皮肤，人长期处于多环芳烃污染的环境中，可引起急性或慢性损害及致癌性，如日光性皮炎、痤疮型皮炎、毛囊炎及皮肤癌和肺癌等。人群流行病学研究资料显示，食品中苯并（a）芘含量与胃癌的发生相关，如在冰岛、匈牙利和拉脱维亚某些地区以及我国新疆胃癌高发区，居民经常食用含苯并（a）芘较高的熏肉、熏鱼类食品。

4）预防措施　①加强环境治理，减少对食品的污染。②少食用熏制、烘烤、油炸等高温烹调的食品。③改变农产品生产、加工方式，减少加工过程苯并（a）芘的污染。④去除毒素，油脂中的苯并（a）芘可通过吸附方式去除。⑤制定食品限量标准，粮食和熏烤肉≤5μg/kg，植物油≤10μg/kg。

（4）有毒金属　某些金属通过食物进入人体，可干扰人体正常生理功能，危害人体健康，如汞、镉、铅、砷等，常称为有毒金属。食品中的有毒金属，一部分来自于农作物对金属元素的生物富集；另一部分则来自于环境污染及食品生产加工、贮藏、运输过程中的污染。

有毒金属的毒作用特点如下。①强蓄积性，生物半衰期长，进入人体后排出缓慢。②通过食物链的生物富集作用可在生物体及人体内达到很高浓度。③对人体的危害以慢性中毒和远期效应为生，如砷化物可引起慢性中毒，诱发恶性肿瘤。

（5）吊白块　吊白块又称雕白粉，化学名称为甲醛次硫酸氢钠，为半透明白色结晶或小块，易溶于水。高温下具有极强的还原性，有漂白作用，在工业上用作漂白剂。由于吊白块对食品的漂白、防腐效果明显，可改变食品的感官性状（增白、爽口），增加韧性和延长保鲜时间，而且价格低廉，故常被不良商家掺入食品中使用。吊白块在食品加工过程中分解产生的甲醛，是细胞原浆毒，能使蛋白质凝固，摄入10g即可致人死亡。长期食用吊白块漂白过的食品，可对机体的某些酶系统有损害，造成肺、肝、肾等的损害；同时也会影响中枢神经系统，导致失眠和生物节律紊乱，引起四肢麻木或震颤，甚至有致癌、致畸和致突变作用。

3. 物理性污染物

（1）杂物污染　食品中的杂物主要来自两个方面。①食品产、储、运、销的污染物，如粮食收割时混入的草籽、液体食品容器中的杂物等。②食品的掺假掺杂，如粮食中掺入的沙石、肉中注入的水等。

（2）放射性污染　环境中天然放射性核素以及放射性核素的人为污染，均可通过水、空气、土壤、食物链转移到食品中。摄入放射性物质污染的食品后，对人体内各种组织、器官和细胞可产生低剂量、长期内照射效应，主要表现为免疫系统、生殖系统的损伤和致癌、致畸致突变作用。

三、各类食品的污染与防制

（一）粮豆类

1. 污染来源　①粮豆在农田生长期及收获、贮存过程中均可受到真菌及其毒素的污染。②农药残留：农药可通过直接喷洒施用和水、空气及土壤途径污染粮豆作物。③工业废水和生活污水灌溉农田时，其中可能含有的汞、镉、砷、铅、铬、酚和氰化物等，可对粮豆作物造成污染。④仓储害虫：我国常见的仓储害虫有甲虫（大谷盗、米象等）、螨虫（粉螨）及蛾类（螟蛾）等50余种。⑤无机夹杂物和有毒植物种子的污染，前者如砂石、泥土、金属等，后者有麦角、毒麦、曼陀罗籽、苍耳子等。

2. 防治措施　①防止真菌和仓储害虫生长繁殖，粮谷类水分控制为12%～14%，豆类为10%～13%。②严格执行粮库的有关卫生管理要求。③粮豆运输时，要认真执行各项规章制度，防止意外污染。④严格遵守《农药安全使用规定》《农药安全使用标准》《农田灌溉水质标准》及有关辐照食品的国家标准，并做到定期检测。⑤在粮豆的选种、农田管理、收获、加工过程中，防止无机夹杂物和有毒种子的污染。

（二）蔬菜、水果类

1. 污染来源　①施用人畜粪便和生活污水灌溉，可使蔬菜、水果被肠道致病菌和寄生虫卵污染，蔬菜、水果在收获、运输和销售过程中也可受到肠道致病菌污染。②工业废水未经处理直接灌溉农田，可使蔬菜受到污染。③农药残留。④其他污染，如蔬菜和水果在生长时遇到干旱或过多施用氮肥，收获后在不恰当的环境中储存和腌制，其硝酸盐和亚硝酸盐的含量会增加；利用激素催熟等。

2. 防治措施　①防止肠道致病菌和寄生虫卵的污染：人畜粪便应经无害化处理再使用；生活污水灌溉前，应先沉淀去除寄生虫卵；生食蔬菜、水果时应清洗干净或消毒。②严格执行有关农药安全使用的各项规定，禁止在蔬菜、水果中使用高毒农药，慎用激素类农药。③工业废水经无害化处理后方可用于灌溉，并应避免与瓜果蔬菜直接接触，收获前3～4周停止使用工业废水灌溉。④为避免腐败和亚硝酸盐含量过多，蔬菜和水果最好不要长期保藏。

（三）蛋类

1. 污染来源

（1）微生物污染　主要是沙门菌、金黄色葡萄球菌和引起腐败变质的微生物污染；细菌可通过血液侵入卵巢，在蛋黄形成过程中污染禽蛋；蛋壳在不洁的产蛋场所运输和贮藏过程中受到细菌污染，并在适当条件下，通过蛋壳的气孔进入蛋内生长繁殖，使禽蛋腐败变质。

（2）化学性污染　农药、激素、抗生素、铅、汞等化学物质，也可造成禽蛋的污染。

2. 防治措施　加强禽类饲养条件的卫生管理，保持禽类和产蛋场所卫生；加强禽蛋的卫生质量监督检查；注意鲜蛋的适宜保存条件。

（四）奶类

1. 污染来源　①挤奶过程中细球菌、八联球菌、酵母菌和真菌等的污染，微生物污染奶后可在其中大量繁殖，导致奶的腐败变质。②致病菌污染：一是动物本身的致病菌，通过乳腺进入奶中，如牛型结核分枝杆菌、布鲁菌、口蹄疫病毒、炭疽杆菌等；二是挤奶时和奶挤出后至食用前的各个环节，受到挤奶员的手、挤奶用具、容器、空气和水以及畜体表面致病菌的污染。③有毒有害物质残留：应用抗生素、饲料中农药残留量高或受真菌及其毒素污染、重金属和放射性核素等对奶的污染。

2. 防治措施　①做好挤奶过程中各环节的卫生工作，减少微生物对奶的污染。②对各种病畜奶应按照规定分别给予无害化处理，合理使用兽药治疗病畜。③采取措施，防止饲料的污染。④各种奶制品均应符合相应的安全标准。

（五）畜禽肉类

1. 污染来源　①腐败变质。②人畜共患传染病或寄生虫病。③兽药残留：病畜禽的治疗用药量大，或饲料中的添加用药都可能会在畜禽肉体中残留，导致中毒或使病菌耐药性增强。④肉制品加工中多环芳烃、亚硝酸盐的污染。

2. 防治措施　①加强畜禽屠宰的管理，做到畜禽病健分离和分宰。②严格执行检验检疫制度，病畜肉必须进行无害化处理或者销毁。③保持加工、贮存、运输、销售等环节的卫生。④合理使用兽药，执行动物性食品兽药最高残留限量标准。⑤肉制品加工时必须保证原料肉的卫生质量，防止滥用添加剂。

（六）油脂类

1. 污染来源　①油脂酸败：指油脂和含油脂的食品，在贮存过程中经生物酶、光和氧的作用而发生一系列化学变化，引起变色、气味改变等感官性状恶化。②有毒有害物质污染：真菌及其毒素污染油料种子后，其毒素可转移到油脂中；油脂在生产和使用过程中可能受到多环芳烃类化合物的污染；植物中的天然毒物如棉酚、芥子油苷、芥酸。

2. 防治措施　①保证油脂纯度，低温、遮光，密封、断氧保存成在油脂中加入抗氧化剂，避免金属离子污染，以防止油脂酸败变质。②在产加工和使用时，减少多环芳烃的污染，防止真菌及其毒素污染油料种子；使用油脂加工食品时，应尽量避免油温过高，减少反复使用次数，随时添加新油，以防止聚合物形成。③加强质量检验，不符合标准的食用油脂不准进入市场。

（七）酒类

酒的基本成分是乙醇。按其生产工艺分为蒸馏酒（如白酒）、发酵酒（啤酒、黄酒和果酒等）和配制酒（又称露酒）。

1. 污染来源　①微生物污染：发酵酒乙醇含量低，较容易受到微生物污染；酿造黄酒时，如选料不慎使用受潮的谷物，在酿造过程中会产生黄曲霉毒素。②有毒有害物质污染：如原料中的果胶，在果胶酶或酸、碱的作用下，分解为果胶酸和甲醇；大麦芽的直接烘干可使啤酒中的 N－二甲基亚硝胺增高；果酒生产中使用 SO_2，可起到杀菌、澄清、增酸和护色的作用，若使用量不当或发酵时间过短，可以造成 SO_2 残留；使用含铅量较高的酿酒器具，其中的铅可转入酒中。

2. 防治措施　①严格执行原料、辅料标准，定期进行菌种筛选和纯化。②与酒接触的容器、管道、蒸馏冷凝器、酒池等所用的材料和涂料必须无毒无害，符合相关标准的要求。③在酒类生产经营过程中不得掺假、掺杂。④加强生产、贮存、运输、销售过程中的卫生管理。

四、主要食品添加剂及其安全使用

1. 概念　食品添加剂是指为改善食品品质和色、香、味以及防腐和加工工艺的需要而加入食品中的化学合成或者天然物质。

2. 种类　食品添加剂依其来源可分为天然食品添加剂和化学合成食品添加剂两大类。前者是利用动植物或微生物的代谢产物为原料，经提取而获得的天然物质；后者系人工化学合成物质。按不同的用途可分为防腐剂、抗氧化剂、着色剂、发色剂、漂白剂、香精、香料、调味剂等。

3. 毒性　一部分化学合成的食品添加剂具有一定的毒性或致癌性，有时在其生产过程中也可能混入有毒杂质。因食品添加剂可随食品长期作用于人体，在一定条件下可能造成健康危害。

4. 食品添加剂的卫生要求

（1）食品添加剂应经过充分的毒理学鉴定，确证在使用的剂量范围内对人体无害。

（2）进入人体后应能参加人体正常的物质代谢，能被正常解毒过程解毒后全部排出体外；或不被消化而全部排出体外。

（3）食品添加剂应有严格的质量标准，有毒杂质不得检出或不得超过容许限量。

（4）食品添加剂加入后应不破坏食品的营养价值。

（5）应在较低使用量的条件下达到预定的实用效果。

（6）添加剂在食品中应能用现代分析手段加以检测，以便随时加以监督。

（7）使用时必须符合中华人民共和国原卫生部颁布的《食品添加剂使用卫生标准》和《食品添

剂卫生管理办法》。不得以食品添加剂掩盖食品的腐败变质、质量缺陷或掺假、掺杂或伪造为目的；不得经营和使用无卫生许可证、无产品检验合格证及污染变质的食品添加剂。

（陈培波）

目标检测

答案解析

一、单项选择题

A1 型题

1. 容易留下神经系统后遗症的食物中毒是
    A. 沙门菌食物中毒
    B. 金黄色葡萄球菌食物中毒
    C. 霉变甘蔗中毒
    D. 河豚毒素中毒
    E. 副溶血弧菌食物中毒

2. 下列细菌性食物中毒为典型的毒素中毒型食物中毒的是
    A. 沙门菌食物中毒
    B. 变形杆菌食物中毒
    C. 葡萄球菌食物中毒
    D. 副溶血性弧菌食物中毒
    E. 大肠埃希菌食物中毒

3. 细菌性食物中毒多见于夏秋季节，主要是由于
    A. 气温较高，微生物易于生长繁殖
    B. 进食熟肉类食品多
    C. 人口流动性大
    D. 夏季食物易受污染
    E. 生熟交叉污染

4. 引起副溶血性弧菌食物中毒的主要食品是
    A. 谷类
    B. 豆类
    C. 肉类
    D. 海产品
    E. 奶类

5. 引起肉毒中毒最多见的食品是
    A. 肉制品
    B. 鱼制品
    C. 自制发酵食品
    D. 豆制品
    E. 罐头食品

6. 根据食物中毒的特点和原因，食物中毒的现场处理不包括
    A. 封存，停止食用有毒食品
    B. 实施行政控制措施
    C. 治疗患者
    D. 追回、销毁有毒食品
    E. 追查和处理食物中毒责任人或单位

7. 卫生医师到达食物中毒现场调查处理时，其主要任务是
    A. 进行必要和可能的抢救
    B. 尽快采集患者的粪便及呕吐物
    C. 收集剩余食物及餐具的涂样
    D. 指导现场的消毒处理
    E. 以上都是

8. 食源性疾病最常见的致病因素是
    A. 细菌及其毒素
    B. 真菌
    C. 病毒

D. 重金属　　　　　　　　　E. 放射性物质

9. 使黄曲霉毒素发生裂解的温度是

A. 100℃　　　　　　　　B. 280℃　　　　　　　　C. 180℃

D. 120℃　　　　　　　　E. 160℃

10. 人食用被农药污染的水生生物后，对人体可产生的影响是

A. 通过食物链的逐级稀释，对人体产生微小的不良效应

B. 通过食物链的逐级稀释，对人体不产生不良效应

C. 通过食物链的逐级浓缩，对人体产生严重的不良效应

D. 农药不会通过食物链影响到人的健康

E. 以上说法都不对

11. 下列不属于农药污染食品主要途径的是

A. 喷洒作物　　　　　　　B. 植物根部吸收　　　　　C. 空中随雨雪降落

D. 误食　　　　　　　　　E. 运输和贮存中混放

12. 黄曲霉毒素中毒，主要病变器官是

A. 骨骼　　　　　　　　　B. 肾脏　　　　　　　　　C. 卵巢

D. 肝脏　　　　　　　　　E. 神经系统

A2 型题

13. 某职工早餐食用葱花炒剩米饭后，大约在 10 点钟感到恶心，随之剧烈地反复呕吐，上腹部剧烈疼痛，头晕无力，腹泻较轻，此病的致病因素可能为

A. 沙门菌　　　　　　　　B. 变形杆菌　　　　　　　C. 副溶血弧菌

D. 葡萄球菌　　　　　　　E. 肉毒梭菌

14. 某地区由于食用面酱的半成品，使许多妇女和儿童发生中毒，其症状为：眼肌麻痹，视物模糊，眼睑下垂，继之咽部肌肉麻痹，吞咽困难，咀嚼无力，声音嘶哑，头下垂等。严重者出现呼吸困难，呼吸衰竭而死亡，但患者神志始终清楚。此类中毒可能为

A. 葡萄球菌肠毒素食物中毒　　　　　　　B. 肉毒中毒

C. 蜡样芽孢杆菌食物中毒　　　　　　　　D. 副溶血性弧菌食物中毒

E. 变形杆菌食物中毒

15. 一儿童因食用色泽鲜艳的熟肉制品后出现以青紫为主要特征的食物中毒，已诊断为亚硝酸盐食物中毒，较好的救治措施是

A. 给予亚硝酸钠　　　　　　　　　　　　B. 给予硫代硫酸钠

C. 给予大剂量美蓝　　　　　　　　　　　D. 1% 美蓝小剂量口服

E. 给予抗生素

16. 某村猪群长期食用霉变的玉米后，出现食量下降，生长缓慢，体重较轻和母畜不孕的现象，死后尸检发现肝脏有结节，此种病害最可能是

A. 镰刀菌属中毒　　　　　　B. 赤霉病麦中毒　　　　　C. 黄变米中毒

D. 黄曲霉毒素中毒　　　　　E. 展青霉素中毒

17. 某厂生产的一批啤酒中检出一种有毒化学物质，经动物实验证实可通过呼吸道吸入、消化道摄入、皮下或肌肉注射、皮肤接触诱发肿瘤，致癌的主要靶器官是胃。该化合物可能是

A. 黄曲霉毒素　　　　　　　B. N－亚硝基化合物　　　C. 杂环胺

D. 甲醛　　　　　　E. 亚硝酸盐

二. 简答题

1. 食物中毒的特征有哪些? 如何进行调查和处理?

2. 简述食品污染物对人体健康的影响。

3. 简述食品添加剂的卫生要求。

书网融合……

本章小结　　　　微课 1　　　　微课 2　　　　微课 3　　　　微课 4　　　　题库

第五章　职业卫生与健康

PPT

◎ 学习目标

　　1. 通过本章学习，重点把握职业性有害因素的定义、分类及健康危害，职业病的概念及种类、职业病的诊断和处理，职业性化学因素对健康的影响及防护；熟悉高温、噪声、振动等有害因素对健康的影响及防护；了解职业性有害因素的来源及存在形式，职业卫生服务与管理。

　　2. 学会鉴别职业性损害和普通疾病及监护职业人群的健康，具有依法监督管理职业性疾病的意识。

≫ 情境导入

　　情境描述　《"健康中国2030"规划纲要》指出强化安全生产和职业健康 加强安全生产，加快构建风险等级管控、隐患排查治理两条防线，切实降低重特大事故发生频次和危害后果。强化行业自律和监督管理职责，推动企业落实主体责任，推进职业病危害源头治理，强化矿山、危险化学品等重点行业领域安全生产监管。开展职业病危害基本情况普查，健全有针对性的健康干预措施。进一步完善职业安全卫生标准体系，建立完善重点职业病监测与职业病危害因素监测、报告和管理网络，遏制尘肺病和职业中毒高发势头。建立分级分类监管机制，对职业病危害高风险企业实施重点监管。开展重点行业领域职业病危害专项治理。强化职业病报告制度，开展用人单位职业健康促进工作，预防和控制工伤事故及职业病发生。加强全国个人辐射剂量管理和放射诊疗辐射防护。

　　讨论　1. 何谓职业病？职业病的种类有哪些？
　　　　　　2. 如何做好职业病的管理？

第一节　职业性有害因素与职业性损害

　　人类的生存环境包括自然环境和社会环境，其对人的身心健康具有很大的影响。人的疾病问题多数是由环境有害因素所致或受环境因素的影响。职业卫生是研究与职业有关的环境因素，即职业性有害因素，及其对职业人群健康的损害。

一、职业性有害因素

　　在生产过程、劳动过程和生产环境中存在的可危害劳动者健康的因素称为职业性有害因素（occupational hazards）。职业性有害因素按其来源一般分为三大类。

（一）生产过程中的有害因素

　　1. 化学因素　①生产性毒物：包括金属（如铅、汞、镉及其化合物）和类金属（如磷、砷及其化合物）毒物，有机溶剂（如苯、甲苯、汽油），刺激性、窒息性气体（如氯气、氨、一氧化碳），高分子化合物和农药等。②生产性粉尘：有机粉尘（如棉麻、兽毛、面粉等），无机粉尘（如水泥粉尘、石英粉尘、煤尘等）和混合粉尘。

2. 物理因素 ①异常气象条件：如高温、高湿、低气温、高气压、低气压。②噪声。③振动。④电离辐射和非电离辐射：可见光、紫外线、红外线、射频辐射、激光、X 线、γ 线等。

3. 生物因素 生产原料和作业环境中存在的致病微生物或寄生虫，如炭疽杆菌、真菌孢子、森林脑炎病毒以及生物病原物对医务卫生人员的职业性传染等。

（二）劳动过程中的有害因素

1. 劳动组织和制度不合理。
2. 长期超负荷加班加点或工作强度过大。
3. 工作中精神过度紧张，如机动车驾驶。
4. 长时间处于某种不良的强迫体位。
5. 个别器官或系统过度紧张，如歌唱时发音器官的过度紧张等。

（三）生产环境中的有害因素

1. 生产场所设计不符合卫生标准或卫生要求，如厂房车间狭小，车间布局不合理。
2. 基本的卫生防护措施缺乏，如照明不足、通风不良、缺乏防尘、防暑降温措施等。
3. 自然环境中的因素，如太阳辐射等。

在实际生产场所中，这些职业性有害因素往往不是单一存在的，会同时与多种有害因素存在联合作用，加剧对劳动者的健康危害程度。吸烟可加剧环境因素，如粉尘、有害气体或蒸汽，对呼吸道的损害，以致增加诱发职业性肺癌的危险。

二、职业性损害

环境有害因素对人的危害程度，与个体的特征有关。这些特征包括性别、年龄、健康状态、营养状况等，因此在同一职业环境中，个人所受的影响有所不同。职业人群多处于青壮年阶段，有些还经过就业体检加以筛选，故较一般人群健康，至少在工作开始时是健康的，总发病率与死亡率将低于总体人群，这种现象称为"健康工人效应"，在职业医学中应予以考虑。由于预防工作的疏忽及技术局限性，使健康受到损害而引起的职业性病损，包括工伤、职业病和工作有关疾病。

（一）工伤

属于工作中的意外事故，常在急诊范围内，较难预测。但其预防应是职业卫生劳动保护部门的共同任务，因其发生常与劳动组织、机器构造和防护是否完善有关，还与个人心理状态、生活方式等因素有关，须明察秋毫，消除潜在危险因素，加以积极预防。

（二）职业病

1. 职业病（ occupational disease）的概念 广义上讲，职业病是指与工作有关并直接与职业性有害因素有因果关系的疾病。当职业性有害因素作用于劳动者的强度与时间超过一定限度时，人体不能代偿其所造成的功能或器质性病理改变，从而出现相应的临床征象，影响劳动能力，这类疾病统称为职业病。

按照 2017 年修正版《中华人民共和国职业病防治法》将职业病定义为：职业病是指企业、事业单位和个体经济组织等用人单位的劳动者在职业活动中，因接触粉尘、放射性物质和其他有毒有害物质而引起的疾病，即法定职业病。法定职业病是依据规定需要报告的乙类疾病，职业病患者依法享有国家规定的职业病待遇。不同国家的法定职业病不尽相同。

2. 职业病的分类 2013 年国家有关部门对职业病的分类和目录进行调整，印发了最新的《职业病分类和目录》，将职业病分为 10 类 132 种。包括：①职业性尘肺病及其他呼吸系统疾病（19 种）；②职业性皮肤病（9 种）；③职业性眼病（3 种）；④职业性耳鼻喉口腔疾病（4 种）；⑤职业性化学中毒（60 种）；⑥物理因素所致职业病（7 种）；⑦职业性放射性疾病（11 种）；⑧职业性传染病（5 种）；⑨职业性肿瘤（11 种）；⑩其他职业病（3 种）。为正确诊断，我国对部分职业病已制定国家《职业病诊断标准》并公布实施。

3. 职业病发病特点

（1）病因明确　即职业性有害因素，在控制病因后，可以消除或减少疾病。

（2）存在剂量－反应关系　职业病的病因大多是可检测的，劳动者接触生产性有害因素，需达到一定的强度（浓度或剂量）才能致病，即存在接触剂量（水平）－效应（反应）关系。

（3）具有群发性　在接触相同职业性有害因素的人群中，常有一定的发病率。

（4）大多数目前尚无特效疗法　如能早期发现并处理，预后较好。

（5）作用部位具有特殊性　多数有害因素，尤其是生产性毒物都具有特殊的作用部位，对效应器官具有选择性。

（6）发病可以预防　由于职业病的病因明确，因此只要有效地控制和消除病因就可预防职业病的发生。

4. 职业病的诊断和处理

（1）职业病的诊断　职业病的诊断是一项政策性和科学性很强的工作，需具有职业病诊断权利的机构进行诊断。职业病诊断应当结合以下资料综合分析。①职业接触史：职业接触史是确定职业病的先决条件，按时间顺序追溯，重点收集记录既往所在厂矿、车间、工种，接触有害因素种类、时间与程度等。②现场劳动卫生学调查与评价：对职业场所进行调查，了解职业性有害因素的种类、特点、作用方式、强度及同行人员健康受损情况。③临床表现以及辅助检查结果等。

患者的职业史和职业病有害因素接触史是诊断职业病的先决条件，临床表现及辅助检查和现场劳动卫生调查是诊断职业病的重要依据，三者相互联系，互为印证。职业病一经确诊后，诊断机构要向当事人出具职业病诊断证明书，《中华人民共和国职业病防治法》中指出"职业病诊断证明书应由参与诊断的获得职业病诊断资格的执业医师签署，并经承担职业病诊断的医疗卫生机构审核盖章"。确诊为职业病的，用人单位应认真贯彻执行原卫生部、原劳动人事部、财政部及中华总工会颁发的《职业病报告办法》，做好逐级上报工作。

（2）职业病的处理　主要有三个方面的工作。①按照国家有关规定，安排职业病患者进行治疗、康复和定期检查。②按照《职业病范围和职业病患者处理办法的规定》，落实职业病患者应依法享受国家规定的职业病待遇。③对不适宜继续从事原工作的职业病患者，应当调离原岗位，并妥善安置。

💡 素质提升

《中华人民共和国职业病防治法》第五十四条　职业病诊断鉴定委员会组成人员应当遵守职业道德，客观、公正进行诊断鉴定并承担相应的责任。职业病诊断鉴定委员会组成人员不得私下接触当事人，不得接受当事人的财物或者其他好处，与当事人有利害关系的，应当回避。

5. 职业病的预防　职业病的病因是明确的，并且大多是可检测和识别的，因此及时采取预防措施，可有效减少职业性有害因素对劳动者健康造成损害。

职业病的预防应遵循三级预防的原则，以第一级预防为主。第一级预防是通过采取组织措施、技术措施、卫生保健措施，使劳动者尽量不接触或少接触或职业性有害因素，对高危人群制定出就业禁忌证；第二级预防是早期发现病损，早期诊断与及时处理，防止其进一步发展；第三级预防是及时脱离接触职业性有害因素，积极治疗，防止恶化和并发症，保护健康。

（三）工作有关疾病

广义地说，职业病也属于工作有关疾病，但通常所称的工作有关疾病，与职业病有所区别。职业病是指某一特异职业危害因素所致的疾病，有立法意义。而工作有关疾病是指由于劳动者受到职业性有害因素的影响，致使劳动者机体抵抗力下降，从而使得职业人群中常见病、多发病发病率增高，这类与职业有关的非特异性疾病统称为工作有关疾病。

工作有关疾病的范围比职业病更为广泛，故在基层卫生机构中，应将该类疾病列为控制和防范的重要内容，以保护及促进劳动者健康。

常见的工作有关疾病，举例如下。

1. 行为（精神）和身心的疾病　如精神焦虑、忧郁、神经衰弱综合征，常由于工作繁重、各种类型的职业紧张、夜班工作，饮食饮酒、吸烟等因素引起。有时由于对某一职业危害因素产生恐惧心理，而致心理效应和器官功能失调。

2. 慢性非特异性呼吸道疾病　包括慢性支气管炎、肺气肿和支气管哮喘等，是多因素的疾病。吸烟、空气污染、呼吸道反复感染常是主要病因。即使空气中污染物在卫生标准限值以下，患病者仍可发生较重的慢性非特异性呼吸道疾病。

3. 其他　如高血压、消化性溃疡、腰背痛等疾病，常与某些工作有关，如接触二硫化碳可加剧动脉硬化的进展。

三、职业性有害因素的防护与管理

（一）三级预防原则

1. 第一级预防　消除或控制不良工作条件，从根本上阻止职业性有害因素对劳动者产生健康损害。主要采取组织措施、技术措施、合理利用防护措施加强个人防护，以及对高危人群制定出就业禁忌证等。

2. 第二级预防　早发现病损，采取相应措施。当第一级预防未能达到要求，职业性有害因素开始影响劳动者健康时，应尽早发现，及时处理。为此，应开展早期健康检查和相关检测，防止病损的进一步进展。

3. 第三级预防　对已患病者作出正确诊断，及时处理，包括及时脱离接触并进行积极治疗，防止病情恶化和出现并发症，促进康复。

（二）职业卫生与职业医学的防治工作

1. 职业卫生调查　是识别和评价职业性有害因素及其危害的必要手段，也是职业卫生服务和管理的重要内容。调查内容包括：一方面通过对生产工艺过程、劳动过程和工作环境的调查，了解有害因素的性质、品种、来源及职业人群的接触状况；二方面通过环境监测、生物监测，结合健康监护资料，对有害因素的强度及可能造成的健康危害进行评估，为采取防护措施、改善工作环境和制定接触限值等工作提供依据。职业卫生调查分为基本情况调查、专题调查和事故调查3种。

2. 健康监护　对接触职业性有害因素的劳动者进行健康监护，包括就业前体检和定期体检、劳动能力鉴定、建立健康监护档案，其目的是早期发现病损，以便及时处理。对劳动能力已受到影响的人员，应当做劳动能力鉴定，判定其劳动能力受损程度，并按劳保条例规定给予处理。

3. 职业流行病学调查　目的是研究接触职业性有害因素与健康损害的关联程度或因果关系，为职业危害的分析、判定以及采取相应的预防措施提供科学依据。

4. 职业卫生监督 包括预防性卫生监督和经常性卫生监督，其目的是保证劳动条件处于良好状态，是职业卫生管理工作的重要内容之一。

5. 人员培训 对各类非专业人员进行培训可以提高职业卫生与职业医学的知识水平，加强职业健康意识，提高职业卫生与职业医学工作水平。对于不同人员的培训应该有计划地分期、分批进行，不同的人员，培训的内容不同；同一批人员在不同的工作年限，培训内容也不相同。

6. 职业病患者的诊治 对于职业病患者给予及时、准确的诊断治疗，并按相关规定给予合理安排。

7. 应急救援 对于因公损伤或急性职业中毒等患者，首先要进行紧急处理，救援措施及时、恰当，尽可能减轻、减少伤害，保护劳动者的健康。

第二节 职业性物理因素的危害与防治

一、高温

（一）高温作业

1. 高温生产环境中的气象条件及特点 生产环境中的气象条件主要指空气温度、湿度、风速和热辐射，由这些因素构成了工作场所的微小气候。

（1）气温 生产环境中的气温除取决于大气温度外，还受太阳辐射、工作热源和人体散热等的影响。其热能可通过传导和对流的方式，加热生产环境中的空气，并通过辐射加热周围的物体形成二次热源，进而使受热空气的面积增大，温度进一步升高。

（2）气湿 生产环境中的气湿以相对湿度表示。相对湿度80%以上称为高气湿，低于30%称为低气湿。高气湿主要由于水分蒸发和蒸汽释放所致，如纺织、印染、造纸、制革、缫丝、屠宰和潮湿的矿井、隧道等作业。低气湿可见于冬季高温车间中的作业。

（3）气流 生产环境中的气流除受自然界风力的影响外，主要与厂房中的热源有关。热源使空气加热而上升，室外的冷空气从门窗缝隙或通风处进入室内，造成空气对流。室内外温差愈大，产生的气流也愈强。

（4）热辐射 热辐射主要指红外线及一部分可见光的辐射。太阳光照射、生产环境中各种熔炉、燃烧的火焰和熔化的金属等热源均能产生大量热辐射。当物体表面温度超过人体表面温度时，物体向人体传递热辐射而使人体受热，称为正辐射。反之，当周围物体表面温度低于人体表面温度时，人体向周围物体辐射散热，称为负辐射。

2. 高温作业类型

（1）高气温、强热辐射作业 如冶金工业的炼焦、炼铁、轧钢等车间，机械制造工业的铸造、锻造、热处理等车间，陶瓷、玻璃、搪瓷、砖瓦等工业的炉窑车间，火力发电厂和轮船的锅炉间等。这些生产场所的气象特点是气温高、热辐射强度大，而相对湿度较低，形成干热高温环境。

（2）高气温、高气湿作业 其气象特点是高气温、高气湿，热辐射强度不大。例如，印染、缫丝、造纸等工业中液体加热或蒸煮时，车间气温可达35℃上，相对湿度常达90%以上。

（3）夏季露天作业 夏季的农田劳动、建筑、搬运等露天作业，除受太阳的直接辐射作用外，还受到加热地面和周围物体二次辐射源的附加热作用。

（二）高温作业所致疾病

高温作业时，人体可出现一系列生理功能改变，主要为体温调节、水盐代谢、循环系统、消化系统、神经系统、泌尿系统等方面的适应性变化。若不能适应，则可导致急性热致疾病（如刺热、痱子和中暑）和慢性热致疾病（慢性热衰竭、高血压、心肌损害、消化系统疾病、皮肤疾病、热带性嗜睡、肾结石、缺水性热衰竭等）。在这里，我们主要介绍中暑。中暑是高温环境下由于热平衡和（或）水盐代谢紊乱等而引起的一种以中枢神经系统和（或）心血管系统障碍为主要表现的急性热致疾病。中暑按发病机制可分为三种类型，即热射病、热痉挛和热衰竭。临床上往往难于区分这三种类型，它们常以单一类型出现，亦可多种类型并存，我国职业病名单统称为中暑。

1. 热射病　人体在热环境下，散热途径受阻，体温调节机制失调所致。其临床特点为突然发病，体温升高可达 40℃ 以上，开始时大量出汗，以后出现"无汗"，并伴有干热和意识障碍、嗜睡、昏迷等中枢神经系统症状。死亡率甚高。

2. 热痉挛　高温环境下由于大量出汗，体内钠、钾过量丢失所致。主要表现为明显的肌肉痉挛，伴有收缩痛。痉挛以四肢肌肉及腹肌等经常活动的肌肉多见，以腓肠肌痉挛最为常见。痉挛常呈对称性，时而发作，时而缓解。患者神志清醒，体温多正常。

3. 热衰竭　多数认为在高温、高湿环境下，皮肤血流的增加未伴有内脏血管收缩或血容量的相应增加，致脑部暂时供血减少而晕厥。一般起病迅速，先有头晕、头痛、心悸、出汗、恶心、呕吐、皮肤湿冷、面色苍白、血压短暂下降，继而晕厥，体温不高或稍高。通常休息片刻即可清醒，一般不引起循环衰竭。

这三种类型的中暑，热射病最为严重，尽管迅速救治，仍有 20%～40% 的患者死亡。

（三）中暑的诊断和治疗

1. 诊断　根据高温作业人员的职业史及体温升高、肌痉挛或晕厥等主要临床表现，排除其他类似的疾病，可诊断为职业性中暑。中暑按其临床症状的轻重可分为轻症和重症中暑，重症中暑包括热射病、热痉挛、热衰竭。

（1）轻症中暑　具备下列情况之一者，诊断为轻症中暑。①头晕、胸闷、心悸、面色潮红、皮肤灼热；②有呼吸与循环衰竭的早期症状如大量出汗、面色苍白、血压下降、脉搏细弱而快；③肛温升高达 38.5℃ 以上。

（2）重症中暑　凡出现前述热射病、热痉挛或热衰竭的主要临床表现之一者，可诊断为重症中暑。

2. 治疗　主要依据其发病机制和临床症状进行对症治疗。

（四）中暑的预防

近年来，我国总结了一套综合性防暑降温措施，对保护高温作业工人的健康起到积极作用。

1. 技术措施　合理设计工艺流程：改进生产设备和操作方法是改善高温作业劳动条件的根本措施，如钢水连铸、轧钢、铸造、搪瓷等的生产自动化，可使工人远离热源。隔热是防止热辐射的重要措施，可以利用水或导热系数小的材料进行隔热，注意通风降温。

2. 保健措施　提供保健饮料和补充营养，高温作业工人应补充与出汗量相等的水分和盐分。做好个人防护，高温作业工人的工作服，应以耐热、导热系数小而透气性能好的织物制成。加强医疗预防工作，对高温作业工人应进行就业前和入暑前体格检查。

3. 组织措施　我国防暑降温已有较成熟的经验，关键在于加强领导，改善管理，严格遵照国家有关高温作业卫生标准做好厂矿防暑降温工作。

二、噪声

（一）概念

从卫生学意义上讲，凡是使人感到厌烦、不需要或有损健康的声音都称为噪声（noise）。即除了频率和强度无规律的杂乱组合所形成的使人厌烦的声音是噪音以外，其他各种声音，如谈话的声音或音乐，对于不需要的人来说，也属于噪声。长期暴露于一定强度噪声，会造成健康损害。噪声是一种很常见的职业性有害因素。

（二）分类

噪声的分类方法有多种，按照来源，生产性噪声可以分为以下几种。

1. 机械性噪声　由于机械的撞击、摩擦、转动所产生的噪声，如冲压、切割、打磨机械等发出的声音。

2. 流体动力性噪声　气体压力或体积的突然变化或流体流动所产生的声音，如空气压缩或施放（汽笛）发出的声音。

3. 电磁性噪声　指由于电磁设备内部交变力相互作用而产生的声音，如变压器所发出的声音。

（三）噪声对机体的影响

长期接触一定强度的噪声，对人体可产生不良影响，对听觉系统、听觉外系统均可造成不同程度影响。噪声对人体产生的不良影响早期多为可逆性、生理性的改变，但长期接触强噪声后，机体可出现不可逆的病理性损伤。

1. 听觉系统　噪声引起听觉器官的损伤，一般都经历由生理变化到病理改变的过程，即先出现暂时性听阈位移，如暂时性听阈位移不能得到有效恢复，则逐渐发展为永久性听阈位移。

（1）暂时性听阈位移（temporary threshold shift，TTS）　指人接触噪声后引起听阈水平变化，脱离噪声环境后，经过一段时间听力可以恢复到原来水平。①听觉适应：短时间暴露在强烈噪声环境中，机体听觉器官敏感性下降，听阈可提高 10～15dB，刚脱离噪声接触后对外界的声音有"小"或"远"的感觉，离开噪声环境后 1 分钟内即可恢复。听觉适应是机体一种生理性保护现象。②听觉疲劳：较长时间停留在强噪声环境中，听力明显下降，听阈提高 15～30dB，离开噪声环境后，需要数小时甚至数十小时听力才能恢复，称为听觉疲劳。通常以脱离接触后到第二天上班前的间隔时间（16 小时）为限，如果在这样一段时间内听力不能恢复，且因工作需要继续接触噪声，前面噪声暴露引起的听力变化未能完全恢复又再次暴露，使听觉疲劳逐渐加重，听力下降出现累积性改变，听力难以恢复，听觉疲劳便可能发展为永久性听阈位移。

（2）永久性听阈位移（permanent threshold shift，PTS）　是指由噪声或其他因素引起的不能恢复到正常听阈水平的听阈升高。永久性听阈位移属于不可恢复的改变，其具有内耳病理性基础。常见的病理性改变有听毛倒伏、稀疏、缺失，听毛细胞肿胀、变性或消失等。

（3）职业性噪声聋（occupational noise–induced deafness）　是指劳动者在工作过程中，由于长期接触噪声而发生的一种渐进性的感音性听觉损伤，是国家法定职业病。职业性噪声聋是我国最常见职业病之一。

2. 非听觉系统

（1）对神经系统影响　听觉器官感受噪声后，神经冲动信号作用于下丘脑自主神经中枢，可引起一系列神经系统反应。表现为头晕、头痛、睡眠障碍、全身乏力等类神经症，以及出现记忆力减退、情绪不稳定等表现，如易激怒等。

（2）对心血管系统的影响　在噪声作用下，心率可表现为加快或减慢，血压不稳定，长期接触强噪声可引起血压持续性升高。

（3）对消化系统及代谢功能的影响　接触噪声工人可出现胃肠功能紊乱、食欲减退、胃液分泌减少、胃的紧张度降低、蠕动减慢等变化。有研究提示噪声还可引起人体脂代谢障碍，血胆固醇升高。

（4）对生殖功能及胚胎发育的影响　国内外大量的流行病学调查表明，长期接触噪声的女工可出现月经不调现象，接触高强度噪声女工中，妊娠期高血压疾病发病率有增高趋势。

（四）预防措施

1. 控制噪声源 控制或消除噪声源是解决噪声危害的根本方法。采用无声或低声设备代替强噪声机械，如采用无声液压代替高噪声的煅压、以焊接代替铆接等，均可收到较好效果。

2. 控制噪声的传播 应用吸声和消声技术可以获得较好效果。采用吸声材料装饰在车间的内表面如墙壁或屋顶，或在工作场所内悬挂吸声体吸收辐射和反射的声能，可以使噪声强度减低。

3. 制订工业企业卫生标准 尽管噪声可以对人体产生不良影响，但在生产中要想完全消除噪声，既不经济，也不可能。因此，制订合理的卫生标准，将噪声强度限制在一定范围之内，是防止噪声危害的重要措施之一。

4. 加强个体防护 由于各种原因，生产场所的噪声强度并不能得到有效控制，在高噪声条件下工作时，佩戴个人防护用品是保护劳动者听觉器官的一项有效措施。最常用的防护用品是耳塞。

5. 健康监护 定期对接触噪声工人进行健康检查，特别是听力检查，观察听力变化情况，以便早期发现听力损伤，及时采取有效的防护措施。

6. 合理安排劳动和休息 噪声作业应避免加班或连续工作时间过长，否则容易加重听觉疲劳。

三、振动

（一）概念

振动（vibration）系指质点或物体在外力作用下，沿直线或弧线围绕平衡位置（或中心位置）作往复运动或旋转运动。由生产或工作设备产生的振动称为生产性振动。长期接触生产性振动对机体健康可产生不良影响，严重者可引起职业病。

（二）振动的分类与接触机会

根据振动作用于人体的部位和传导方式，可将生产性振动划分为局部振动和全身振动。

1. 局部振动 是指生产中使用手持振动工具或手接触受振工件时，振动直接作用或传递到手臂的机械振动或冲击。局部振动的作业常见于使用风动工具（如风铲、风镐、风钻、气锤、凿岩机、捣固机或铆钉机）、电动工具（如电钻、电锯、电刨等）和高速旋转工具（如砂轮机、抛光机）等。

2. 全身振动 指工作地点或座椅的振动，人体足部或臀部接触振动，通过下肢或躯干传导至全身。在交通工具上作业如驾驶拖拉机、收割机、汽车、火车、船舶和飞机等，或在作业台如钻井平台、振动筛操作台、采矿船上作业时，作业工人主要受全身振动的影响。

有些作业如摩托车驾驶等，可同时接触全身振动和手传振动。

（三）对人体的影响

在生产条件下，作业人员接触的振动强度大、时间长，对机体可以产生不良影响，甚至会引起疾病。

1. 全身振动 大强度剧烈的振动可引起内脏移位或某些机械性损伤，如挤压、出血，甚至撕裂，但这类情况并不多见。低频率的垂直振动可损害腰部，接触全身振动的作业工人脊柱疾病居首位，如工龄较长的各类司机中腰背痛、椎间盘突出、脊柱骨关节病变的检出率增加。其次为胃肠疾病。

低频率、大振幅的全身振动，如车、船、飞机等交通工具的振动，可引起晕动病，是振动刺激前庭器官出现的急性反应症状。常见表现为眩晕、面色苍白、出冷汗、恶心、呕吐等。全身振动的长期作用还可出现前庭器官刺激症状及自主神经功能紊乱，如眩晕、恶心、血压升高、心率加快、疲倦、睡眠障碍，胃肠分泌功能减弱，食欲减退，胃下垂患病率增高，内分泌系统调节功能紊乱，月经周期紊乱，流产率增高。

2. 局部振动　局部振动可以引起外周循环功能改变，外周血管发生痉挛，表现为皮肤温度降低，冷水负荷试验时皮温恢复时间延长。对于振幅大、冲击力强的振动，往往会引起骨、关节的损害，主要改变在上肢，出现手、腕、肘、肩关节局限性骨质增生、骨关节病、骨刺形成、囊样变和无菌性骨坏死，也可见手部肌肉萎缩、掌挛缩病等。

局部振动也可以对人体产生全身性的影响。长期接触较强的局部振动，可引起外周和中枢神经系统的功能改变，表现为条件反射抑制，潜伏时间延长，神经传导速度降低和肢端感觉障碍，如感觉迟钝、痛觉减退等。自主神经功能紊乱表现为组织营养障碍、手掌多汗等。局部振动对听觉也可产生影响，引起听力下降。振动与噪声联合作用可加重听力损伤，加速耳聋的发生和发展。局部振动还可影响消化系统、内分泌系统、免疫系统功能。

局部振动病是长期从事手传振动作业而引起的以手部末梢循环和（或）手臂神经功能障碍为主的疾病，并可引起手、臂骨关节 - 肌肉的损伤。典型表现为职业性雷诺现象（又称振动性白指）。手臂振动病在我国发病的地区和工种分布相当广泛，多发工种有凿岩工、油锯工、砂轮磨光工、铸件清理工、混凝土捣固工、铆工、水泥制管工等。

（四）诊断

按我国《职业性手臂振动病诊断标准》（GBZ 7 - 2014），根据 1 年以上连续从事手传振动作业的职业史，以手部末梢循环障碍、手臂神经功能障碍和（或）骨关节-肌肉损伤为主的临床表现，结合末梢循环功能、神经 - 肌电图检查结果，参考作业环境的职业卫生学资料，综合分析，排除其他病因所致类似疾病，方可诊断。

（五）处理原则

目前尚无特效疗法，基本原则是根据病情进行综合性治疗。应用扩张血管及营养神经的药物，改善末梢循环。也可采用活血化瘀、舒筋活络类的中药治疗并结合物理疗法、运动疗法等，促使病情缓解。必要时进行外科治疗。患者应加强个人防护，注意手部和全身保暖，减少振动性白指的发作。

（六）预防措施

1. 控制振动源　改革工艺过程，采取技术革新，通过减振、隔振等措施，减轻或消除振动源的振动，是预防振动职业危害的根本措施 。如设计自动或半自动的操纵装置，减少手部和肢体直接接触振动的机会，工具的金属部件改用塑料或橡胶，减少因撞击而产生的振动等。

2. 按照国家职业卫生标准　《工作场所有害因素职业接触限值第 2 部分：物理因素》（GBZ 2.2—2007）限制接触振动的强度和时间，可有效地保护作业者的健康，是预防振动危害的重要措施。

3. 改善作业环境，加强个人防护　加强作业过程或作业环境中的防寒、保温措施，合理配备和使用个人防护用品，如防振手套、减振座椅等，能够减轻振动危害。

4. 加强健康监护和日常卫生保健　依法对振动作业工人进行就业前和定期健康体检，早期发现，及时处理患病个体。加强健康管理和宣传教育，提高劳动者保健意识定期监测振动工具的振动强度，结合卫生标准，科学地安排作业时间。

四、电磁辐射

（一）概念

电磁辐射是指电磁波通过空间或媒质传递能量的一种物理现象，包括电离辐射和非电离辐射。凡能使受作用物质发生电离现象的辐射，称电离辐射（ionizing radiation）。电离辐射可来自自然界的宇宙射线及地壳岩石层的铀、钍、镭等，也可来自各种人工辐射源。与职业卫生有关的辐射类型主要有五种，即 X 线、γ 线、α 粒子、β 粒子和中子（n）。

（二）接触机会

核工业系统：放射性矿物的开采、冶炼和加工，以及核反应堆、核电站的建立和运转。射线发生器的生产和使用：加速器、医用和工农业生产使用的 X 线和 γ 线辐射源。放射性核素的加工生产和使用：核素化合物、药物的合成及其在实验研究及诊疗上的应用。天然放射性核素伴生或共生矿生产：如磷肥、稀土矿、钨矿等开采和加工。医疗照射。

（三）作用方式

电离辐射以外照射和内照射两种方式作用于人体。外照射的特点是只要脱离或远离辐射源，辐射作用即停止。内照射是由于放射性核素经呼吸道、消化道、皮肤或注射途径进入人体后，对机体产生作用，其作用直至放射性核素排出体外，或经 10 个半衰期以上的衰变才可忽略不计。

（四）对人体的危害

1. 放射病　指由一定剂量的电离辐射作用于人体所引起的全身性或局部性放射损伤，临床上分为急性、亚急性和慢性放射病。

（1）外照射急性放射病　是指人体一次或短时间（数日）内受到多次全身照射，吸收剂量达到 1Gy 以上所引起的全身性疾病，多见于事故性照射和核爆炸。病程具有明显的时相性，有初期、假愈期、极期和恢复期四个阶段。根据临床表现可分为三种类型，如骨髓型、胃肠型和脑型。

（2）外照射亚急性放射病　是指人体在较长时间（数周到数月）内受电离辐射连续或间断较大剂量外照射，累积剂量大于 1Gy 时所引起的一组全身性疾病。造血功能障碍是外照射亚急性放射病的基本病变。

（3）外照射慢性放射病　是指放射工作人员在较长时间内连续或间断受到超当量剂量的外照射，达到一定累积剂量当量时后出现以造血组织损伤为主，并伴有其他系统症状改变的全身性疾病。

（4）内照射放射损伤　内照射放射损伤的特点是，放射性核素在体内持续作用，新旧反应或损伤与修复同时并存，而且时间迁延，造成临床上无典型的分期表现，靶器官的损伤明显，如骨骼、单核 - 吞噬细胞系统、肝、肾、甲状腺等，某些放射性核素本身放射性性弱，但具有很强的化学毒性，如铀对机体的损伤即以化学毒性为主。内污染可造成远期效应。

（5）放射性复合伤　是在战时核武器爆炸及发生核事故时，人体同时或相继出现以放射损伤为主的复合烧伤、冲击伤等的一类复合伤。其特点是：死亡率高、存活时间短、发病急，症状出现早，休克多见，感染难以控制，造血组织破坏严重，烧伤和创伤愈合困难等。

2. 电离辐射远期效应

（1）诱发恶性肿瘤　辐射致癌效为随机效应，是人类最严重的辐射远期效应。电离辐射可诱发人类恶性肿瘤包括白血病、甲状腺癌、支气管肺癌、乳腺癌和皮肤癌等。白血病是全身照射后诱发的最主要的远期效应。

（2）其他远期效应　电离辐射的远后效应是指受照射后几个月、几年、几十年或直至终生才发生的慢性效应。这种效应可以显现在受照者本人，也可显现在后代，前者称为躯体效应，后者称为遗传效应。远后效应可发生于一次大剂量的急性照射之后，也可发生于长期小剂量累积作用。长半衰期的放射性核素一次大量或多次小量进入机体，又不易排出体外，使机体长期受到照射，同样可引起远期效应。

（3）辐射遗传效应　系随机效应，无剂量阈值，是辐射引起生殖细胞的损伤，从而对胚胎或子代产生影响，导致先天畸形、流产、死产和不育等。

（五）防护措施

放射防护的目标是防止健康危害的确定性效应，同时采取积极措施，尽可能减少随机效应的发生率，使照射剂量达到可接受的安全水平。

1. 放射防护的要点　执行放射防护三原则，即任何照射必须具有正当理由，防护应当实现最优化，严格遵守个人剂量限值的规定。外照射防护，必须具备有效的屏蔽设施，与辐射源保持一定的安全距离以及安排合理的工作时间。内照射防护，主要采取防止放射性核素通过呼吸道、皮肤和消化道进入人体的一系列相应措施，同时还须重视防止核素向空气、水体和土壤逸散。

2. 辐射监测　是指为估算公众及工作人员所受辐射剂量而进行的测量，它是辐射防护的重要组成部分，是衡量公众和工作人员生活环境条件的重要手段。分为个人剂量监测和放射性场所监测。个人剂量监测是对个人实际所受剂量大小的监测。它包括个人外照射剂量监测、皮肤污染监测和体内污染监测。放射性场所监测的目的是保证场所的辐射水平及放射性污染水平低于预定的要求，以保证工作人员处于符合防护要求的环境中，同时还要及时发现一些剂量波动的原因，以便及时纠正和采取临时防护措施。

3. 放射工作人员的健康检查　由放射卫生防护部门与指定的医院协同组织，对放射工作人员进行健康检查。健康检查分为就业前检查、就业中的定期检查、脱离放射工作时的检查以及其后的随访。放射工作人员应建立个人健康档案，当工作调动时，随职员档案一起移交。

第三节　职业性化学因素的危害与防治

一、概述

在一定条件下，较小剂量即可引起机体暂时或永久性病理改变，甚至危及生命的化学物质称为毒物。机体受毒物作用后引起一定程度损害而出现的疾病状态称为中毒。生产过程中产生的，存在于工作环境空气中的毒物称为生产性毒物。劳动者在生产劳动过程中由于接触生产性毒物而引起的中毒称为职业中毒。

（一）生产性毒物的来源与存在形态

生产性毒物主要来源于原料、辅助原料、中间产品（中间体）、成品、副产品、夹杂物或废弃物，有时也来自热分解产物及反应产物。生产性毒物可以固态、液态、气态或气溶胶的形式存在。①气态物质指常温、常压下呈气态的物质，如氯气、氮氧化物、一氧化碳、硫化氢等。②液态物质蒸发或挥发、固态物质升华形成蒸气，前者如苯蒸气，后者如熔磷时产生的磷蒸气；凡沸点低、蒸气压大的液体都易产生蒸气，对液体加温、搅拌、通气、超声处理、喷雾或增大其表面积均可促进蒸发或挥发。③悬浮于空气中的液体微滴称为雾，多由蒸汽冷凝或液体喷洒而形成，如镀铬作业时产生的铬酸雾、喷漆作业时产生的漆雾等。④悬浮于空气中直径小于 $0.1\mu m$ 的固体微粒称为烟尘，多为金属熔融时产生的蒸气在空气中迅速冷凝、氧化形成，如熔炼铅、铜时可产生铅烟、铜烟；有机物加热或燃烧也可形成烟。⑤较长时间悬浮在空气中粒子直径为 $0.1\sim10\mu m$ 的固体微粒称为粉尘，固体物质的机械加工、粉碎，粉状物质在混合、筛分、包装时均可产生粉尘。⑥漂浮在空气中的烟尘、粉尘和雾统称为气溶胶。

（二）生产性毒物的接触机会

在生产劳动过程中主要有以下操作或生产环节有机会接触到毒物，如原料的开采与提炼，加料和出料，成品的处理、包装，材料的加工、搬运、储藏，化学反应控制不当或加料失误而引起冒锅和冲料，物料输送管道或出料口发生堵塞，作业人员进入反应釜出料和清釜，储存气态化学物钢瓶的泄漏，废料的处理和回收，化学物的采样和分析，设备的保养、检修等。

（三）生产性毒物进入人体的途径

生产性毒物主要经呼吸道吸收进入人体，亦可经皮肤和消化道吸收。

1. 呼吸道　因肺泡呼吸膜极薄，扩散面积大（50～100m²），供血丰富，凡呈气体、蒸汽和气溶胶状态的毒物均可经呼吸道吸收进入人体，大部分生产性毒物均由此途径吸收进入人体而导致中毒。经呼吸道吸收的毒物，未经肝脏的生物转化解毒过程即直接进入体循环并分布于全身，故其毒作用发生较快。毒物经呼吸道吸收的速度和数量，与空气中毒物的浓度、分散度以及溶解度的大小等有密切关系。

2. 皮肤　在生产过程中，毒物经皮肤吸收引起中毒者也较常见。有些毒物可通过完整的皮肤吸收，如有机磷农药、苯胺、苯、砷等毒物。生产性毒物经皮肤吸收的数量除与毒物的脂溶性、水溶性有关外，还与接触的皮肤部位、面积和是否有皮肤破损以及生产环境的气温、气湿、劳动强度等因素有关。经皮肤吸收的毒物也不经肝解毒而直接进入血液循环。

3. 消化道　在生产过程中，毒物经消化道摄入所致的职业中毒甚为少见，常见于事故或误服。由于个人卫生习惯不良或食物受毒物污染时，毒物也可经消化道进入体内。经消化道进入的毒物主要在小肠与胃吸收，其吸收速度受胃肠内容物、pH 及其蠕动的影响，毒物部分在肝转化解毒后进入体循环分布全身。

（四）生产性毒物的体内过程

1. 分布　毒物吸收后，随血液循环分布到全身。毒物在体内的分布主要取决于其进入细胞的能力及与组织的亲和力，大多数毒物在体内呈不均匀分布，相对集中于某些组织器官，如铅、氟集中于骨骼，一氧化碳集中于红细胞。在组织器官内相对集中的毒物随时间推移而呈动态变化。最初，常分布于血流量较大的组织器官，随后则逐渐转移至血液循环较差、组织亲和力较大的部位（靶组织或储存库）。

2. 转化　进入机体的毒物，有的直接作用于靶部位产生毒效应，并可以以原形排出。但多数毒物吸收后需经生物转化，即在体内代谢酶的作用下，其化学结构发生一系列改变，形成其衍生物以及分解产物的过程，亦称代谢转化。生物转化主要包括氧化、还原、水解和合成四类反应。毒物经生物转化后，亲脂物质最终变为更具极性和水溶性的物质，有利于经尿或胆汁排出体外；同时，也使其透过生物膜进入细胞的能力以及与组织的亲和力减弱，从而降低或消除其毒性。但是，也有不少毒物经生物转化后其毒性反而增强，或由无毒转变为有毒。许多致癌物如芳香胺、苯并芘等，均是经代谢转化而被活化。

3. 排出　毒物可以以原形或其代谢物的形式从体内排出。排出途径如下。

（1）肾脏　是排泄毒物及其代谢物最有效的器官，也是最重要的排泄途径。许多毒物均经肾脏排出，其排出速度除受肾小球滤过率、肾小管分泌及重吸收作用的影响外，还取决于毒物或其代谢物的分子量、脂溶性、极性和离子化程度。

（2）呼吸道　气态毒物可以以原形经呼吸道排出，例如乙醚、苯蒸气等。排出的方式为被动扩散，排出的速率主要取决于肺泡呼吸膜内外气态毒物的分压差，通气量也影响其排出速度。

（3）消化道　肝脏是毒物排泄的重要器官，尤其对经胃肠道吸收的毒物更为重要。肝脏是许多毒物的生物转化器官，其代谢产物可直接排入胆汁随粪便排出，有些毒物如铅、锰等，可由肝细胞分泌，经胆汁随粪便排出。

（4）其他途径　如汞可经唾液腺排出；铅、锰、苯等可经乳腺排入乳汁。毒物在排出时可损害排出器官和组织，如汞可产生口腔炎。

4. 蓄积　进入机体的毒物或其代谢产物在接触间隔期内，如未能完全排出而逐渐在体内积累的现象称为毒物的蓄积。当毒物的蓄积部位与其靶器官一致时，则易发生慢性中毒。例如，有机汞化合物蓄积于脑组织，可引起中枢神经系统损害。当毒物的蓄积部位并非其靶器官时，又称该毒物的"储存库"，如铅蓄积于骨骼内。储存库内的毒物处于相对无活性状态，在急性毒作用期对毒性危害起缓冲作用，但在某些条件下，如感染、服用酸性药物等，体内平衡状态被打破时，储存库内的毒物可释放入血液，有可能诱发或加重毒性反应，如慢性中毒的急性发作。有些毒物因其代谢迅速，停止接触后，体内含量很快降低，难以检出，但反复接触，因损害效应的累积，仍可引起慢性中毒。例如，反复接触低浓度有机磷农药，由于每次接触所致的胆碱酯酶活力轻微抑制的叠加作用，最终引起酶活性明显抑制，而呈现功能蓄积。

（五）影响毒物对机体毒作用的因素

1. 毒物的化学结构 物质的化学结构不仅直接决定其理化性质，也决定其参与各种化学反应的能力，而物质的理化性质、化学活性又与其生物学活性和生物学作用密切相关，并在某种程度上决定其毒性。例如，氯代饱和烷烃的肝脏毒性随氯原子取代的数量而增大等。据此，可大致推测某些新化学物的毒性和毒作用特点。毒物的理化性质对其进入途径和体内过程有重要影响。分散度高的毒物，易经呼吸道进入，化学活性也大，例如锰的烟尘毒性大于锰的粉尘。挥发性高的毒物，在空气中蒸汽浓度高，吸入中毒的危险性大。毒物的溶解度也和其毒作用特点有关，氧化铅较硫化铅易溶解于血清，故其毒性大于后者，苯的脂溶性强，进入体内主要分布于含类脂质较多的骨髓及脑组织，因此，对造血系统、神经系统毒性较大。刺激性气体因其水溶性差异，对呼吸道的作用部位和速度也不尽相同。

2. 剂量、浓度和接触时间 不论毒物的毒性大小如何，都必须在体内达到一定量才会引起中毒。空气中毒物浓度高，接触时间长，若防护措施不力，则吸收进入体内的量大，容易发生中毒。因此，降低空气中毒物的浓度，缩短接触时间，减少毒物进入体内的量是预防职业中毒的重要环节。

3. 联合作用 毒物与存在于生产环境中的各种因素，可同时或先后共同作用于人体发挥联合作用，其毒效应可表现为独立、相加、协同和拮抗作用。进行卫生学评价时应注意毒物和其他有害因素的联合作用。已知环境温度、湿度可影响毒物的毒作用，在高温环境下毒物的毒作用一般较常温大。

4. 个体易感性 人体对毒物毒作用的敏感性有较大个体差异，即使在同一接触条件下，不同个体所出现的反应可相差很大。造成这种差异的个体因素很多，如年龄、性别、健康状况、生理状况、营养、内分泌功能、免疫状态及个体遗传特征等。

（六）职业中毒的诊断

职业中毒的诊断具有很强的政策性和科学性，直接关系到职工的健康和国家劳动保护政策的贯彻执行。职业中毒是我国最常见的法定职业病种类，其诊断应遵从法定职业病的诊断原则。法定职业病的诊断是由3人及以上组成的诊断组严格按国家颁布的职业病诊断标准集体诊断。在诊断职业中毒的具体操作过程中，尤其是某些慢性中毒，因缺乏特异的症状、体征及检测指标，确诊不易。所以，职业中毒的诊断应有充分的资料，包括职业史、现场职业卫生调查、相应的临床表现和必要的实验室检测，并排除非职业因素所致的类似疾病，综合分析方能做出合理的诊断。

1. 职业史 应详细询问患者的职业史，包括现职工种、工龄、接触毒物的种类、生产工艺、操作方法、防护措施，既往工作经历包括部队服役史、再就业史、打工史及兼职史等，以便综合判断患者接触毒物的机会和程度，这是职业中毒诊断的前提。

2. 职业卫生现场调查 应深入作业现场，进一步了解患者所在岗位的生产工艺过程、劳动过程、空气中毒物的浓度、预防措施、同一接触条件下的其他人员有无类似发病情况等，从而判断患者在该条件下，是否可能引起职业中毒。

3. 症状与体征 诊断分析应注意其临床表现与所接触毒物的毒作用特点是否相符，中毒的程度与其接触强度是否相符，尤应注意各种症状、体征发生的时间顺序及其与接触生产性毒物的关系。一般来说，急性职业中毒因果关系较明确，而慢性职业中毒的因果关系有时还难以确立。

4. 实验室检查　对职业中毒的诊断具有重要意义，主要包括接触指标和效应指标。接触指标指测定生物材料中毒物或其代谢产物是否超出正常值范围，如尿铅、血铅、尿酚、尿甲基马尿酸等。

效应指标包括：①反映毒作用的指标，如铅中毒者检测尿 δ - 氨基 - γ 酮戊酸脱水酶；有机磷农药中毒者检测血液胆碱酯酶活性等。②反映毒物所致组织器官病损的指标，包括血、尿常规检测和肝、肾功能实验等，例如镉致肾小管损伤可测定尿低分子蛋白（β_2 - 微球蛋白）以及其他相关指标。

上述各项诊断依据，要全面、综合分析，才能做出切合实际的诊断。对有些暂时不能明确诊断的患者，应先作对症处理、动态观察，逐步深化认识，再做出正确的诊断，否则可能引起误诊误治，如将铅中毒所致急性腹部绞痛误诊为急性阑尾炎而行阑尾切除术等，导致误诊误治的原因很多，主要是供诊断分析用的资料不全，尤其是忽视职业史及现场调查资料的收集。

（七）职业中毒的急救和治疗原则

职业中毒的治疗可分为病因治疗、对症治疗和支持疗法三类。病因治疗的目的是尽可能消除或减少致病的物质基础，并针对毒物致病的机制进行处理。及时合理的对症处理是缓解毒物引起的主要症状，促进机体功能恢复的重要措施。支持疗法可改善患者的全身状况，促进康复。

1. 急性职业中毒

（1）现场急救　脱离中毒环境，立即将患者移至上风侧或空气新鲜的场所，注意保持呼吸道通畅。若患者衣服、皮肤被毒物污染，应立即脱去污染的衣物，并用清水彻底冲洗皮肤（冬天宜用温水）。如遇水可发生化学反应的物质，应先用干布抹去污染物，再用水冲洗。现场救治时，应注意对心、肺、脑、眼等重要脏器的保护。对重症患者，应严密注意其意识状态、瞳孔、呼吸、脉搏、血压的变化。若发现呼吸、循环障碍时，应及时对症处理，具体措施与内科急救原则相同。对严重中毒需转送医院者，应根据症状采取相应的转院前救治措施。

（2）阻止毒物继续吸收　患者到达医院后，如发现现场紧急清洗不够彻底，则应进一步清洗。对气体或蒸汽吸入中毒者，可给予吸氧。经口中毒者，应立即催吐、洗胃或导泻。

（3）解毒和排毒　应尽早使用解毒排毒药物，解除或减轻毒物对机体的损害。必要时，可用透析疗法或换血疗法清除体内的毒物。常用的特效解毒剂如下：①金属络合剂主要有乙二胺四乙酸二钠钙（$CaNa_2$ - DTA）、二乙烯三胺五乙酸三钠钙（$CaNa_2$ - DTPA）、二巯基丙醇（BAL）、二巯基丁二酸钠（NaD - MS）、二巯基丁二酸等，可用于治疗铅、汞、砷、锰等金属和类金属中毒。②高铁血红蛋白还原剂常用的有美蓝（亚甲蓝），可用于治疗苯胺、硝基苯类等高铁血红蛋白形成剂所致的急性中毒。③氰化物中毒解毒剂如亚硝酸钠、硫代硫酸钠等，主要用于救治氰化物、丙烯腈等含"CN-"化学物所致的急性中毒。④有机磷农药中毒解毒剂主要有氯解磷定、解磷定、阿托品等。⑤氟乙酰胺中毒解毒剂常用的有乙酰胺等。

（4）对症治疗　由于针对病因的特效解毒剂种类有限，因而对症治疗在职业中毒的救治中极为重要，主要目的在于保护体内重要器官的功能，缓解病痛，促使患者早日康复，有时可挽救患者的生命。

2. 慢性职业中毒　早期常为轻度可逆的功能性改变，继续接触则可演变成严重的器质性病变，故应及早诊断和处理。中毒患者应脱离毒物接触，及早使用有关的特效解毒剂，如 NaD - MS、$CaNa_2$ - EDTA 等金属络合剂。慢性中毒患者经治疗后，应对其进行劳动能力鉴定，并安排合适的工作或休息。

（八）生产性毒物危害的控制原则

1. 将毒物从生产工艺流程中根除　采用无毒或低毒物质代替有毒或高毒物质，如硅整流器代替汞整流器、无汞仪表代替含汞仪表等。

2. 降低毒物浓度 加强技术革新和通风排毒，将环境空气中毒物浓度控制在国家职业卫生标准以内，保证不对接触者产生明显健康危害是预防职业中毒的关键。

（1）技术革新 对生产或使用有毒物质的作业，原则上应尽可能密闭生产。应用先进的技术和工艺，尽可能采取遥控或程序控制，最大限度地减少操作者接触毒物的机会。例如，手工电焊改为自动电焊，蓄电池生产中干式铅粉灌注改为灌注铅膏等。

（2）通风排毒 根据生产工艺和毒物的理化性质、发生源及生产设备的不同特点，选择合适的排毒装置，采用局部通风排毒系统将毒物排出。通风排毒的基本原则是尽量靠近毒物逸散处，既可防止毒物扩散又不影响生产操作，且便于维护检修。含有毒物的空气，必须经净化处理后才可排出。

3. 个体防护 是预防职业中毒的重要辅助措施。合理选择个体防护用品，包括呼吸防护器、防护帽、防护眼镜、防护面罩、防护服和皮肤防护用品等，选择个人防护用品应注意其防护特性和效能。在有毒物质作业场所，还应设置如淋浴室、更衣室和个人专用衣箱等必要的卫生设施。对能经皮吸收或局部作用危害大的毒物还应配备皮肤和眼睛的冲洗设施。

4. 工艺、建筑布局 生产工序的布局不仅要满足生产上的需要，而且应符合职业卫生要求。有毒物逸散的作业，应根据毒物的毒性、浓度和接触人数等对作业区实行分区隔离，以免产生叠加影响。有害物质发生源，应布置在下风侧。如布置在同一建筑物内时，将发生有毒气体的生产工艺过程布置在建筑物的上层。对容易积存或被吸附的毒物如汞，可产生有毒粉尘飞扬的厂房，建筑物结构表面应符合有关卫生要求，防止沾积尘毒及二次飞扬。

5. 职业卫生服务 健全的职业卫生服务在预防职业中毒中极为重要，职业卫生人员除积极参与上述工作外，还应对作业场所空气中毒物浓度进行定期或不定期的监测和监督。对接触有毒物质的人群实施健康监护，认真做好上岗前和定期健康检查，排除职业禁忌证，发现早期的健康损害，并及时采取有效的预防措施。

6. 安全卫生管理 应积极做好管理部门和作业者职业卫生知识的宣传教育，使有毒作业人员充分享有职业中毒危害的"知情权"，企业及安全卫生管理者应尽"危害告知"义务，双方共同参与职业中毒危害的控制和预防。此外，对接触毒物的作业人员，合理实施有毒作业保健待遇制度，适当开展体育锻炼，以增强体质，提高机体抵抗力。

二、铅中毒

（一）理化特性

铅（lead，Pb）为灰白色重金属，熔点327°C，沸点1620°C。当加热至400°C时，即有大量铅蒸汽逸出，在空气中冷凝形成氧化铅烟。随着熔铅温度升高，还可逐步生成氧化铅、三氧化二铅、四氧化三铅等。金属铅不溶于水，但溶于稀盐酸、碳酸和有机酸。铅的化合物多为粉末状，大多不溶于水，但可溶于酸。

（二）接触机会

铅的用途很广，接触铅的作业有120多种，如金属铅铅矿开采及冶炼，含铅金属冶炼、熔铅、造船工业中的熔割、电焊，传统印刷业的铸版、铸字，制造电缆，接触铅化合物主要为制造蓄电池、玻璃、搪瓷、涂料以及橡胶制品等。

（三）毒理

1. 吸收 铅化合物可通过呼吸道和消化道吸收。生产过程中，铅及其化合物主要以粉尘、烟或蒸汽的形式污染生产环境。呼吸道是其主要吸入途径，其次是消化道。铅经呼吸道吸收较为迅速，吸入的氧化铅烟约有40%吸收入血液循环，其余由呼吸道排出。铅尘的吸收取决于颗粒大小和溶解度。经消化道吸收主要是由在铅作业场所进食、饮水、吸烟或摄取被铅污染的食物引起。儿童经过呼吸道和消化道对铅的吸收率明显高于成人。

2. 分布　血液中的铅90%以上与红细胞结合，其余在血浆中。血浆中的铅一部分是活性较大的可溶性铅，主要为磷酸氢铅和甘油磷酸铅，另一部分是血浆蛋白结合铅。血液中的铅初期随血液循环分布于全身各器官系统中，以肝、肌肉、皮肤、结缔组织含量较高，其次是肺、肾、脑。数周后，由软组织转移到骨，并以难溶的磷酸铅形式沉积下来。人体内约95%的铅沉积于骨、毛发、牙齿等组织中。

3. 代谢　铅在体内的代谢与钙相似，凡能影响钙在体内贮存和排出的因素，均可影响到铅的代谢。缺铁、缺钙及高脂饮食可增加胃肠道对铅的吸收。当缺钙或因感染、饮酒、外伤、服用酸性药物等改变体内酸碱平衡时，以及骨疾病（如骨质疏松症、骨折），可致骨内储存的磷酸铅转化为溶解度增大100倍的磷酸氢铅而进入血液，使血液中铅浓度短期内急剧升高，引起铅中毒症状发作或使其症状加重。

4. 排泄　体内的铅主要经肾脏随尿排出，尿中排出量可代表铅的吸收状况。部分铅可随粪便、唾液、汗液、乳汁、月经、脱落的皮屑等排出。乳汁内的铅可影响婴儿，血铅也可通过胎盘进入胎儿体内而影响到子代。

（四）临床表现

经口摄入大量铅化合物可致急性铅中毒，多表现为胃肠道症状，如恶心、呕吐、腹绞痛等，少数出现中毒性脑病。职业性铅中毒基本上为慢性中毒，主要有神经系统、消化系统和血液系统三方面的症状。

1. 神经系统　主要表现为类神经症、周围神经病，严重者出现中毒性脑病。类神经症是铅中毒早期和常见症状，表现为头晕、头痛、乏力、失眠、多梦、记忆力减退等，属功能性症状。周围神经病分为感觉型、运动型和混合型。感觉型表现为肢端麻木，四肢末端呈手套、袜套样感觉障碍。运动型表现为握力减退，进一步发展为伸肌无力和麻痹，甚至出现"腕下垂"或"足下垂"。严重铅中毒病例可出现中毒性脑病，表现为头痛、恶心、呕吐、高热、烦躁、抽搐、嗜睡、精神障碍、昏迷等症状，在职业性中毒中已极为少见。

2. 消化系统　表现为口内金属味、食欲减退、恶心、隐性腹痛、腹胀、腹泻与便秘交替出现等。重者可出现腹绞痛，多为突然发作，部位常在脐周，发作时患者面色苍白、烦躁、冷汗、体位卷曲，一般镇痛药不易缓解，发作可持续数分钟以上。检查腹部常平坦柔软，轻度压痛但无固定点，肠鸣音减弱，常伴有暂时性血压升高和眼底动脉痉挛。腹绞痛是慢性铅中毒急性发作的典型症状。

3. 血液及造血系统　可有轻度贫血，多呈低色素正常细胞性贫血，亦有呈小细胞性贫血、卟啉代谢障碍，点彩红细胞、网织红细胞、碱粒红细胞增多等。

4. 其他　口腔卫生不好者，在齿龈与牙齿交界边缘上可间暗蓝色线，即铅线。部分患者肾损害较严重时，可出现蛋白尿及肾功能减退，尿中有红细胞、管型，也可引起月经失调、流产。此外，铅可使男工精子数目减少、活动力减弱和畸形率增加。

（五）诊断

根据确切的铅职业接触史，以神经、消化、造血系统损害为主的临床表现和有关实验室检查结果为主要依据，结合现场职业卫生学调查资料，进行综合分析，排除其他原因引起的类似疾病后，方可诊断。我国现行的《职业性慢性铅中毒诊断标准》（GBZ37—2015）规定如下。

1. 轻度中毒　①血铅≥2.9μmol/L（600μg/L），或尿铅≥0.58μmol/L（120μg/L），且具有下列一项表现者：a. 红细胞锌原卟啉（ZPP≥2.91μmol/L（13.0μg/gHb）；b. 尿δ-氨基-γ-酮戊酸≥61.0μmol/L（8000μg/L）（见WS/T 92）；c. 有腹部隐痛、腹胀、便秘等症状。②络合剂驱铅后尿铅≥

3.86μmol/L（800μg/ L）或 4.82μmol/24h（1000μg/24h）者，可诊断为轻度铅中毒。

2. 中度中毒　在轻度中毒的基础上，具有下列一项表现者：①腹绞痛；②贫血；③轻度中毒性周围神经病。

3. 重度中毒　在中度中毒的基础上，具有下列一项表现者：①铅麻痹；②中毒性脑病。

（六）处理原则

1. 轻度、中度中毒　治愈后可恢复原工作，不必调离铅作业。

2. 重度中毒　必须调离铅作业，并根据病情给予治疗和休息。

（七）治疗方法

1. 驱铅疗法　常用金属络合剂驱铅，一般 3～4 日为 1 个疗程，间隔 3～4 日，根据病情使用 3～5 个疗程，剂量及疗程应根据患者具体情况结合药物的品种、剂量而定。首选依地酸二钠钙，每日 1.0g 静脉注射或葡萄糖液静脉滴注。

2. 对症支持疗法　根据病情给予支持疗法，如有类神经症者给以镇静剂，腹绞痛发作时可静脉注射葡萄糖酸钙或皮下注射阿托品 。

3. 一般治疗　适当休息，合理营养，补充维生素等。

（八）预防

降低生产环境空气中铅浓度，使之达到卫生标准是预防的关键，同时应加强个人防护。

1. 降低铅浓度　①用无毒或低毒物代替铅：如用锌钡白代替铅白制造油漆，用激光或电脑排版代替铅字排版等。②加强生产工艺改革：实行生产过程机械化、自动化、密闭化。如铅熔炼用机械浇铸代替手工操作，蓄电池制造采用铸造机、涂膏机、切边机等，以减少铅尘飞扬。③加强通风：如熔铅锅、铸字机、修版机等均可设置吸尘排气罩，抽出烟尘净化后再排出。

2. 加强个人防护和卫生操作制度　铅作业工人应穿工作服，戴滤过式防尘烟口罩。严禁在车间内吸烟、进食，饭前洗手，下班后淋浴。坚持车间内湿式清扫制度，定期监测车间空气中铅浓度和设备检修。定期对工人进行体检，有铅吸收的工人应早期进行驱铅治疗。妊娠及哺乳期妇女应暂时调离铅作业。

（九）职业禁忌证

神经系统器质性疾病、明显肝肾疾病、贫血、心血管器质性疾病的患者不宜从事接触铅的作业。

三、汞中毒

（一）理化特性

汞（mercury，Hg）俗称水银，为银白色液态金属，不溶于水，可溶于脂类。汞在常温下即可蒸发，气温愈高蒸发愈快，空气流动时蒸发更多。汞表面张力大，溅落后形成很多小汞珠，可被泥土、地面缝隙、衣物等吸附，增加蒸发表面积并成为作业场所的二次污染源。

（二）接触机会

汞矿开采与冶炼，尤其是土法火式炼汞，除了职业接触外，还严重污染空气、土壤和水源。电工器材、仪器仪表制造和维修，如温度计、气压表、血压计、石英灯、荧光灯等。用汞作阴极电解食盐生产烧碱和氯气，塑料、染料工业用汞作催化剂 。生产含汞药物及试剂，用于靴革、印染、防腐、涂料等，用汞齐法提取金银等贵金属，用金汞齐镀金镏金，口腔科用银汞柱填补龋齿，军工生产中用雷汞制造雷管做起爆剂等。

（三）毒理

金属汞主要以蒸气形式经呼吸道进入体内。由于汞蒸气具有脂溶性，可迅速弥散，透过肺泡壁被吸收，吸收率可 70% 以上，空气中汞浓度增高时，吸收率也增加。金属汞很难经消化道吸收，但汞盐及有机汞化合物易被消化道吸收。

汞及其化合物进入机体后，最初分布于红细胞及血浆中，随后到达全身很多组织。最初集中在肝，随后转移至肾脏，主要分布在肾皮质，以近曲小管上皮组织内含量最多，导致肾小管重吸收功能障碍，在肾功能尚未出现异常时可观察到尿中某些酶和蛋白的改变。汞可通过血-脑屏障进入脑组织，并在脑中长期蓄积。汞也易通过胎盘进入胎儿体内，影响胎儿发育。

汞主要经肾脏随尿排出，少量可随粪便、呼气、乳汁、唾液、汗液、毛发等排出，汞中毒的机制尚不完全清楚。汞吸收进入体内后，在血液内通过过氧化氢酶氧化为二价汞离子，该离子与蛋白质的巯基具有特殊亲和力，而巯基是细胞代谢过程中许多重要酶的活性部分，当汞与这些酶的巯基结合，干扰其活性甚至使其失活。

（四）临床表现

1. 急性中毒　短时间吸入高浓度汞蒸气或摄入可溶性汞盐可致急性中毒，多由于在密闭空间内工作或意外事故造成。起病急，发热、咳嗽、呼吸困难、口腔炎和胃肠道症状，继之可发生化学性肺炎、肺水肿等。急性汞中毒常出现皮疹，多呈现泛发性红斑、丘疹或斑丘疹，可融合成片。口服汞盐可引起胃肠道症状，恶心、呕吐、腹泻和腹痛，并可引起肾脏和神经损害。

2. 慢性中毒　慢性汞中毒较常见，早期主要表现为神经衰弱综合征，进一步发展出现特异症状和体征，主要表现为易兴奋症、震颤和口腔炎三大典型症状。易兴奋症表现为性格改变乃至精神症状，如易激动、烦躁、焦虑、记忆力减退和情绪波动。汞性震颤开始时为手指、舌、眼微小震颤，进一步可发展成意向性粗大震颤，也可伴有头部震颤和运动失调，后期可出现幻觉和痴呆。口腔炎为黏膜糜烂、牙龈肿胀、牙齿松动，有时可见汞线。

（五）诊断

根据接触金属汞的职业史、出现相应的临床表现及实验室检查结果，参考职业卫生学调查资料，进行综合分析，排除其他病因所致类似疾病后，方可诊断。具体诊断标准参见《职业性汞中毒诊断标准》（GBZ89－2007）。

（六）治疗原则

1. 急性中毒治疗原则　迅速脱离现场，脱去污染衣服，静卧，保暖，使用二巯基丙磺酸钠或二巯基丁二钠进行驱汞治疗，对症处理与内科相同。但需要注意口服汞盐患者不应该洗胃，应尽快口服蛋清、牛奶或豆浆等，保护被腐蚀的胃壁。

2. 慢性中毒治疗原则　应调离汞作业及其他有害作业，采用二巯基丙磺酸钠或二巯基丁二钠、二巯基丁二酸进行驱汞治疗，对症处理和内科相同。

（七）预防

1. 改革工艺及生产设备　如采用无毒原料代替汞，电子仪表、气动仪表代替汞仪表，实现生产过程自动化、密闭化，加强通风排毒等措施，控制工作场所空气汞浓度。

2. 加强个人防护，建立卫生操作制度　接触汞作业应穿工作服，戴防毒口罩或碘处理过的活性炭口罩，工作服应定期更换、清洗除汞并禁止携出车间。

3. 定期健康体检及就业前体检　汞作业工人每年应坚持健康体检，查出汞中毒的患者应调离汞作业并进行驱汞治疗。坚持就业前体检，患有明显肝、肾和胃肠道器质性疾病、口腔疾病、精神神经性疾病等应列为职业禁忌证。妊娠和哺乳期女工应暂时脱离汞作业。

四、苯中毒

（一）理化特性

苯（benzene）是最简单的芳香族有机化合物，常温下为无色油状液体，有特殊芳香味，极易挥发，易着火，微溶于水，易与乙醇、三氯甲烷（氯仿）、乙醚、汽油、丙酮、二硫化碳等有机溶剂互溶。

（二）接触机会

苯在工农业生产中被广泛使用。①作为溶剂、萃取剂和稀释剂，用于生药的浸渍、提取、重结晶，以及油墨、树脂、人造革、粘胶和油漆等制造。②作为有机化学合成中常用的原料，如制造苯乙烯、苯酚、药物、农药，合成橡胶、塑料、洗涤剂、染料、炸药等。③苯的制造，如焦炉气、煤焦油的分馏、石油的裂化重整与乙炔合成苯。④用作燃料，如工业汽油中苯的含量可高达10%以上。

（三）毒理

生产环境中苯以蒸汽形式由呼吸道进入人体，皮肤吸收很少，虽然经消化道吸收完全，但实际意义不大。苯通过呼吸道吸收进入人体后，主要分布在含类脂质较多的组织和器官中，如骨髓、脂肪组织、脑、肝、肾等。苯中毒的发病机制尚未完全阐明，目前认为主要是由于苯的代谢产物（主要是酚类物质）被转运到骨髓或其他器官而表现出的对骨髓造血功能的毒性和致白血病作用。

（四）临床表现

1. 急性中毒 急性苯中毒是由于短时间吸入大量苯蒸汽引起，主要表现为中枢神经系统的麻醉作用。轻者出现兴奋、欣快感、步态不稳，以及头晕、头痛、恶心、呕吐、轻度意识模糊等。重者神志模糊加重，由浅昏迷进入深昏迷状态或出现抽搐。如抢救不及时可因呼吸中枢麻痹而死亡。

2. 慢性中毒 长期接触低浓度苯蒸汽可引起慢性中毒，其临床表现主要是神经系统和造血系统的变化。①神经衰弱和自主神经功能紊乱是慢性苯中毒的最早征象，患者可表现为头痛、头晕、乏力、失眠、多梦、记忆力减退以及心动过速或过缓，皮肤划痕试验阳性等。②造血系统的损害是慢性苯中毒的主要特征，早期以白细胞总数和中性粒细胞减少为主，进而出现血小板减少和出血倾向，患者可有鼻出血、牙龈出血、月经过多等临床表现。③皮肤改变指经常接触苯，皮肤因脱脂而表现为干燥、皲裂，有的可出现瘢疹、湿疹或毛囊炎等改变。

（五）诊断

急性苯中毒的诊断根据短期内吸入大量苯蒸汽职业史，以意识障碍为主的临床表现，结合现场职业卫生学调查，参考实验室检测指标，进行综合分析，并排除其他疾病引起的中枢神经系统损害，方可诊断。慢性苯中毒的诊断根据较长时期密切接触苯的职业史，造血系统损害为主的临床表现，结合现场职业卫生学调查，参考实验室检测指标，进行综合分析，并排除其他原因引起的血象、骨髓象改变，方可诊断。具体诊断参见《职业性苯中毒诊断标准》（GBZ 68—2013）。

1. 急性苯中毒 ①轻度中毒：短期内吸入大量苯蒸汽后出现头晕、头痛、恶心、呕吐、黏膜刺激症状，伴有轻度意识障碍。②重度中毒：吸入大量苯蒸汽后出现下列临床表现之一者：a. 中、重度意识障碍；b. 呼吸循环衰竭；c. 猝死。

2. 慢性苯中毒 ①轻度中毒：有较长时间密切接触苯的职业史，可伴有头晕、头痛、乏力、失眠、记忆力减退、易感染等症状。在3个月内每2周复查一次血常规，具备下列条件之一者：a. 白细胞计数大多低于4×10^9/L或中性粒细胞低于2×10^9/L；b. 血小板计数大多低于80×10^9/L。②中度中毒：多有慢性轻度中毒症状，并有易感染和（或）出血倾向。具备下列条件之一者：a. 白细胞计数低于4×10^9/L

或中性粒细胞低于 $2\times10^9/L$，伴血小板计数低于 $80\times10^9/L$；b. 白细胞计数低于 $3\times10^9/L$ 或中性粒细胞低于 $1.5\times10^9/L$；c. 血小板计数低于 $60\times10^9/L$。③重度中毒：在慢性中度中毒的基础上，具备下列表现之一者：a. 全血细胞减少症；b. 再生障碍性贫血；c. 骨髓增生异常综合征；d. 白血病。

（六）处理原则

1. 急性中毒　应迅速将中毒患者移至空气新鲜处，立即脱去被苯污染的衣服，用肥皂水清洗被污染的皮肤，注意保暖。急性期应卧床休息。急救原则与内科相同，可用葡萄糖醛酸，忌用肾上腺素。

2. 慢性中毒　无特效解毒药，治疗根据造血系统损害所致血液疾病对症处理。可用有助于造血功能恢复的药物，并给予对症治疗。再生障碍性贫血或白血病的治疗原则同内科。工人一经确定诊断为苯中毒，即应调离接触苯及其他有毒物质的工作。

（七）预防

1. 改革工艺和通风排毒　生产过程密闭化、自动化和程序化，安装有充分效果的局部通风排毒设备并定期维修，使生产环境空气中苯的浓度低于国家卫生标准。

2. 采用无毒或低毒的物质取代苯　如在油漆及制鞋工业中，以汽油、甲苯、二甲苯等作为稀薄剂或粘胶剂，以乙醇等作为有机溶剂或萃取剂。

3. 卫生保健措施　定期开展劳动卫生学调查，监测作业现场空气中苯的浓度。作业工人应加强个人防护，如戴防苯口罩或使用送风式面罩。做好就业前体检，血象指标偏低、各种血液病、严重的全身性皮肤病、月经过多或功能性子宫出血为职业禁忌证，均不宜从事接触苯的作业。就业中定期体检，女工怀孕期或哺乳期必须调离苯作业。

五、刺激性气体与窒息性气体中毒

（一）刺激性气体中毒

刺激性气体（irritant gas）是指对眼、呼吸道黏膜和皮肤具有刺激作用，引起机体以急性炎症、肺水肿为主要病理改变的一类气态物质。包括在常态下气体以及在常态下虽非气体，但可以通过蒸发、升华或挥发后形成蒸气或气体的液体或固体物质。此类气态物质多具有腐蚀性，生产中常因不遵守操作规程，容器或管道等设备被腐蚀，发生跑、冒、滴、漏等污染作业环境，在化学工业生产中最容易发生。

1. 种类　刺激性气体种类较多，按其化学结构和理化特性，可分为酸（如无机酸硫酸、有机酸甲酸等）、成酸氧化物（二氧化硫、三氧化硫等）、成酸氢化物（氯化氢、三氧化硫等）、卤族元素（氟、溴、碘）、无机氯化物（氯化氢、二氧化氯等）、卤烃类（溴甲烷、碘甲烷等）、酯类（氯甲酸甲酯、丙烯酸甲酯等）、醚类（氯甲基甲醚）、醛类（甲醛、乙醛等）、酮类（乙烯酮、甲基丙烯酮），氨胺类（氨、乙胺等），强氧化剂（臭氧），金属化合物（氧化镉、五氧化二钒等）。

2. 毒理　刺激性气体的毒性按其化学作用主要是酸、碱和氧化剂。酸可从组织中吸出水分，凝固其蛋白质，使细胞坏死。胺类遇水形成碱，可由细胞中吸出水分并皂化脂肪，使细胞发生溶解性坏死。氧化剂如氧、臭氧、二氧化氮可直接或通过自由基氧化，导致细胞膜氧化损伤。通常刺激性气体以局部损害为主，其损害作用的共同特点是引起眼、呼吸道黏膜及皮肤不同程度的炎性病理反应，刺激作用过强时可引起喉头水肿、肺水肿以及全身反应。病变程度主要取决于吸入刺激性气体的浓度和持续接触时间。病变的部位与其水溶性有关，水溶性高的毒物易溶解附着在湿润的眼和上呼吸道黏膜局部，立即产生刺激作用，出现流泪、流涕、咽痒、呛咳等症状，如氯化氢、氨。中等水溶性的毒物，其作用部位与浓度有关。低浓度时只侵犯眼和上呼吸道，如氯、二氧化硫。而高浓度时则可侵犯全呼吸道。水溶性低的毒物，通过上呼吸道时溶解少，故对上呼吸道刺激性较小，如二氧化氮、光气，易进入呼吸道深部，对肺组织产生刺激和腐蚀，常引起化学性肺炎或肺水肿。液体刺激性气态物质直接接触皮肤黏膜或溅入眼内可引起皮肤灼伤及眼角膜损伤。

3. 临床表现

（1）**急性刺激作用**　眼和上呼吸道刺激性炎症，如流泪、畏光、结膜充血、流涕、喷嚏、咽痛、咽部充血、呛咳、胸闷等。吸入较高浓度的刺激性气体可引起中毒性咽喉炎、气管炎、支气管炎和肺炎。吸入高浓度的刺激性气体可引起喉头痉挛或水肿，严重者可窒息死亡。

（2）**中毒性肺水肿**　吸入高浓度刺激性气体后所引起的以肺泡内及肺间质过量的体液潴留为特征的病理过程，最终可导致急性呼吸功能衰竭，是刺激性气体所致的最严重的危害和职业病常见的急症之一。中毒性肺水肿的发生主要决定于刺激性气体的毒性、浓度、作用时间、水溶性及机体的应激能力。易引起肺水肿较常见的刺激性气体有光气、二氧化氮、氨、氯、臭氧、硫酸二甲酯、溴甲烷、甲醛、丙烯醛等。

（3）**急性呼吸窘迫综合征（ARDS）**　刺激性气体中毒、创伤、休克、烧伤、感染等心源性以外的各种肺内外致病因素所导致的急性进行性呼吸窘迫、缺氧性呼吸衰竭。主要病理特征为肺毛细血管通透性增高所导致的肺泡渗出液中富含蛋白质的肺水肿及透明膜形成，并伴有肺间质纤维化。本病死亡率可高达50%。刺激性气体所致中毒性肺水肿与ARDS之间的概念、致病机制、疾病严重程度以及治疗和预后存在着量变到质变的本质变化。

（4）**慢性影响**　长期接触低浓度刺激性气体，可能成为引起慢性结膜炎、鼻炎、咽炎、慢性支气管炎、支气管哮喘、肺气肿的综合因素之一。急性氯气中毒后可遗留慢性喘息性支气管炎。有的刺激性气体还具有致敏作用，如氯、甲苯二异氰酸酯等。

4. 诊断

（1）**轻度中毒**　有眼及上呼吸道刺激症状，如流泪、咽痛、呛咳、胸闷等，也可有咳嗽加剧、咯黏液性痰，偶有痰中带血。体征有眼结膜、咽部充血及水肿，两肺呼吸音粗糙，或可有散在性干、湿啰音，胸部X线表现为肺纹理增多、增粗、延伸或边缘模糊。符合急性气管–支气管炎或支气管周围炎。

（2）**中度中毒**　凡具有下列情况之一者，可诊断为中度中毒。①呛咳、咯痰、气急、胸闷等，可有痰中带血，两肺有干、湿性啰音，常伴有轻度发绀，胸部X线表现为两中、下肺野可见点状或小斑片状阴影，符合急性支气管肺炎。②咳嗽、咯痰、胸闷和气急较严重，肺部两侧呼吸音减低，可无明显啰音，胸部X线表现为肺纹理增多、肺门阴影增宽、境界不清、两肺散在小点状阴影和网状阴影，肺野透明度减低，常可见水平裂增厚，有时可见支气管袖口征和（或）克氏B线。符合急性间质性肺水肿。③咳嗽、咯痰、痰量少到中等，气急、轻度发绀、肺部散在性湿啰音，胸部X线显示单个或少数局限性轮廓清楚、密度增高的类圆形阴影。符合急性局限性肺泡性肺水肿。

（3）**重度中毒**　凡有下列情况之一者，可诊断为重度中毒。①剧烈咳嗽、咯大量白色或粉红色泡沫痰，呼吸困难，明显发绀，两肺密布湿性啰音，胸部X线表现两肺野有大小不一、边缘模糊的粟粒小片状或云絮状阴影，有时可融合成大片状阴影，或呈蝶状形分布。符合弥漫性肺泡性肺水肿或中央性肺泡性肺水肿。②上列情况更为严重，呼吸频数大28次/分，或（和）有呼吸窘迫。胸部X线显示两肺广泛呈融合的大片状阴影，血气分析氧分压/氧浓度（PaO_2/FiO_2）≤26.7kPa，符合急性呼吸窘迫综合征。③窒息。④并发严重气胸、纵隔气肿或严重心肌损害等。⑤猝死。

5. 防治原则

（1）**防治肺水肿**　肺水肿是刺激性气体的主要危害，积极防治肺水肿是抢救刺激性气体中毒的关键。①立即脱离现场，脱去污染的衣物，迅速用水或中和剂彻底清洗被污染的部位。②尽早、足量、短期应用肾上腺皮质激素，减少毛细血管的渗出；同时限制静脉补液量，脱水、利尿，以减少肺循环血容量，促进渗出液体的吸收。③维持呼吸道通畅，尽早给氧，迅速纠正缺氧，并配合使用抗泡沫剂，改善通气功能。④采取兴奋呼吸中枢、支气管解痉、抗感染、镇静等对症治疗。

（2）预防措施　刺激性气体中毒大部分因为意外事故所致。因此严格执行安全操作规程，防止跑、冒、滴、漏，杜绝意外事故发生应是预防工作的重点。①卫生技术措施：采用耐腐蚀材料制造的管道；生产和使用的设备应加强密闭抽风；生产流程自动化；贮运过程应符合防爆、防火、防漏气的要求等。②个体防护：应选用有针对性的耐腐蚀防护用品。③卫生保健：做好工人就业前和定期体格检查。④环境监测：定期进行环境监测，及时发现问题，采取相应维修或改革措施。

（二）窒息性气体中毒

窒息性气体是指被机体吸入后，可使氧的供给、摄取、运输和利用发生障碍，使全身组织细胞发生不同程度缺氧，严重致窒息的一类有害气体的总称。窒息性气体中毒表现为多系统受损害，但神经系统受损病变最为突出。常见引起窒息性中毒的气体有一氧化碳、硫化氢、氰化氢和甲烷。

1. 分类　按其作用机制不同分为两大类。

（1）单纯窒息性气体　本身无毒，或毒性很低，或为惰性气体，但由于它们的高浓度存在对空气氧产生取代或排挤作用，致使空气氧的比例和含量减少，肺泡气氧分压降低，动脉血氧分压和血红蛋白（Hb）氧饱和度下降，导致机体组织缺氧窒息的气体。如氮、氢、甲烷、乙烷、丙烷、丁烷、乙烯、乙炔、二氧化碳、水蒸气，以及氩气、氖气、氦气等惰性气体。

（2）化学窒息性气体　是指不妨碍氧进入肺部，但吸入后，可对血液或组织产生特殊化学作用，使血液对氧的运送、释放或组织利用氧的机制发生障碍，引起组织细胞缺氧窒息的气体。如一氧化碳、硫化氢、氰化氢、苯胺等。

2. 毒理

（1）窒息性气体的主要致病环节是引起机体缺氧。

（2）脑对缺氧最为敏感，因此治疗时，除坚持有效的解毒治疗外，关键的是脑缺氧和脑水肿的预防与处理。

（3）不同的化学窒息性气体有不同的中毒机制，应针对中毒机制和中毒条件，进行有效的解毒治疗。

3. 治疗　窒息性气体中毒病情危急，应分秒必争进行抢救。治疗窒息性气体中毒的措施包括有效的解毒剂治疗，及时纠正脑缺氧和积极防治脑水肿等。

（1）现场急救　窒息性气体中毒的抢救，关键在及时，重在现场。窒息性气体中毒存在明显剂量-效应关系，特别强调迅速阻止毒物继续吸收，尽快解除体内毒物毒性。①尽快脱离中毒现场，立即吸入新鲜空气。入院患者已脱离现场，仍应彻底清洗被污染的皮肤。②严密观察生命体征。危重者易发生中枢性呼吸循环衰竭，一旦发生，应立即进行心肺复苏。呼吸停止者，立即人工呼吸，给予呼吸兴奋剂。③并发肺水肿者，给予足量、短程糖皮质激素。

（2）氧疗法　是急性窒息性气体中毒急救的主要常规措施之一。采用各种方法给予较高浓度（40%～60%）的氧，以提高动脉血氧分压，增加组织细胞对氧的摄取能力，激活受抑制的细胞呼吸酶，改善脑组织缺氧，阻断脑水肿恶性循环，加速窒息性气体排出。

（3）尽快给予解毒剂　①急性氰化物中毒：可采用亚硝酸钠-硫代硫酸钠联合解毒疗法进行驱排。也可用亚甲蓝-硫代硫酸钠疗法，即采用亚甲蓝代替亚硝酸钠，但应注意使用剂量。②硫化氢中毒：可应用小剂量美蓝。③一氧化碳中毒：无特殊解毒药物，但高浓度氧吸入，可加速 HbCO 解离，可视为"解毒"措施。④苯的氨基或硝基化合物中毒：可致高铁血红蛋白血症，目前以小剂量美蓝还原仍不失为最佳解毒治疗。⑤单纯窒息性气体中毒：无特殊解毒剂，但二氧化碳中毒可给予呼吸兴奋剂，严重者用机械过度通气，以促进二氧化碳排出，也可视作"解毒"措施。

（4）积极防治脑水肿　脑水肿是缺氧引起的最严重后果，也是窒息性气体中毒死亡的最重要原因。因此，防治脑水肿是急性窒息性气体中毒抢救成败的关键，要点是早期防治，避免发生脑水肿。

（5）对症支持疗法　如用谷胱甘肽作为辅助解毒剂，加速解毒。低温与冬眠疗法减少脑氧耗量，保护脑细胞。应用抗生素预防感染等。

4. 预防　窒息性气体事故的主要原因是设备缺陷和使用中发生跑、冒、滴、漏，缺乏安全作业规程或违章操作，家庭室内采用煤炉取暖而未能良好通风。据此，预防窒息性气体中毒的重点如下。

（1）严格管理制度，制订并严格执行安全操作规程。

（2）定期设备检修，防止跑、冒、滴、漏。

（3）窒息性气体环境设置警示标识，装置自动报警设备，如一氧化碳报警器等。

（4）加强卫生宣教，做好上岗前安全与健康教育，普及急救互救知识和技能训练。

（5）有效防护用具的使用，并定期进行维修和效果检测。

（6）高浓度或通风不良的窒息性气体环境作业或进行抢救时，应先进行有效的通风换气，并佩戴有效防护面具。

六、生产性粉尘与职业性肺部疾患 ⓔ微课

生产性粉尘（productive dust）指在生产活动中产生的能够较长时间漂浮于生产环境中的颗粒物，是污染作业环境、损害劳动者健康的重要职业性有害因素，可引起包括尘肺病在内的多种职业性肺部疾患。

（一）生产性粉尘

1. 生产性粉尘的来源与分类

（1）生产性粉尘的来源　产生和存在生产性粉尘的行业和岗位众多，如矿山开采的凿岩、爆破、破碎、运输等，冶金和机械制造工业中的原材料准备、粉碎、筛分、配料等，皮毛、纺织工业的原料处理等。如果防尘措施不够完善，均可产生大量粉尘。

（2）生产性粉尘的分类　按粉尘的性质可概括为三大类。①无机粉尘（inorganic dust）：无机粉尘包括矿物性粉尘如石英、石棉、滑石、煤等，金属性粉尘如铅、锰、铁、铁等及其化合物，人工无机粉尘如金刚砂、水泥、玻璃纤维等。②有机粉尘（organic dust）：有机粉尘包括动物性粉尘如皮毛、丝、骨、角质粉尘等，植物性粉尘如棉、麻、谷物、甘蔗、烟草、木、茶粉尘等，人工有机粉尘如合成树脂、橡胶、人造有机纤维粉尘等。③混合性粉尘（mixed dust）：在生产环境中，多数情况下为两种以上粉尘混合存在，如煤工接触的煤矽尘、金属制品加工研磨时的金属和磨料粉尘、皮毛加工的皮毛和土壤粉尘等混合性粉尘。

2. 生产性粉尘的理化特性及其卫生学意义　粉尘的理化特性不同，对人体造成的危害就不同，所以学习其理化性质有重要意义。

（1）粉尘的化学组成　是决定其对人体危害性质和严重程度的重要因素。如含铅、锰等有毒物质的粉尘可以引起铅、锰中毒；含游离二氧化硅的粉尘可引起硅沉着病等。

（2）粉尘的暴露时间和浓度　生产环境中的粉尘浓度越高，暴露时间越长，进入人体内的粉尘剂量越大，对人体危害就越大。

（3）粉尘的分散度　分散度是指物质被粉碎的程度。分散度越高，在空气中飘浮的时间越长，进入呼吸道深部的机会相应越多，则危害越大。

（4）粉尘的硬度和溶解度　硬度越高，对呼吸道黏膜和肺泡造成的损伤就越大；有毒粉尘，溶

解度越高，毒作用就越大；无毒粉尘，溶解度越高，毒作用则越小。

（5）粉尘的荷电性　同性电荷相斥会增强空气中粒子的稳定程度，异性电荷相吸会使尘粒撞击、聚集并沉落。荷电尘粒在呼吸道内易被阻留。

（6）粉尘的爆炸性　煤、面粉、糖、亚麻等可氧化的粉尘，在适宜的浓度下，一旦遇到明火、电火花和放电时，会发生爆炸，导致人员伤亡和财产损失。

3. 生产性粉尘对健康的危害

（1）肺尘埃沉着病　由于在生产环境中长期吸入生产性粉尘而引起的以肺组织纤维化为主的疾病。

（2）局部作用　吸入的粉尘颗粒作用于呼吸道黏膜并引起上呼吸道炎症。沉着于皮肤的粉尘颗粒可堵塞皮脂腺，易继发感染引起毛囊炎；沥青粉尘可引起光感性皮炎。

（3）中毒作用　吸入含铅、砷等毒物的粉尘可引起全身性中毒。

（4）呼吸系统肿瘤　石棉、放射性矿物、铬、砷等粉尘均可致肺部肿瘤。

（5）变态反应　吸入棉、麻等粉尘可引起支气管哮喘、上呼吸道炎症、间质性肺炎等。

（二）肺尘埃沉着病

1. 概念和分类　是由于在生产环境中长期吸入生产性粉尘而引起的以肺组织纤维化为主的疾病。尘肺病是职业性疾病中影响面最广、危害最严重的一类疾病。我国按病因将尘肺病分为五类。

（1）硅沉着病　由于长期吸入游离二氧化硅含量较高的粉尘引起。

（2）硅酸盐肺　由于长期吸入含有结合二氧化硅的粉尘如石棉、滑石、云母等引起。

（3）炭肺尘埃沉着病　由于长期吸入煤、石墨、炭黑、活性炭等粉尘引起。

（4）混合性肺尘埃沉着病　由于长期吸入含游离二氧化硅粉尘和其他粉尘如煤尘等引起。

（5）金属肺尘埃沉着病　由于长期吸入某些致纤维化的金属粉尘如铝尘引起。

2. 硅沉着病　硅沉着病（silicosis）是由于在生产过程中长期吸入游离二氧化硅粉尘而引起的以肺部弥漫性纤维化为主的全身性疾病，是危害最严重的一种尘肺病。

（1）硅沉着病的病因　在自然界中，游离二氧化硅分布广泛。其是地壳的主要成分，95%的矿石中均含有数量不等的游离二氧化硅。石英中的游离二氧化硅达99%，故常以石英尘作为矽尘的代表。

接触游离二氧化硅粉尘的作业非常广泛。①各种金属、非金属、煤炭等矿山，采掘作业中的凿岩、掘进、爆破、运输等，修建公路、铁路、水利电力工程，开挖隧道，采石、建筑、交通运输等行业和作业。②冶金、制造、加工业等，如冶炼厂、石粉厂、玻璃厂、耐火材料厂生产过程中的原料破碎、研磨、筛分、配料等工序，机械制造业铸造车间的原料粉碎、配料、铸型、打箱、清砂、喷砂等生产过程，陶瓷厂原料准备，珠宝加工，石器加工等均能产生大量含游离二氧化硅粉尘。通常将接触含有10%以上游离二氧化硅的粉尘作业，称为硅尘作业。

（2）硅沉着病的发病因素　硅沉着病发病与粉尘中游离二氧化硅含量、二氧化硅类型、粉尘浓度、分散度、接尘工龄、防护措施、接触者个体因素等有关。

粉尘中游离二氧化硅含量越高，发病时间就会越短，病变会越严重。各种不同石英变体的致纤维化能力不同，依次为鳞石英＞方石英＞石英＞柯石英＞超石英，晶体结构不同，致纤维化能力各异，依次为结晶型＞隐晶型＞无定型。硅沉着病的发生发展、病变程度还与肺内粉尘蓄积量有关。肺内粉尘蓄积量主要取决于粉尘浓度、分散度、接尘时间和防护措施等。空气中粉尘浓度越高，分散度越大，接尘工龄越长，再加上防护措施差，吸入并蓄积在肺内的粉尘量就越大，越易发生硅沉着病，病情越严重。

工人的个体因素如年龄、营养、遗传、个体易感性、个人卫生习惯以及呼吸系统疾病对硅沉着病的发生也起着一定作用。既往患有肺结核，尤其是接尘期间患有活动性肺结核、其他慢性呼吸系统疾病者更容易患硅沉着病。

硅沉着病发病一般比较缓慢，接触较低浓度游离二氧化硅粉尘大多在 15 ~20 年后才发病。发病后，即使脱离了粉尘作业，病变仍可持续发展。少数由于持续吸入高浓度、高游离二氧化硅含量的粉尘者，经 1~2 年即可发病，称为"速发型硅沉着病"。还有些接尘者，虽接触较高浓度砂尘，但在脱离粉尘作业时 X 线胸片未发现明显异常，或发现异常但尚不能诊断为硅沉着病，在脱离接尘作业若干年后被诊断为矽肺，称为"晚发型硅沉着病"。

（3）硅沉着病的发病机制　硅沉着病发病机制十分复杂，且尚未完全阐明。目前研究较成熟的机制是：硅尘进入肺内损伤或激活淋巴细胞、上皮细胞、巨噬细胞、成纤维细胞等效应细胞，分泌多种细胞因子等活性分子。尘粒、效应细胞、活性分子等之间相互作用，构成复杂的细胞分子网络，通过多种信号传导途径，激活胞内转录因子，调控肺纤维化进程。

（4）病理改变　硅沉着病的基本病理改变是矽结节形成和弥漫性间质纤维化。①矽结节：是硅沉着病的特征性病理改变。早期矽结节胶原纤维细且排列疏松，内有大量尘细胞和成纤维细胞。典型矽结节横断面似葱头状，外周是多层紧密排列呈同心圆状的胶原纤维，中心或偏侧为一闭塞的小血管或小支气管。粉尘中游离二氧化硅含量越高，矽结节形成时间越长，结节越成熟、典型。②弥漫性间质纤维化：弥漫性间质纤维化型硅沉着病见于长期吸入的粉尘中游离二氧化硅含量较低，或虽游离二氧化硅含量较高，但吸入量较少的病例。病变进展缓慢，特点是在肺泡、肺小叶间隔及小血管和呼吸性细支气管周围，纤维组织呈弥漫性增生，相互连接呈放射状、星芒状，肺泡容积缩小，有时形成大块纤维化，其间夹杂粉尘颗粒和尘细胞。③矽性蛋白沉积：病理特征为肺泡腔内有大量蛋白分泌物，称之为矽性蛋白，随后可伴有纤维增生，形成小纤维灶乃至矽结节。多见于短期内接触高浓度、高分散度的游离二氧化硅粉尘的年轻工人，又称急性硅沉着病。

（5）临床表现　肺的代偿功能很强，硅沉着病患者可在相当长时间内并无明显自觉症状，但 X 线胸片上已呈现较显著的硅沉着病影像改变。随着病情的进展，或有合并症时，可出现胸闷、气短、胸痛、咳嗽、咳痰等症状和体征，无特异性，虽可逐渐加重，但与胸片改变并不一定平行。硅沉着病 X 线胸片影像与肺内粉尘蓄积、肺组织纤维化的病变程度有一定相关关系，受多种因素的影响，并非完全一致。这种 X 线胸片改变表现为 X 线通过病变组织和正常组织对 X 线吸收率的变化，呈现发"白"的圆形或不规则形小阴影，为硅沉着病诊断依据。

肺功能变化：早期即有肺功能损害，但由于肺脏的代偿功能很强，临床肺功能检查多属正常。随着病变进展，肺组织纤维化进一步加重，肺弹性下降，则可出现肺活量及肺总量降低，伴肺气肿和慢性炎症时，时间肺活量降低，最大通气量减少，所以硅沉着病患者的肺功能以混合性通气功能障碍多见；当肺泡大量损害、毛细血管壁增厚时，可出现弥散功能障碍。

并发症：常见并发症有肺结核、肺及支气管感染、自发性气胸、肺源性心脏病等。一旦出现并发症，病情进展加剧，甚至死亡。其中，最为常见和危害最大的是肺结核，硅沉着病合并肺结核是患者死亡的最常见原因。

（6）诊断　根据可靠的生产性矿物性粉尘接触史，技术质量合格的 X 线高千伏或数字化摄影（DR）后前位胸片表现为主要依据，结合工作场所职业卫生学、尘肺流行病学调查资料和职业健康监护资料，参考临床表现和实验室检查，排除其他类似肺部疾病后，按照严格依照《肺尘埃沉着病诊断标准》（GBZ 70—2015）进行诊断。

（7）硅沉着病的治疗与处理　目前尚无根治办法。肺尘埃沉着病患者应及时脱离粉尘作业，并根据病情需要进行综合治疗，积极预防和治疗肺结核及其他并发症，减轻临床症状、延缓病情进展、延长患者寿命、提高生活质量。

肺尘埃沉着病一经确诊，应立即调离粉尘作业；劳动能力正常或只有轻度减退者，应安排其他工作；劳动能力显著减退者，将其安排在劳动条件良好的环境中，进行力所能及的工作；劳动能力丧失者，不应担负任何生产劳动，并要给予积极的医疗照顾。

（8）硅沉着病的预防　多年来，我国各级厂矿企业和卫生机构在防尘工作中做了大量工作，并总结出非常实用的八字方针，即"革、水、密、风、护、管、教、查"。"革"指改革工艺，革新技术；"水"指湿式作业；"密"指密闭尘源；"风"为通风排尘；"护"为个人防护；"管"为组织和制度管理；"教"指宣传教育；"查"指定期检查评比、总结，以及定期健康检查。

第四节　职业卫生服务与管理

一、职业卫生服务与职业人群健康监护

（一）职业卫生服务概念

职业卫生服务（occupational health service，OHS）是整个卫生服务体系的重要组成部分，是以职业人群和工作环境为对象的针对性卫生服务。从这一定义可以看出职业卫生服务的内涵，它并不是一个单独的服务系统，而是整个卫生服务体系中的一部分，它需要与其他的卫生服务整合在一起，它的对象是职业人群及工作环境，最终目标是促进职业人群健康和预防职业危害。

较早对"职业卫生服务"概念的描述为1959年国际劳工组织（ILO）提出"OHS是一种在工作场所或其附近提供的全面保护工人健康的服务，内容是预防性的，目的是使工作符合工人健康要求"。1985年ILO对OHS定义进行了修改，"OHS基本上是预防性服务，要求企事业单位的雇主、职工及其代表，建立和维持能保证工人安全和健康的工作环境，使工作适合于保持工人体格和精神健康。"该定义强调各种人员和部门协调工作的重要性。在ILO提出的OHS公约及补充建议中，将初级卫生保健和治疗工作列入OHS内容。

职业卫生服务是指以保护和促进职工的安全与健康为目的的全部活动。它要求有关的部门、雇主、职工及其代表创造和维持一个安全与健康的工作环境，使其从事的工作适合于职工的生理特点，从而促进职工的躯体与心理健康。职业卫生服务以健康为中心，以职业人群为对象，主要是预防性服务。

国家职业病防治规划（2016—2020年）强调：加大投入力度，提升职业中毒和核辐射应急救治水平，充分调动社会力量的积极性，增加职业健康检查等服务供给，创新服务模式，满足劳动者和用人单位多层次、多样化的职业卫生服务需求。

（二）职业卫生服务的原则

（1）保护职工健康，预防工作中的危害（保护和预防原则）。

（2）使工作和环境适合于人的能力（适应原则）。

（3）增进职工的躯体和心理健康以及社会适应能力（健康促进原则）。

（4）使职业危害、事故损伤、职业病和工作有关疾病的影响减少到最低程度（治疗与康复原则）。

（5）为职工及其家属提供全面的卫生保健服务（全面的初级卫生保健原则）。

（三）职业卫生服务的内容

职业卫生服务主要是通过向职工提供职业卫生服务和向雇主提供咨询来保护和促进职工健康，改善劳动条件和工作环境，从整体上维护职工健康。职业卫生服务包括如下内容。

1. 职业安全卫生状况评估　①分析生产工艺，了解生产过程中存在的职业危害。②收集生产工艺过程中涉及的化学物质及相关资料。③根据已有的监测数据及相关资料，回顾企业的职业卫生状况。

④指导并监督改进工作场所的安全措施及合理使用个人防护用品。⑤评估职业病和工伤造成的人力损失和经济损失。⑥了解企业管理者和劳动者对职业卫生知识的认知程度。⑦向相关部门提供职业卫生与安全所需经费预算。

2. 职业环境卫生监测 通过监测以确定劳动场所中的有害因素水平、工作条件、暴露情况等，以便采取相应措施促进劳动者健康。

3. 劳动者健康监护 包括就业前体检、定期体检、高危人群筛检、随访和收集相关资料、监测劳动者生理和心理因素，以及建立劳动场所应急救援机制、开展康复与治疗服务等。

4. 健康危险度评估 通过环境监测、生物监测、流行病学调查、实验室检测等手段，对职业性有害因素的潜在危害进行评价，推算其最小有效作用浓度、作用条件及可能造成的远期危害等。

5. 危害告知、健康教育和健康促进 劳动者有权知道与自己工作相关的危害因素的信息，有权接受如何预防职业病、工伤，以及如何保持身体健康的教育。用人单位有义务知道劳动过程及生产环境中存在的危害因素，并有责任提前告知劳动者，以及对从业者进行 安全操作及个人防护的培训。

6. 对劳动者全面实施初级卫生保健服务 在进行职业卫生服务的同时，对劳动者开展其他初级卫生保健服务，如预防接种、健康教育、常见病诊断和治疗、营养膳食指导等。

（四）职业人群健康监护

职业健康监护（occupational health surveillance）是以预防为目的，通过各种检测手段，评价劳动者接触的职业性有害因素对健康的影响及危害程度，监测劳动者健康状况，及时获取劳动者健康损害的相关信息，以采取相应的预防、处理措施，保护劳动者身体健康，防止职业性病损的发生与发展。

职业健康监护的目的是：①尽早发现职业性损害、职业病和职业禁忌证。②监测职业病及工作有关疾病的发生发展规律。③评价职业性损伤与职业性有害因素的关系。④识别并鉴定新的职业性有害因素及职业危害。⑤识别易感人群。⑥制定或修订卫生标准和防治对策。

职业健康监护包括职业健康检查和职业健康监护信息管理两部分。

1. 职业健康检查 职业健康检查包括上岗前检查、在岗期间定期检查、离岗时检查和应急健康检查。职业健康检查应由省级卫生行政部门批准的具有职业健康检查资质的医疗卫生机构承担，检查结果应客观、真实，体检机构应对检查结果负责。

（1）上岗前健康检查 上岗前健康检查（pre-employment health examination）指的是对准备从事某种工作的从业人员在上岗之前进行的健康检查。通过此项检查，可以掌握受检者上岗前的健康状况，收集各项基础数据便于建立健康档案，还可以发现一些职业禁忌证。职业禁忌证指不宜从事某种特定职业或接触某种特定职业性有害因素的特殊生理或病理状态，例如具有造血功能障碍的人不宜从事含苯作业（如油漆业或制鞋业）、患有肺结核的人不能从事接触粉尘作业等。

（2）在岗期间定期健康检查 在岗期间定期健康检查（regular professional health inspection）指用人单位按一定的时间间隔对从事某种作业的劳动者进行的健康检查。定期健康检查可以及时发现职业性有害因素对劳动者健康的影响，尽早发现职业性疾病患者和有职业禁忌证的劳动者。通过对从业劳动者健康状况的跟踪、监测、评价劳动环境中职业性有害因亲的控制效果。重点排查高危人群，根据其健康状况随时调整工作安排以达到保护高危人群的目的。定期检查的时间间隔应根据劳动者接触的职业性有害因素的性质、作用强度、危害程度、接触方式、接触水平等来确定。

（3）离岗时健康检查 离岗时健康检查指的是劳动者在调离或脱离目前从事的工作时所进行的体格检查。目的是了解劳动者在停止接触职业性有害因素时的健康状况。通常在离岗前90日内进行的在岗期间健康检查可作为离岗时健康检查资料。

（4）应急性健康检查 应急性健康检查指的是当发生急性职业性危害事故时，对可能遭受急性职业性危害的劳动者所进行的健康检查，目的是及时发现事故对劳动者造成的健康影响，确定危害因素，为急救和治疗提供依据，以控制事故影响的蔓延。

2. 职业健康监护信息管理

（1）健康监护档案　职业健康监护档案记录健康监护的全过程，能够系统地观察和描述劳动者健康状况的变化，可以作为评价个体和群体健康损害的重要依据，资料具有完整性和连续性。职业健康监护档案包括生产环境检测和健康检查，其基本内容包括劳动者职业史、既往史和职业性有害因素接触史、工作场所职业性有害因素监测结果、定期健康检查资料等。职业健康监护档案是职业病诊断的重要依据之一，也是评价企业治理职业病危害成效的依据之一。

（2）健康状况分析　职工的健康监护资料应及时整理、分析、评价及反馈，使其成为开展和搞好职业卫生工作的科学依据。评价方法分为个体评价和群体评价。个体评价反映了个体接触量及其与健康间的关系。群体评价反映了劳动环境中职业性有害因素的强度范围、接触水平与机体效应等，评价常用患病率、发病率、疾病构成比等指标描述评价结果。

（3）职业健康监护档案管理　在管理工作中应利用数字化时代的特点，研发档案管理软件，进一步做好科学、规范、实用、系统地管理和应用档案。

二、职业病管理

随着相关法律法规的建立健全，职业病的管理已转变为依法监督管理。各级政府卫生行政部门是管理体系的主体，它依据有关职业卫生法律法规，监督检查公民、法人及其他组织遵守相关法律法规的情况，对违反规定的行为及危害职业人群健康的行为依法追究其法律责任。我国现行的职业卫生法规主要有三类。①专项法律法规，包括原卫生部制定的职业卫生行政法规、原卫生部制定的职业卫生行政规章及地方人大常委会或地方政府制定的相关法规四个层次。②非专项法律法规，但其中含有相关条款，如《中华人民共和国劳动法》。③国务院及有关部委发布的各种规范性文件，常以决定、办法、规定、意见等形式发布，作为相关职业卫生法律法规的补充。我国于 2018 年 12 月 29 日修订实施了《中华人民共和国职业病防治法》。这些具有强大约束力的法律为加强安全生产监督管理、保护职业人群身体健康、促进国家经济发展提供了强有力的保障。职业病的管理包括职业病诊断管理、职业病报告管理、职业病患者治疗与康复管理及职业病预防管理等方面。

（一）职业病诊断管理

职业病诊断与一般疾病诊断区别很大，职业病的诊断政策性极强，技术要求高，必须由各级政府卫生行政主管部门授权的专门医疗卫生机构来进行。

1. 职业病诊断资质　职业病诊断机构必须是省级卫生行政部门批准的医疗卫生机构，要求持有《医疗机构执业许可证》，有开展职业病诊断相应的医疗卫生技术人员及仪器设备和健全的管理制度。承担职业病诊断的医疗技术人员要求具有执业医师资格，中级以上专业技术资格，熟悉职业病防治法律法规及职业病诊断标准，经培训考核合格并取得省级卫生行政部门颁发的资格证书。

2. 职业病诊断原则　职业病诊断应依据相关职业病诊断标准，结合患者的职业接触史、现场调查结果、临床表现及实验室检查结果等资料，综合分析、综合评价后作出诊断。对证据不足一时不能作出诊断的可疑职业病，要定期随访，定期复查。没有证据否定职业性有害因素与临床表现间有必然联系，又排除其他疾病的，应诊断为职业病。职业病的诊断过程要严肃、认真、依法进行诊断，杜绝误诊、漏诊、冒诊。

职业病诊断机构在进行职业病诊断时，应当组织 3 名以上取得职业病诊断资格的执业医师进行集体诊断。职业病诊断机构做出职业病诊断后，应当向当事人出具职业病诊断证明书。职业病诊断证明书应当明确是否患有职业病,对患有职业病的,还应当载明所患职业病的名称、程度(期别)、处理意见和复查时间。该证明书由参加诊断的医师共同签署,并经职业病诊断机构审核盖章。证明书一式三份,劳动者、用人单位各执一份,诊断机构存档一份。诊断机构应建立永久保存的职业病诊断档案。

(二)职业病报告管理

用人单位和所有医疗机构在发现职业病患者或疑似职业病患者时,应及时向所在地卫生行政部门报告,确诊为职业病的还应向所在地劳动保障行政部门报告。相关部门在接到报告后应及时予以处理。任何医疗卫生机构在接诊急性职业病后应在 12~24 小时上报患者所在地卫生行政部门,非急性职业病也应在确诊后 15 天内上报相关卫生行政部门。

(三)职业病患者管理

凡经确诊的职业病患者,均享受国家对于职业病患者的相关规定和待遇。职业病患者一经确诊,就应该接受系统治疗并予以休息。对于不适宜从事原工作的应调离原岗位并妥善安排。伤残患者应给予相应的补助和津贴,死亡患者应给予家属抚恤金。对于职业病的治疗要尽量做到病因治疗,及早去除病因,从根本上治疗疾病。对于已经发病的职业病患者,在没有特效治疗方法的前提下,积极予以对症治疗和支持治疗。提倡早期治疗和预见性治疗,防止并发症和后遗症,预防伤残。

(四)职业病的预防管理

1. 预防原则

(1)第一级预防 又称病因预防,即从根本上阻止职业性有害因素对人体的损伤作用,改进生产工艺,改进生产设备,完善生产管理制度,合理使用个人防护用品,定期开展健康教育,注意职业禁忌证和高危人群。

(2)第二级预防 又称临床前期预防或"三早"预防,即对劳动者进行职业健康监护,定期进行体格检查,尽量做到早发现、早诊断、早治疗,防止病情发展。

(3)第三级预防 又称临床期预防,即对已经患病的职业病患者应调离原工作岗位,合理进行对症治疗,促进患者康复,防止出现并发症,同时给予积极地支持治疗,以提高患者的生活质量,延长患者生命。

2. 防治管理
有害作业单位应设置或指定职业卫生管理机构,配备专职或兼职职业卫生专业人员,建立健全职业病防治管理制度和劳动操作规程,推广先进的生产工艺和生产技术,改善劳动场所条件,加强劳动者的个人防护措施,建立健全职业性有害因素的检测和评价制度,完善职工健康档案和企业卫生档案以及职业病危害事故应急处理预案。

卫生行政管理部门应对相关单位实施监督管理工作,包括预防性监督、经常性监督和事故性处理。医疗卫生机构在取得相关资质后,应开展职业健康检查、职业病诊断、治疗及相关工作。

(卢晓红)

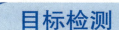

答案解析

一、单项选择题

1. 可接触到铅的主要作业是

A. 吹玻璃　　　　　　B. 蓄电池制造　　　　　　C. 电锁行业

D. 喷漆作业　　　　　　　E. 印刷行业

2. 慢性铅中毒急性发作的消化系统典型症状是

A. 类神经综合征　　　　B. 腹绞痛　　　　　　C. 贫血

D. 中毒性脑病　　　　　E. 口腔炎

3. 职业性慢性铅中毒的预防措施，下列属于第一级预防的是

A. 控制熔铅温度　　　　　　　　　　　B. 上岗前健康检查

C. 在岗期间健康检查　　　　　　　　　D. 定期监测空气中铅的浓度

E. 对患者积极治疗

4. 职业病诊断的先决条件是

A. 职业史　　　　　　　B. 症状和体征　　　　C. 家族遗传病史

D. 实验室检查　　　　　E. 生产环境现场调查

5. 不属于我国现行法定职业病分类中物理因素所致职业病的是

A. 中暑　　　　　　　　B. 手臂振动病　　　　C. 减压病

D. 高原病　　　　　　　E. 外照射急性放射病

6. 慢性苯中毒主要损害是

A. 造血系统　　　　　　B. 神经系统　　　　　C. 运动系统

D. 呼吸系统　　　　　　E. 心血管系统

7. 汞毒作用最重要的是

A. 与红细胞结合　　　　B. 与血红蛋白结合　　C. 与巯基结合

D. 与金属硫蛋白结合　　E. 与核酸结合

8. 硅沉着病最常见、危害最严重的并发症是

A. 肺部感染　　　　　　B. 肺心病　　　　　　C. 胸膜炎

D. 肺结核　　　　　　　E. 肾小球肾炎

9. 汞中毒的首选驱汞药物是

A. 依地酸二钠钙　　　　B. 二巯基丙磺酸钠　　C. 亚甲蓝

D. 毒霉胺　　　　　　　E. 阿托品

10. 国际标准化组织推荐的噪声强调卫生学评价指标是

A. 声压级　　　　　　　B. 响度级　　　　　　C. A 声级

D. B 声级　　　　　　　E. C 声级

二、思考题

1. 简述职业病的概念及特点。

2. 简述职业人群健康监护的概念及主要内容。

书网融合……

本章小结　　　　　　　微课　　　　　　　题库

第六章　人群健康研究的统计学方法

PPT

情境导入

　　情境描述　设有 100010 妇女参加 X 线乳房检查，其中 100000 名乳房 X 线照片检查后为阴性，且在两年内发现有乳腺癌的是 20 例；而 10 名乳房 X 线照片检查后为阳性，且在这两年内发现是乳腺癌的是 1 例。

　　讨论　不同检查结果的妇女两年内发展为乳腺癌的概率有多大？

第一节　统计学概述

一、统计学的意义

　　统计学（statistics）是研究随机现象的统计规律性的科学。随机现象的两个特点表现为：①条件一致，结果不确定。例如同地点、同方法、同一人掷硬币时，硬币下落后可能出现正面向上，也可能出现正面向下的结果。②虽然结果不确定但却有很强的统计规律性，这种客观规律性是在大量观察中发现的。例如研究掷硬币出现正面向上的现象时，如果掷硬币的次数很少，便不易正确判断正面向上的出现率；但当掷硬币的次数足够多时，就可以得出掷硬币时正面向上的出现率接近 50%（50% 为掷硬币出现正面向上的客观规律）的结论。可见统计学是认识事物的重要工具。

　　医学统计学（medical statistics）是运用数理统计学和概率论的原理和方法，研究医学现象中数据的收集、整理、分析与推断的一门应用学科。医学统计学的研究对象是有变异的事件。预防医学研究的对象主要是人群及其健康有关的各种影响因素。人群健康状况受到诸多因素的影响，它不仅有生物因素方面的，也有心理和社会因素方面的，如人的行为生活方式、心理和营养状况等，其中哪些因素影响会导致哪些疾病的发生、发展和预后，是人们关注的问题。统计学的重要作用之一就是帮助透过偶然现象来探究其内在的规律性，揭示疾病或现象的发生、发展规律，为预防疾病、促进健康提供客观依据。

素质提升

提灯天使"弗罗伦斯·南丁格尔"与应用统计学

南丁格尔是世界上第一个真正意义上的女护士，"5.12"国际护士节就是为了纪念她的，因为这一天是她的生日。除了在护理界的辉煌成就，南丁格尔还有优秀的统计学家的身份——她是英国皇家统计学会的第一位女性会员，也是美国统计学会的会员。在战争期间，南丁格尔来到医院时，她发现那里是充满痛苦和混乱的噩梦般的地方。粪坑放在医院地板下面，臭气散发到空气中，食物和基本用品供给都很少。但当南丁格尔离开时，医院已经焕然一新，死亡率也有显著下降，南丁格尔成为维多利亚时代的女英雄。她开创了一种引起社会变革全新方法——应用统计学，撰写了830页的报告，列出大量证据，并用圆形图展示信息，让数据更加让人印象深刻，最终说服当局者改进军事医院的卫生条件，拯救了更多士兵的生命。

二、医学统计学中的基本概念

（一）观察单位与变量

任何统计研究都必须首先确定观察单位，亦称个体（individual）。观察单位是统计研究中获取统计数据最基本的单位，可以是一个人、一个家庭、一个地区、一个样品、一个采样点等。

观察单位的某项特征称为变量（variable）。如"身高""性别""血型""疗效"等。变量的测定值或观察值称为变量值（value of variable）或观察值（observed value），亦称为资料。根据变量值的属性，可将变量分为数值变量（numerical variable）和分类变量（catagorical variable），分类变量按变量值是否有大小、强弱、优劣之分又可分为无序分类变量（unordered categorical variable）和有序分类变量（ordinal categorical variable）两类。

（二）同质与变异

同质（homogeneity）是指观察单位（observed unit）间对观察指标有影响的非研究因素尽可能性相同。组成总体的所有个体必须是在某些性质上是相同的；但在医学研究中，有些影响因素往往是难以控制的（如遗传、营养等），甚至是未知的。所以，在统计学中常把同质理解为对研究指标影响较大的、可以控制的主要因素尽可能相同。例如研究儿童的身高时，要求性别、年龄、民族、地区等对身高影响较大的、易控制的因素要相同，而不易控制的遗传、营养等影响因素可以忽略。

同质基础上的个体差异称为变异（variation）。如同性别、同年龄、同民族、同地区的健康儿童的身高、体重不尽相同。事实上，客观世界充满了变异，生物医学领域更是如此。

没有同质性就构不成一个总体供人们研究，总体内没有变异就无需统计学。

（三）总体与样本

总体（population）是根据研究目的确定的同质观察单位的全体；更确切地说是同质观察单位某种变量值的集合。例如，调查某年某地正常成年男性的红细胞数，观察单位是该地区具体的每个正常成年男性，观察值（变量值）是每人的红细胞数，它的同质基础是同地区、同年份、男性的健康成年人。这类总体明确了时间和空间的范围的有限个观察单位，称为有限总体（finite population）。但有时总体是抽象的，如研究用某药治疗某种疾病的疗效，这里总体的同质基础是患该疾病的患者并且用某药治疗，该总体应包括用该药治疗的所有该疾病患者的治疗疗效，没有时间和空间的范围的限制，因而观察单位数是无限的或不易确定的，称为无限总体（infinite population）。

预防医学研究中，多数的总体是无限的，即使是有限总体，其包含的观察单位数太多，要耗费很大的人力、物力和财力，也不可能甚至是不必要对总体进行逐一的研究。在实际研究中，常常是从总体中随机抽取一部分观察单位组成样本（sample），根据样本信息来推断和估计总体情况，即抽样研究（sampling research）。这种从总体中随机抽取的部分观察单位的测量值（或变量值）的集合，称为样本，样本中所包含的观察单位数称为样本（含）量（sample size）。例如，调查某年某地正常成年男性的红细胞数，总体是有限的，但因观察单位数太多，可从该总体中随机抽取部分健康成年男性，测其红细胞数，构成样本。抽取样本的过程中，必须遵守随机化（randomization）原则同时要有足够的样本含量。

（四）参数与统计量

描述总体特征的指标称为参数（parameter），描述样本特征的指标称为统计量（statistic）。例如，调查某年某地全部健康成年男性的平均红细胞数即为总体参数。从该总体中随机抽取的部分健康成年男性的平均红细胞数即为统计量。习惯上用希腊字母来表示总体参数，例如 μ 表示总体均数，σ 表示总体标准差，π 表示总体率等；用拉丁字母来表示统计量，例如 $\bar{\chi}$ 表示样本均数，S 表示样本标准差，p 表示样本率等。抽样研究的目的之一就是用样本统计量来推断未知的总体参数。

（五）误差

误差（error）是指观测值与真实值、样本统计量与总体参数之差。根据误差的性质和来源可以分为系统误差（systematic error）、随机测量误差（random measurement error）和抽样误差（sampling error）。

1. 系统误差　是指数据搜集和测量过程中由一些固定因素产生，如仪器未校正、测量者读取测量值不准，操作人员掌握测量标准偏高或偏低等原因，造成观察结果呈倾向性的偏大或偏小。系统误差的大小通常恒定或有一定规律，具有方向性。这类误差可以通过实验设计和测量过程标准化等措施来消除或使之减弱，但不能靠统计办法消除或减弱。

2. 随机测量误差　排除了系统误差后由于一些非人为的偶然因素也会造成同一测量对象多次测量的结果不完全相同，这种随机产生的误差称为随机测量误差。其产生的原因是生物体变异和不可预知因素，没有固定的方向和大小，但有一定的统计规律。这类误差不可避免，但可通过多次测量得到的均数来准确对真实值进行估计。

3. 抽样误差　由于从总体中随机抽取样本出现的误差，称为抽样误差。最主要的来源是个体的变异，所以这是一种难以控制，不可避免的误差，可用统计的方法进行分析，一般来讲，样本含量越大，抽样误差越小，样本统计量越接近总体参数。

（六）概率

概率（probability）是描述某随机事件发生可能性大小的量值，常用符号 P 表示。随机事件的概率取值在 $0 \sim 1$ 之间，即 $0 \leqslant P \leqslant 1$，常用小数或百分数表示。$P = 0$ 称为不可能事件，$P = 1$ 称为必然事件。P 越接近 1，表明该事件发生的可能性越大；P 越接近 0，表明该事件发生的可能性越小。在统计学上将 $P \leqslant 0.05$ 或 $P \leqslant 0.01$ 的事件称为小概率事件，表示该事件发生的可能性很小，表示在一次试验中发生的可能性很小。

（七）统计资料的类型 e 微课1

统计资料一般分为计量资料（measurement data）、计数资料（enumeration data）与等级资料（ranked data）。不同类型的资料应用不同的分析方法。

1. 计量资料　计量资料是指用定量方法测量每个观察单位的某项指标所得的数值资料，亦称数值变量资料。如调查 10 岁男童生长发育状况时，以人为观察单位，每个人的身高（cm）、体重（kg）和血压（kp_a）等数值为计量资料。计量资料的特点是变量值具有度量衡单位。

2. 计数资料　计数资料是指先将观察单位按某种属性或类别分组，然后清点各组的观察单位数所得的资料，亦称无序分类资料。例如调查某人群的血型分布，按 A、B、O、AB 型分组得各血型的人数为计数资料。计数资料的特点是变量值无度量衡单位，亦无大小、强弱或优劣之分。

3. 等级资料　等级资料是指将观察单位按某种属性的不同程度分组，所得各组的观察单位数的资料，亦称有序分类资料。例如临床疗效按无效、好转、显效和痊愈分组所得各组人数。等级资料的特点是变量值无度量衡单位，但有大小、强弱或优劣之分。

根据分析的需要，三类资料可以相互转化。例如一组血压（kp_a）值属计量资料；若按血压正常与异常分为两类时，即为计数资料；若按低血压、正常血压、高血压Ⅰ级、高血压Ⅱ级、高血压Ⅲ级分为五个等级时，即为等级资料。有时亦可将分类资料数量化，即为计量资料。但要注意资料类型的转化过程中可能造成的信息丢失或信息利用不全。

三、统计工作的基本步骤

统计工作的四个基本步骤包括统计设计、收集资料、整理资料和分析资料。四个步骤联系密切，缺陷和失误任何一个步骤，都会影响统计分析结果。

（一）统计设计

设计是在保证科学性、可重复性和高效性的前提下，为验证研究假说而进行的周密安排。是在广泛查阅文献，全面了解国内外研究现状的基础上，在实施科学研究之前对研究工作的全面设想，是统计工作各步骤中最关键的一步。根据医学研究的类型，有调查设计和实验设计之分；设计的内容一般包括专业设计和统计设计，这里主要讲述统计设计。

1. 调查设计　包括资料搜集、整理与分析过程的统计设想和科学安排。关于搜集资料的调查计划，在整个设计中占主要地位，应解决的问题是：①明确调查目的和指标；②确定调查对象和观察单位；③调查方法；④调查方式；⑤调查项目和调查表设计；⑥样本含量（sample size）的估计。

2. 实验设计　实验设计是实验研究极其重要的一个环节。实验研究的基本要素包括处理因素、受试对象和实验效应三部分。如用某种降压药治疗高血压病患者，观察血压下降情况，该降压药即处理因素，高血压病患者即受试对象，血压的测量值即实验效应。实验设计应遵循对照、重复和随机的原则。

（二）收集资料

收集资料（collection of data）是根据研究的目的和统计设计的要求，获取准确和可靠的原始资料（raw data），是统计分析结果是否可靠的重要前提。如果没有完整、准确的原始数据，即使用先进的整理和分析方法，也得不到可靠、正确的分析结果。根据不同的来源，可分为以下四个方面。

1. 统计报表　根据国家规定的报告制度，由医疗卫生机构定期逐级上报，这些报表提供了较全面的居民健康状况和医疗卫生机构的主要数据，是总结、检查和制订卫生工作计划的重要依据。

2. 报告卡　如传染病报告卡、职业病发病报告卡、出生报告卡、死亡报告卡等。

3. 医疗卫生日常工作记录　如医院各科的门诊或住院病案、卫生监测记录等。

4. 专题调查或实验研究　是指根据研究目的选定的专题调查或实验研究资料，收集资料有明确的目的与针对性。

（三）整理资料

整理资料的目的是把杂乱无章的原始资料系统化、条理化，便于进一步统计分析。资料整理的过程如下。

1. 核对资料　在资料整理之前将收集到的数据和各种资料进行检查和核对。

2. 设计分组 分组有两种。两种分组往往结合使用，一般是在质量分组基础上进行数量分组。如先按性别分组，再按身高的数值大小分组。

（1）质量分组 即将观察单位按其属性或类别（如性别、职业、疾病分类、婚姻状况等）归类分组；

（2）数量分组 即将观察单位数值大小（如年龄大小、血压高低等）分组。

3. 整理统计 按分组要求设计整理表，可进行手工汇总（划记法或分卡法）或用计算机汇总。

（四）分析资料

分析资料（analysis of data）是根据设计的要求，对整理后的数据进行统计学分析，并结合专业知识，作出科学合理的解释。统计分析包括以下两个方面。

1. 统计描述（statistical description） 是用来描述及总结资料的重要特征，使数据能清楚地表达并便于分析，表达的方式主要有统计指标、统计表和统计图。

2. 统计推断（statistical inference） 指由样本数据的特征推断总体特征的方法。包括：①参数估计（parameter estimation），指由样本统计指标（统计量）来估计总体参数。②假设检验（hypothesis test），指比较总体参数之间有无差别。

第二节 数值变量资料的统计分析

统计描述是用统计指标、统计图或统计表描述资料的分布规律及其数量特征。

（一）频数分布表

在观察值个数较多时，为了解一组同质观察值的分布规律和便于统计指标的计算，可编制频数分布表，简称频数表（frequency table）。

1. 频数发布表的编制 现举例说明频数表的编制方法。

[**例 6.1**] 从某地 2019 年儿童体检资料中随机抽取 120 名 6 岁健康男童胸围（cm）的测量值，资料见表 6-1，编制频数表。

编制频数分布表的步骤如下。

（1）求全距（range） 用 R 表示，R = 最大值 - 最小值，本例 $R = 60.6 - 50.2 = 10.4$（cm）。

（2）计算组距 ①确定组段数：编制频数表是为了显示出数据的分布规律，便于选择统计指标，所以组段数不宜过多，但也不宜过少，一般设 8~15 个组段为宜。②计算组距：组距即相邻两组段之间的距离，用 i 表示。组距可以相等，也可以不相等；实际应用时一般采用等组距。$i = R/10$，为了方便整理资料和计算，组距一般取整数或合适的小数。如本例 $i = 10.4/10 = 1.04$（cm），取整数，$i = 1$cm。

（3）划分组段 划分组段是将变量值依次划分若干个段落，这些段落称为组段。第一组段应包括全部观察值中的最小值，最末组段应包括全部观察值中的最大值。各组段的起点和终点分别称为下限和上限，实际组段在每组中只包含下限，但不包含上限。为了避免两组段界限互相包含，组段常用各组段的下限及"~"表示。

（4）列表归组 将原始数据按不同组段归纳、采用划记法如划"正"字计数，得第（2）栏，清点各组段内的变量值个数即得各组段频数，将各组段频数填入第（3）栏，见表 6-2。

表 6 - 1　某地 2019 年 120 名 6 岁健康男童胸围（cm）测量资料

胸围值

60.6	55.1	51.3	54.6	60.2	55.6	54.0	58.3
55.0	54.9	55.5	57.7	56.0	57.4	55.2	55.6
57.7	55.5	57.4	55.5	56.3	54.0	57.5	55.4
58.3	55.4	55.9	53.3	54.1	55.9	57.2	56.1
53.8	57.7	56.0	58.6	57.6	56.0	58.1	52.1
60.3	55.8	50.5	55.8	56.8	54.0	54.5	51.7
57.3	55.8	58.1	55.5	51.3	50.2	55.5	53.6
52.1	55.3	58.3	53.5	53.1	56.8	54.5	56.1
54.8	54.7	56.2	53.7	52.4	58.1	56.6	56.7
55.4	57.1	54.4	53.7	54.1	59.0	56.2	55.7
55.1	55.9	56.6	56.4	50.4	53.3	56.7	50.8
51.4	54.6	56.1	58.0	54.2	53.8	55.3	55.9
56.1	57.8	56.7	52.7	52.4	51.4	53.5	54.6
59.3	56.8	58.1	59.0	53.1	54.2	54.0	54.7
59.8	53.9	52.6	54.6	52.7	56.4	55.5	55.4

2. 频数分布的特征　由表 6 - 2 可看出频数分布的两个重要特征，即集中趋势（central tendency）和离散趋势（tendency of dispersion）。①集中趋势，如表 6 - 2 中数据虽大小不一，但多数集中在中间组段。②离散趋势，如表 6 - 2 中，随着数据逐渐变大或变小，向两边分散。根据变量值的分布规律，可将其分为对称分布和偏态分布。对称分布指集中位置在正中，左右两侧的频数分布大体对称，最常见的对称分布为正态分布。偏态分布是指集中位置偏向一侧，左右两侧频数分布不对称，如果集中位置偏向变量值小的一侧称为正偏态分布，偏向变量值大的一侧称为负偏态分布（图 6 - 1）。从表 6 - 2 可以看出本例变量值的分布为正态分布。

表 6 - 2　120 名 6 岁健康男童胸围（cm）资料的频数分布

组段 （1）	划记 （2）	频数 f （3）
50 ~	正	4
51 ~	正	5
52 ~	正丅	7
53 ~	正正丅	12
54 ~	正正正正	19
55 ~	正正正正正一	26
56 ~	正正正正	20
57 ~	正正一	11
58 ~	正丅	9
59 ~	正	4
60 ~ 61	丅	3
合计		120

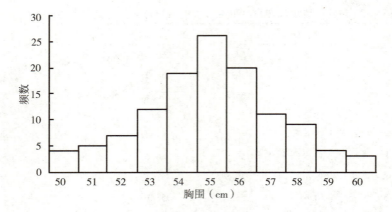

图 6 - 1 某地 2019 年 120 名 6 岁健康男童胸围的直方图

3. 频数分布的类型 常见的频数分布类型有正态分布和偏态分布两种类型。

（1）**正态分布** 指集中位置（高峰）在中间，左右两侧频数分布大体对称，以集中位置为中心，左右两侧频数分布逐渐减少并完全对称的分布，它是统计学中非常重要的频数分布。

（2）**偏态分布** 指集中位置不在中间而偏向一侧，频数分布不对称。根据集中位置所偏的方向，又可将偏态分布分为正偏态（左偏态）分布和负偏态（右偏态）分布，见图 6 - 2。

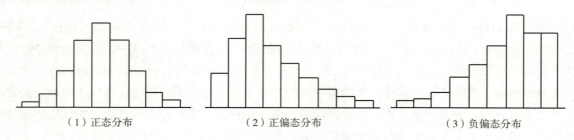

| （1）正态分布 | （2）正偏态分布 | （3）负偏态分布 |

图 6 - 2 几种常见的频数分布类型

4. 频数发布表的用途

（1）作为陈述资料的形式，便于进一步统计分析。

（2）便于绘制频数分布图，描述和观察资料分布特征和分布类型。

（3）便于发现资料中某些远离群体的特大或特小的可疑值。

（二）描述集中趋势的指标

平均数（average）是描述一组同质计量资料变量值集中趋势和平均水平的常用指标。常用的平均数有算术均数、几何均数和中位数。

1. 算术均数 算术均数（arithmetic mean）简称均数（mean），将各观察值相加后除以观察值个数所得的商即为算术均数。总体均数用希腊字母"μ"表示；样本均数用"$\bar{x}$"表示。

（1）**适用资料** 变量值呈正态分布或对称分布的计量资料。例如：①正常人某些生理、生化指标值的分布；②实验室内对同一样品多次重复测定结果的分布；③从正态或近似正态总体中抽取的样本均数的分布等。

（2）**计算方法**

1）直接法：当 n 较小（$n < 50$）或统计软件运算时应用。公式为：

$$\bar{x} = \frac{\sum x}{n} = \frac{x_1 + x_2 + x_3 + \cdots + x_n}{n}$$

公式（6 - 1）

式中，$\bar{x}$ 为样本均数；$x_1, x_2, x_3, \cdots x_n$ 为各变量值；Σ 为求和符号，读作［sigma］；n 为样本含量。

[例6.2] 测定了某地 6 名 6 岁健康男童胸围（cm）资料，分别是 51.9、56.7、53.7、55.6、54.5、56.2，求均数。

$$\bar{x} = \frac{51.9 + 56.7 + 53.7 + 55.6 + 54.5 + 56.2}{6} = \frac{328.6}{6} = 54.77 (cm)$$

2）加权法（weighting method）：当 n 较大（ $n \geq 50$ ）时或变量值为频数表资料时，宜用加权法计算均数。公式为：

$$\bar{x} = \frac{\Sigma fx}{\Sigma f} = \frac{f_1 x_1 + f_2 x_2 + \cdots + f_n x_n}{f_1 + f_2 + \cdots + f_n} \qquad 公式（6-2）$$

式中，$f_1, f_2 \cdots f_n$ 分别为第一组段至第 n 组段的频数；$x_1, x_2, \cdots x_n$，分别为第一组段至第 n 组段的组中值；Σfx 为各组段内组中值与频数乘积的总和；$\Sigma f = n$ 为总频数。

从表 6-3 可见，胸围在"50~"组段内有 4 人，在"51~"组段内有 5 人，……；同一组段内每个人的胸围是不相等的，可取组中值代表该组段每个人的胸围，以各组段的组中值乘以相应的频数（人数）即 fx 来代替组段各变量值（胸围）之和，将各组段的 fx 相加，得所有变量值之总和，再除以总频数即为均数。组中值 =（下限值 + 上限值）/2，见表 6-3 中的第（2）列。

表 6-3　120 名 6 岁健康男童胸围（cm）均数的加权法计算

组段 (1)	组中值 x (2)	频数 f (3)	fx (4) = (2) × (3)
50 ~	50.5	4	202.0
51 ~	51.5	5	257.5
52 ~	52.5	7	367.5
53 ~	53.5	12	642.0
54 ~	54.5	19	1035.5
55 ~	55.5	26	1443.0
56 ~	56.5	20	1130.0
57 ~	57.5	11	632.5
58 ~	58.5	9	526.5
59 ~	59.5	4	238.0
60 ~ 61	60.5	3	181.5
合计	—	120（Σf）	6656.0（Σfx）

表 6-3 中各组段内第（2）列组中值 x 与第（3）列频数 f 的乘积为第（4）列 fx，将第（4）列各组段的 fx 相加得 Σfx。再将此值除以总频数 Σf 即得 120 名 6 岁健康男童的平均胸围。本例 $\Sigma fx = 6656$，$\Sigma f = 120$，将其代入公式（6-2），得平均数为：

$$\bar{x} = \frac{\Sigma fx}{\Sigma f} = \frac{6656}{120} = 55.47 (cm)$$

因为各组段频数起到了"权数"的作用，它"权衡"了各组中值由于频数不同对均数的贡献。所以这种计算均数的方法，称为加权法。

2. 几何均数 几何均数（geometric mean）又称几何平均数。将 n 个变量值 x 的乘积开 n 次方所得的根即为几何均数。用符号 G 表示。

（1）适用资料 ①变量值呈等比数列的资料，如抗体的滴度、药物的效价、卫生事业发展速度等；②变量值呈倍数关系的资料，如细菌计数、人口的几何增长等；③变量值的对数值呈正态分布或近似正态分布资料，如正常人体内某些微量元素的含量。

（2）计算方法

1）直接法：当 n 较小（ $n < 50$ ）时，直接将 n 个变量值 x_1，x_2，$\cdots x_n$ 的乘积开 n 次方，公式为：

$$G = \sqrt[n]{x_1 \cdot x_2 \cdots x_n} \qquad 公式(6-3)$$

为方便应用，公式变换为：

$$G = \lg^{-1}(\lg x_1 + \lg x_2 + \cdots + \lg x_n) = \lg^{-1}\left(\frac{\Sigma \lg x}{n}\right) \qquad 公式(6-4)$$

式中，$\lg^{-1}$ 为求反对数的符号，$\Sigma \lg x$ 为各变量值的对数值之和，n 为样本含量。

[例6.3]　2009某市5名儿童接种某种疫苗后，测定抗体滴度分别为1∶4、1∶8、1∶16、1∶32、1∶64，求抗体平均滴度。

本例先求平均滴度的倒数，代入公式（6-4），得：

$$G = \lg^{-1}\left(\frac{\lg 4 + \lg 8 + \lg 16 + \lg 32 + \lg 64}{5}\right) = \lg^{-1}(1.2041) = 16$$

抗体平均滴度为1∶16。

2）加权法：当 n 较大（ $n \geqslant 50$ ）或变量值为频数表资料时，宜用加权法求几何均数，其计算公式是：

$$G = \lg^{-1}\left(\frac{\Sigma f \lg x}{\Sigma f}\right) \qquad 公式(6-5)$$

式中，$\Sigma f \lg x$ 为各变量值的对数与相应频数乘积之总和，Σf 为频数的总和。

[例6.4]　2009某市100名儿童接种某种疫苗后，测定抗体滴度的资料如表6-4第（1）、（2）列所示，求该疫苗的抗体平均滴度。

将表6-4有关数值代入公式（6-5），得：

$$G = \lg^{-1}\left(\frac{120.7119}{100}\right) = \lg^{-1}(1.2071) = 16.1$$

所以100名儿童接种该疫苗后的抗体平均滴度为1∶16.1。

表6-4　抗体平均滴度的加权法计算

抗体滴度 (1)	人数（ f ） (2)	滴度倒数 (3)	$\lg x$ (4)	$f \lg x$ (5) = (2) × (4)
1∶2	2	2	0.3010	0.6020
1∶4	11	4	0.6021	6.6231
1∶8	18	8	0.9031	16.2558
1∶16	36	16	1.2041	43.3476
1∶32	22	32	1.5051	33.1122
1∶64	8	64	1.8062	14.4496
1∶128	3	128	2.1072	6.3216
合计	100	—	—	120.7119

3. 中位数　中位数（median）是将变量值从小到大排列，位置居于中间的变量值。用符号 M 表示。

（1）适用资料　①偏态分布资料；②频数分布类型不明的资料；③存在极大值或极小值的资料；④频数表资料一端或两端无界（无确定数值）时，即所谓开口资料。 微课2

（2）计算方法

1）直接法：当 n 较小时，直接由原始数据计算中位数。先将变量值按大小顺序排列，然后根据变量值为奇数还是偶数选择公式（6-6）或公式（6-7）进行计算。

当 n 为奇数时计算公式为：

$$M = X_{(\frac{n+1}{2})} \qquad\qquad 公式（6-6）$$

当 n 为偶数时计算公式为：

$$M = \frac{X_{(\frac{n}{2})} + X_{(\frac{n}{2}+1)}}{2} \qquad\qquad 公式（6-7）$$

式中，n 为变量值的个数，$\frac{n+1}{2}$、$\frac{n}{2}$ 及 $\frac{n}{2}+1$ 为有序系列中变量值的位次，$X_{(\frac{n+1}{2})}$、$X_{(\frac{n}{2})}$ 及 $X_{(\frac{n}{2}+1)}$ 为相应位次上的变量值。

[**例6.5**] 某地 11 例某传染病患者，其潜伏期（天）分别为 2、2、4、3、5、6、3、8、9、11、15，求其平均潜伏期。

先将变量值按从小到大的顺序排列：2、2、3、3、4、5、6、8、9、11、15。

本例中，$n = 11$ 为奇数，按公式（6-6）计算中位数，即：

$$M = X_{(\frac{n+1}{2})} = X_{(\frac{11+1}{2})} = X_6 = 5（天）$$

即有序数列中，第 6 位上的变量值为 5，故其平均潜伏期为 5 天。

[**例6.6**] 如上例资料在第 21 天又发生 1 例该传染病患者，其平均潜伏期又为多少？

先将变量值按从小到大的顺序排列：2、2、3、3、4、5、6、8、9、11、15、21。

本例中 $n = 12$ 为偶数，按公式（6-7）计算中位数，即：

$$M = \frac{X_{\frac{n}{2}} + X_{(\frac{n}{2}+1)}}{2} = \frac{X_6 + X_7}{2} = \frac{5+6}{2} = 5.5（天）$$

即有序数列中，第 6 位和第 7 位所对应的变量值 5 和 6 的均数为 5.5，故其平均潜伏期为 5.5 天。

2）频数表法（frequency table method）：当 n 较大（$n \geq 50$）或变量值为频数表资料时，可用此法。

计算步骤如下：①先编制频数表，如表 6-3 第（1）、（2）栏；②按所分组段数，由小到大计算累计频数，编成中位数计算表，如表 6-3 第（3）栏；③确定中位数所在的组段；④按公式（6-8）计算中位数，即：

$$M = L + \frac{i}{f_m}(n/2 - \Sigma f_L) \qquad\qquad 公式（6-8）$$

式中，L 为中位数所在组段的下限，i 为为中位数所在组段的组距，f_m 为中位数所在组段的频数，n 为总频数，Σf_L 为小于 L 各组段的累计频数。

[**例6.7**] 测得某地 300 名正常人尿汞值，其频数表如表 6-5，求平均数。

表 6-5 300 例正常人尿汞值（μg/L）频数表及其中位数计算

尿汞值 （1）	频数 （2）	累计频数 （3）
0 ~	49	49
4 ~	27	76
8 ~	58	134
12 ~	50	184

尿汞值 （1）	频数 （2）	累计频数 （3）
16 ~	45	—
20 ~	22	—
24 ~	16	—
28 ~	9	—
32 ~	9	—
36 ~	4	—
40 ~	5	—
44 ~	1	—
48 ~	3	—
52 ~	1	—
56 ~ 60	1	—
合计	300	—

中位数计算表是在频数表基础上加第（3）列累计频数。中位数计算表的组距通常是等组距，也可以是不等组距，因为中位数计算公式只涉及中位数所在组段的组距，而与其余各组段无关。第（3）栏的累计频数只需累计到中位数所在组段即可。例如，本例 0 ~ 组段累计频数为 49；4 ~ 组段累计频数为 49 + 27 = 76；8 ~ 组段累计频数为 76 + 58 = 134；12 ~ 组段累计频数为 134 + 50 = 184，至此位次已大于中位数的位次 $\frac{300}{2}$ = 150，因此不必再继续往下累计。

可以判断中位数落在"12 ~"组段，故 $L = 12$，$i = 4$，$f_m = 50$，$n = 300$，$\Sigma f_L = 134$。代入公式（6 - 8），得：

$$M = 12 + \frac{4}{50} \times \left(\frac{300}{2} - 134 \right) = 13.28 (\mu g/L)$$

即该地 300 名正常人尿汞值的中位数为 13.28μg/L。

[附] 百分位数

1. 百分位数的概念 百分位数是一种位置指标，指将 n 个观察值从小到大依次排列后，再分成 100 等份，对应于 $x\%$ 位的数值即为第 x 百分位数。常用 P_x 表示。表示数据中小于此数的比例占总数的 $x\%$，大于此数的比例占（100 - x）%。中位数实际上是第 50 分位数，在统计分析中，数据分布中的第 25 分位数、第 75 分位数也较为常用。

2. 百分位数的用途

（1）用于描述一组偏态分布资料在某百分位置上的水平。

（2）制定偏态分布资料的医学参考值范围。

3. 计算方法

$$P_x = L + \frac{i}{fx}(n \times x\% - \Sigma f_L) \qquad 公式（6 - 9）$$

式中，P_x 为第 x 百分位数；L 为 P_x 所在组的下限；i 为 P_x 所在组的组距；fx 为 P_x 所在组的频数；n 为总频数；Σf_L 为小于各组段的累计频数。

以例 6.7 为例，求 P_{25} 及 P_{75}。

先要判断 P_{25} 所在组段，在表 6 - 5 中，P_{25} 落在"4 ~"组段，则 $L = 4$，$i = 4$，$f = 27$，$\Sigma f_L = 49$，则

将这些数据代入公式（6-9）得：

$$P_{25} = 4 + \frac{4}{27}(300 \times 25\% - 49) = 7.85(\mu g/L)$$

同样，P_{75}落在"16～"组段，则$L=16$，$i=4$，$f=45$，$\Sigma f_L=184$，代入公式（6-9）得：

$$P_{75} = 16 + \frac{4}{45}(300 \times 75\% - 184) = 19.64(\mu g/L)$$

即该地300名正常人尿汞值的第25分位数、第75分位数分别为7.85、19.64。

（三）描述离散趋势的指标

变异指标又称离散指标，用以描述一组同质变量值之间参差不齐的程度，即离散程度（degree of dispersion）或变异程度（degree of variation）。由于变异是客观存在的，所以计量资料的变量值之间必然存在一定的变异程度。

[**例6.8**] 三组同龄男孩的身高值（cm）数据如下，分析其集中趋势和离散趋势。

$$甲组：90 \quad 95 \quad 100 \quad 105 \quad 110 \qquad \bar{\chi}_甲 = 100（cm）$$

$$乙组：96 \quad 98 \quad 100 \quad 102 \quad 104 \qquad \bar{\chi}_乙 = 100（cm）$$

$$丙组：96 \quad 99 \quad 100 \quad 101 \quad 104 \qquad \bar{\chi}_丙 = 100（cm）$$

这三组数据的集中位置相同，$\bar{x}$都为100cm。但这三组数据的分布特征却不尽相同，三组内的5个数据之间差异（变异）程度不同，或者说三组的离散程度不同。

1. 极差 极差（range）又称全距，以符号R表示，是一组变量值中最大值与最小值之差。反映一组变量值的变异范围。极差大，说明离散程度大；反之，说明离散程度小。如例6.8中三组极差分别如下。

$$R_甲 = 110 - 90 = 20（cm）\qquad R_乙 = 104 - 96 = 8（cm）\qquad R_丙 = 104 - 96 = 8（cm）$$

说明甲组的变异程度比乙组和丙组大。用极差来说明变异程度的大小，计算方便，简单明了，容易理解，对变量值的各种分布资料都适用，应用广泛。但是，它仅考虑了资料两端的数值，未能反映组内其他数据的变异程度，因而资料内部所蕴藏的信息不能被充分利用；易受个别特大或特小数值的影响，结果不稳定。因此用极差表示变异程度并不理想。

2. 四分位数间距 四分位数间距（quartile interval）是上四分位数Q_U（即P_{75}）与下四位数Q_L（即P_{25}）之差，其间包括了全部观察值的一半，用Q表示。四分位数间距可看成中间一半观察值的极差，它和极差类似，数值越大，说明变异越大；反之，说明变异越小。四分位数间距比极差稳定，但仍未考虑到每个观察值的变异度。它适用于偏态分布资料，特别是分布末端无确定数据不能计算全距、方差和标准差的资料。

3. 方差 方差（variance）是常用的变异指标。例6.8中乙组、丙组身高值的极差虽均为8，但仍可看出除了两个极端值外，乙组的变异度较大，这是极差所不能反映的。为了克服极差的缺点，必须全面考虑到每一个变量值。这时，可计算每个变量值x与总体均数μ之差，称为离均差。对于正态分布资料，$\Sigma(x-\mu)=0$，因此，变异程度的大小不能用离均差总和表示，而用离均差平方和$\Sigma(x-\mu)^2$表示。但是离均差平方和的大小除了与变异程度大小有关外，还与变量值的个数N有关。变量值的个数越多，则$\Sigma(x-\mu)^2$越大，故应取其平均数，即总体方差（variance），用σ^2表示。即

$$\sigma^2 = \frac{\Sigma(x-\mu)^2}{N} \qquad 公式（6-10）$$

在实际工作中，由于总体均数是未知的，只能用样本均数来估计，用样本例数n代替N，但按公式

（6-10）计算的结果往往比实际值小，英国统计学家 W. S. Gosset 提出用样本例数 $n-1$ 代替 n 来校正，这就是样本方差 s^2。

$$s^2 = \frac{\sum (x - \bar{x})^2}{n-1} \qquad 公式（6-11）$$

式中，$n-1$ 称为自由度（degree of freedom），用符号 v 表示。计算甲、乙、丙三组数据的方差分别为 $s^2_甲 = 62.5$，$s^2_乙 = 10$，$s^2_丙 = 8.5$，由此可见，虽然乙组和丙组的极差相同，但它们的方差却不同，乙组数据的离散程度较丙组大，这说明方差克服了极差只考虑两端数据的缺点。方差愈小，说明变量值的变异程度愈小；方差愈大，说明变异程度愈大。

4. 标准差 标准差（standard deviation）是方差的平方根。因方差的单位是原度量单位的平方，所以在统计分析中为了方便，通常将方差取平方根，还原成原来的单位，得到总体标准差 σ 和样本标准差 s。由于标准差克服了方差的不足因而最常用。

$$\sigma = \sqrt{\frac{\sum (x - \mu)^2}{N}} \qquad 公式（6-12）$$

$$s = \sqrt{\frac{\sum (x - \bar{x})^2}{n-1}} \qquad 公式（6-13）$$

$\sum (x - \bar{x})^2 = \sum x^2 - \frac{(\sum x)^2}{n}$，为了便于计算，可将公式（6-13）写为

直接法：
$$s = \sqrt{\frac{\sum x^2 - \frac{(\sum x^2)}{n}}{n-1}} \qquad 公式（6-14）$$

加权法：
$$s = \sqrt{\frac{\sum fx^2 - \frac{(\sum fx)^2}{\sum f}}{\sum f - 1}} \qquad 公式（6-15）$$

式中符号意义与加权法求均数的公式相同。

［例6.9］ 求例6.2资料的标准差。

将 $n=6$，$\sum x = 328.6$，$\sum x^2 = 18012.24$，代入公式（6-14）得：

$$s = \sqrt{\frac{18012.24 - \frac{328.6^2}{6}}{6-1}} = 1.78（cm）$$

［例6.10］ 求例6.1资料的标准差。

表6-6 120名6岁健康男童胸围（cm）标准差的加权法计算

组段 (1)	组中值 x (2)	频数 f (3)	fx (4) = (2) × (3)	fx² (5) = (2) × (4)
50 ~	50.5	4	202.0	10201.00
51 ~	51.5	5	257.5	13261.25
52 ~	52.5	7	367.5	19293.75
53 ~	53.5	12	642.0	34347.00
54 ~	54.5	19	1035.5	56434.75
55 ~	55.5	26	1443.0	80086.50
56 ~	56.5	20	1130.0	63845.00
57 ~	57.5	11	632.5	36368.75
58 ~	58.5	9	526.5	30800.25

续表

组段 (1)	组中值 x (2)	频数 f (3)	fx (4) = (2) × (3)	fx² (5) = (2) × (4)
59 ~	59.5	4	238.0	14161.00
60 ~61	60.5	3	181.5	10980.75
合计	—	120 (∑f)	6656.0 (∑fx)	369780.00 (∑fx²)

将表 6-6 中的 $\sum f = 120$，$\sum fx = 6656$，$\sum fx^2 = 369780$，代入公式（6-15）得：

$$s = \sqrt{\frac{369780 - \frac{6656^2}{120}}{120 - 1}} = 2.23(\text{cm})$$

标准差的用途如下。①表示一组变量值的变异程度，两组或多组变量值在单位相同、均数相等或相近的条件下，标准差较大的那一组，说明变量值的变异程度较大，即变量值围绕均数的分布较离散，均数代表各变量值的代表性较差；而标准差较小的那一组，表示变量值的变异程度较小，即变量值围绕均数的分布较密集，均数代表各变量值的代表性较好。②用于计算变异系数。③用于计算标准误；④结合均数，估计频数分布情况；⑤结合均数，制定医学参考值范围。

5. 变异系数

（1）应用条件　当两组或多组变量值的单位不同，或均数相差悬殊时，不能直接用标准差比较其变异程度的大小，这时则要用变异系数（coefficient of variability，CV）作比较。

（2）计算方法　其计算公式为：

$$CV = \frac{s}{\bar{x}} \times 100\% \qquad\qquad 公式（6-16）$$

变异系数愈小，说明一组变量值的变异程度愈小；变异系数愈大，说明变异程度愈大。

[例6.11]　某地7岁男孩身高的均数为123.10cm，标准差为4.71cm；体重均数为22.59kg，标准差为2.26kg，试比较身高与体重的变异程度。

因身高和体重的单位不同，故不能直接用标准差做比较，而应计算变异系数。

身高变异系数为：

$$CV = \frac{4.71}{123.10} \times 100\% = 3.83\%$$

体重变异系数为：

$$CV = \frac{2.26}{22.59} \times 100\% = 10.14\%$$

即该地7岁男子体重的变异程度比身高的变异程度大。

对于正态分布资料，描述变异程度的指标有极差、离均差平方和、方差、标准差及变异系数等，最为理想的指标是标准差。

对于偏态分布资料或分布不明的资料，较为常用的描述变异程度的指标是四分位数间距。

（四）正态分布及其应用

1. 正态分布

以例6.1为例，我们已将表6-2的频数表资料，绘制成图6-1的直方图。

可以设想，如果将观察人数逐渐增多，组段不断分细，图中直条将逐渐变窄，其顶端将逐渐接近于一条光滑的曲线，如图6-3所示。图6-3（1）~图6-3（3）为样本例数不断增大时的样本的频率分布, 光滑连续曲线图 6 – 3 （3） 则表示样本所属总体的理论概率分布。

图 6 – 3 （3） 这条曲线称为频数分布曲线或频率分布曲线。它近似于数学上的"正态曲线 （normal curve）", 是一条中间高, 两侧逐渐下降并完全对称, 两端永不与横轴相交的钟形曲线。

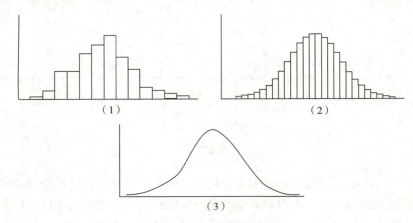

图 6 – 3　正态曲线示意图

正态分布 （normal distribution） 是以均数为中心, 靠近均数两侧频数较多, 两端逐渐对称地减少, 表现为钟形的一种概率分布。由于频率的总和等于 100% 或 1, 故横轴上曲线下的面积等于 100% 或 1。

正态分布又称 Gauss 分布 （Gaussian distribution）, 是一种很重要的连续型分布, 应用甚广。

2. 标准正态分布　为了应用方便, 对任一正态分布 $N(\mu, \sigma^2)$ 的随机变量 x, 均可利用公式（6 – 17） 进行变量变换, 即将原点移动到 μ 的位置, 横轴以 σ 为单位, 使正态分布变换为标准正态分布, 即均数为 0, 方差为 1 的标准正态分布 （standard normal distribution）, 简记为 u ~ N （0, 1）。

$$u = \frac{x - \mu}{\sigma} \qquad\qquad 公式（6 – 17）$$

3. 正态分布 （曲线） 的特征　正态分布是一种连续型分布, 应用广泛, 主要有以下 4 个基本特征。

（1） 正态曲线在横轴上方均数处最高, 左右两侧逐渐下降。

（2） 正态曲线以均数为中心, 左右对称, 曲线两端永远不与横轴相交。

（3） 正态分布有两个参数, 即均数 μ 和标准差 σ, 可记作 $N (\mu, \sigma^2)$; 均数 μ 决定正态曲线的中心位置; 标准差 σ 决定正态曲线的陡峭或扁平程度。σ 越小, 曲线越陡峭; σ 越大, 曲线越扁平。见图 6 – 4 所示。

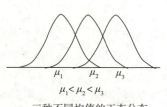

a. 三种不同均值的正态分布

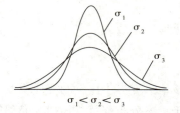

b. 三种不同标准差的正态分布

图 6 – 3　正态曲线位置、形状与 μ 及 σ 关系示意图

（4） 正态分布曲线下面积的分布有一定规律　所有的正态分布曲线下, 以均数为中心, 左右相同标准差范围内的面积相等。如正态分布时 $\mu \pm \sigma$ （$\mu - \sigma$, $\mu + \sigma$） 的面积占总面积的 68.27%; $\mu \pm 1.96\sigma$ （$\mu - 1.96\sigma$, $\mu + 1.96\sigma$） 的面积占总面积的 95%; $\mu \pm 2.58\sigma$ （$\mu - 2.58\sigma$, $\mu + 2.58\sigma$） 的面积占总面积的 99%。标准正态分布时, 区间 （–1, 1） 的面积占总面积的 68.27%; 区间 （–1.96, 1.96） 的面积占总

面积的95%；区间（-2.58，2.58）的面积占总面积的99%。见图6-5。

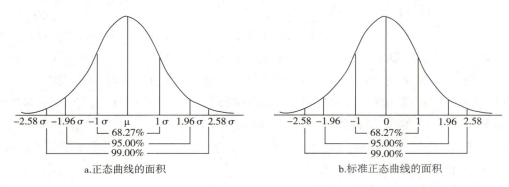

图6-5 正态曲线、标准正态曲线的面积分布

4. 正态分布的应用 正态分布在医学领域中广泛应用。某些医学现象，如同质群体的胸围、红细胞数、身高等，以及实验中的随机测量误差，均服从正态分布；对一些呈偏态分布的资料，经过适当的变量变换（如对数、平方根、倒数变换等）后服从正态分布，可按正态分布规律处理。

（1）估计正态分布资料的频数分布 由于正态分布曲线下的面积有一定的规律，只要求出标准正态变量u，通过查阅标准正态曲线下面积表就可得出占总频率的百分比，从而求出频数。

[**例6.12**] 求某地2009年120名6岁健康男童中胸围在54.5cm以下的人数，并分别求$\bar{x} \pm s$、$\bar{x} \pm 1.96s$、$\bar{x} \pm 2.58s$范围内人数占总数的实际百分数，并与理论百分数比较。

本例，μ、σ未知但样本含量n较大，可用样本均数$\bar{x}$和标准差s分别代替μ和σ，来求μ值。由于$s = 2.23cm$，$\bar{x} = 55.47cm$，$u = \dfrac{54.5 - 55.47}{2.23} = -0.43$。查标准正态曲线下的面积（附表1），在表的左侧找到-0.4，表的上方找到0.03，两者相交处为0.3336，即胸围在54.5cm以下的人数占总人数的33.36%，也就是40人（33.36% × 120 = 40.032 ≈ 40），而清点的实际人数为39人。其他计算结果见表6-7。

表6-7 120名6岁健康男童胸围的实际频数与理论频数分布比较

$\bar{x} \pm s$	胸围范围（cm）	实际分布		理论分布（%）
		人数	百分数（%）	
$\bar{x} \pm s$	53.2 ~ 57.7	85	70.83	68.27
$\bar{x} \pm 1.96s$	51.1 ~ 59.8	113	94.17	95.00
$\bar{x} \pm 2.58s$	49.7 ~ 61.2	120	100.00	99.00

（2）制定医学参考值范围 医学参考值范围（reference ranges），是指绝大多数正常人的某项指标范围。它来源于临床上对疾病诊断和治疗的实际需要，如正常人的解剖、生理、生化指标及组织代谢产物含量等数据中大多数个体的取值所在的范围。习惯用该健康人群95%个体某项医学指标的取值范围作为该指标的医学参考值范围。制定医学参考值范围的方法有两种。

1）正态分布法 此法适用于正态或近似正态分布的资料，包括资料经过转换（如对数）后呈正态分布或近似正态分布的资料。95%医学参考值范围可按下式制定：

双侧界值：$\bar{x} \pm 1.96s$ 公式（6-18）

单侧上界值：$\bar{x} + 1.65s$ 公式（6-19）

单侧下界值：$\bar{x} - 1.65s$ 公式（6-20）

[**例6.13**] 求例6.1资料中6岁男童胸围的95%医学参考值范围。

由于 $\bar{x} = 55.47\text{cm}$，$s = 2.23\text{cm}$，$n = 120$，胸围指标过大过小均为异常，因此制定双侧的医学参考值范围。代入公式（6-18）得：

$$\bar{x} \pm 1.96s = 55.47 \pm 1.96 \times 2.23 = 51.1 \sim 59.8，即(51.1, 59.8)。$$

即某地 6 岁健康男童胸围的 95% 医学参考值范围为 51.1cm～59.8cm。

2）百分位数法　此法适用于任何分布类型的资料，常用于偏态分布资料。

以 95% 医学参考值范围为例。双侧界值（即值过高过低都异常）：（$P_{2.5}$，$P_{97.5}$）；单侧上限界值（即仅值过高异常）：P_{95}；单侧下限界值（即仅值过低异常）：P_5。

（3）正态分布是许多统计方法应用的理论基础　如 t 分布、F 分布、x^2 分布等都是在正态分布的基础上推导出来的，u 检验也需以正态分布为基础。此外，二项分布、t 分布、Poisson 分布的极限为正态分布，即在一定条件下，可以按正态分布原理进行统计分析。

（4）质量控制图　在实验研究中，为了控制系统误差，保证研究质量，常以 $\bar{x} \pm 2s$ 作为上、下警戒限，以 $\bar{x} \pm 3s$ 作为上、下控制限，即对一些比较极端的检测结果要引起注意，慎重处理。

（五）均数的标准误及其应用

1. 均数的抽样误差　医学研究中常常从总体中随机抽取样本进行研究，用样本信息来推断总体的特征。但是，从同一总体中随机抽取许多组含量相同的样本计算均数时，由于个体差异的存在，这些样本均数往往不尽相等，也不恰好等于总体均数。例如，某地 2009 年儿童体检资料，120 名 6 岁健康男童胸围的均数为 55.47cm，该样本均数不一定等于该地 6 岁男童胸围的总体均数。这种由于随机抽样而引起的样本统计量与相应的总体参数之间的差异称为抽样误差。抽样误差是永恒存在的，但具有规律性分布。

2. 标准误的意义和计算　理论上可以证明：从同一总体中反复多次随机抽取样本含量固定为 $\nu = 1$ 的样本，由于存在抽样误差，这些样本的均数各不相同。若变量 x 服从均数为 μ，标准差为 σ 的正态分布，则从该总体抽取的含量为 n 的样本均数也服从以总体均数 μ 为中心，样本均数的标准差为 $\sigma/\sqrt{n}$ 的正态分布，这些均数的标准差称标准误（standard error），用 $\sigma_{\bar{x}}$ 表示。

$$\sigma_{\bar{x}} = \frac{\sigma}{\sqrt{n}} \qquad\qquad 公式（6-21）$$

式中 $\sigma_{\bar{x}}$，为标准误的理论值。在实际工作中由于总体标准差 σ 往往是未知的，只能得到样本标准差 s，用 s 代替 σ，可求得标准误的估计值 $s_{\bar{x}}$，即：

$$s_{\bar{x}} = \frac{s}{\sqrt{n}} \qquad\qquad 公式（6-22）$$

标准误是反映均数抽样误差大小的指标。由公式（6-22）可知，标准误与总体标准差成正比，与样本含量的平方根成反比。因为标准差为定值，所以要想减小标准误，就必须增加样本含量。

［**例6.14**］　某地 2009 年 120 名 6 岁健康男童胸围均数为 55.47cm，标准差为 2.23cm，求其标准误。

按公式（6-22）计算，得标准误为：

$$s_{\bar{x}} = \frac{s}{\sqrt{n}} = \frac{2.23}{\sqrt{120}} = 0.2（\text{cm}）$$

（六）t 分布

1. t 分布的概念　为了应用方便，若某随机变量 x 服从总体均数为 μ、总体标准差为 σ 的正态分布 $N(\mu, \sigma^2)$，则通过正态变量 x 采用 $u = \dfrac{x - \mu}{\sigma}$ 变换，将一般的正态分布 $N(\mu, \sigma^2)$ 变换为标准正态分布 N

（0，1）。同理，若样本含量为 n 的样本均数，服从总体均数为 μ，总体标准差为 $\sigma_{\bar{x}}$ 的正态分布 N （μ，$\sigma_{\bar{x}}^2$），那么也可将正态变量 $\bar{x}$ 采用 u 变换

$$u = \frac{\bar{x} - \mu}{\sigma_{\bar{x}}}$$ 　　　　公式（6 - 23）

将一般正态分布 N （μ，$\sigma_{\bar{x}}^2$） 变换为标准正态分布 N （0，1），即 u 分布。实际工作中 $\sigma_{\bar{x}}$ 往往是用 $s_{\bar{x}}$ 来估计，这时对正态变量 $\bar{x}$ 采用的不是 u 变换而是 t 变换，即

$$t = \frac{\bar{x} - \mu}{s_{\bar{x}}} = \frac{\bar{x} - \mu}{s\big/\sqrt{n}}$$ 　　　　公式（6 - 24）

从均数为 μ，标准差为 σ 的正态总体中随机抽取样本含量为 n 的样本，计算出样本均数 $\bar{x}$ 与其标准误 $s_{\bar{x}}$，如果总体均数已知，那么每个样本可按公式（6 - 24）计算出相应的 t 值，则这些 t 值的频数分布称为 t 分布，可作成类似图 6 - 1 的直方图；当样本数无限增多，分组也无限增多时，就成图 6 - 6 的 t 分布曲线。

2. t 分布的特征　　t 分布曲线是一簇对称于 0 的单峰分布曲线；其形态变化与自由度 v 有关，自由度越小，曲线越扁平，曲线峰的高度低于标准正态曲线，尾部面积大于标准正态曲线尾部面积。随着自由度增大，t 分布曲线逐渐逼近标准正态曲线，当自由度为无穷大时，t 分布曲线和标准正态曲线完全吻合。为了方便使用，统计学家已编成在不同自由度 v 和不同 α 时的界值表。

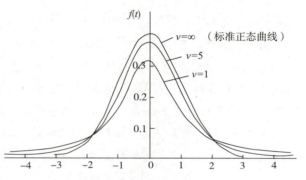

图 6 - 6　不同自由度下的 t 分布曲线

t 分布曲线下 α 与 t 界值的关系如图 6 - 7。当自由度确定后，t 分布曲线下双侧尾部面积 P 或单侧尾部面积 P 为指定 α 时，横轴上相应的 t 界值，记作 $t_{\alpha,v}$。

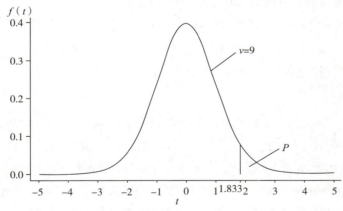

图 6 - 7　t 分布曲线下 α 与 t 界值的关系

（七）总体均数的估计

用样本统计量来估计总体指标称为参数估计，是统计推断的一个重要方面。参数估计可以有两种方法。

1. 点估计（point estimation）　　如在服从正态分布的总体中随机抽取样本，可以用样本均数 $\bar{x}$ 估计总体均数 μ，样本标准差 s 估计总体标准差 σ。这种估计方法简单易行，但未考虑抽样误差。实际上只

要是抽样研究，抽样误差是不可避免的，这样抽取不同的样本可得不同的 $\bar{x}$，因而就可能得到不同的总体均数的估计值。

2. 区间估计（interval estimation） 按一定概率估计总体均数所在范围，又称可信区间（confidence interval，简记为 CI）的这种估计方法称为区间估计。也就是说，当随机抽取样本后，在考虑抽样误差存在时，用样本均数估计总体均数的可能范围。统计学上通常用 95% 和 99% 的概率估计总体均数所在范围，也称之为 95% 可信区间（简记为 95% CI）和 99% 可信区间（简记为 99% CI）。计算公式如下：

（1）当 $n \geqslant 50$ 时，运用 u 分布规律估计总体均数（μ）的区间

$$95\% \text{CI}:(\bar{x} - 1.96S_{\bar{x}}, \bar{x} + 1.96S_{\bar{x}}), 简写(\bar{x} \pm 1.96S_{\bar{x}}) \qquad 公式(6-25)$$

$$99\% \text{CI}:(\bar{x} - 2.58S_{\bar{x}}, \bar{x} + 2.58S_{\bar{x}}), 简写(\bar{x} \pm 2.58S_{\bar{x}}) \qquad 公式(6-26)$$

［例6.15］ 已知某地 2009 年 120 名 6 岁健康男童胸围 $\bar{x} = 55.47\text{cm}$，$s = 2.23\text{cm}$，试估计该地 6 岁健康男童胸围总体均数 95% 可信区间。

本例中 $n = 120$，$\bar{x} = 55.47\text{cm}$，$s = 2.23\text{cm}$，$s_{\bar{x}} = 2.23/\sqrt{120}$。按公式（6-25）计算得

$$(55.47 - 1.96 \times 2.23/\sqrt{120}, 55.47 + 1.96 \times 2.23/\sqrt{120}) = (55.1, 55.9)$$

即该地 6 岁健康男童胸围总体均数 95% 可信区间为 55.1 ~ 55.9cm。

这里 55.1cm 称为可信区间的下限，55.9cm 为可信区间的上限，简称为可信限（confidence limit，简记为 CL），它们是两个点值。可信区间是以上下可信限为界限的范围。

（2）当 $n < 50$ 时，运用 t 分布规律估计总体均数（μ）的区间

$$95\% \text{CI}:(\bar{x} - t_{0.05,v}s_{\bar{x}}, \bar{x} + t_{0.05,v}s_{\bar{x}}), 简写(\bar{x} \pm t_{0.05,v}s_{\bar{x}}) \qquad 公式(6-27)$$

$$99\% \text{CI}:(\bar{x} - t_{0.01,v}s_{\bar{x}}, \bar{x} + t_{0.01,v}s_{\bar{x}}), 简写(\bar{x} \pm t_{0.01,v}s_{\bar{x}}) \qquad 公式(6-28)$$

式中，$t_{0.05,v}$ 与 $t_{0.01,v}$ 是按双侧 P 值为 0.05 与 0.01，自由度 $v = n - 1$ 时对应的 t 界值。

［例6.16］ 例 6.2 资料随机抽取某地 6 名 6 岁健康男童，测得该样本的胸围均数为 54.77cm，标准差为 1.78cm，问该地健康男童胸围总体均数的 95% 可信区间是多少？

本例 $v = n - 1 = 5$，$\alpha = 0.05$（双侧）查附表 2 得 $t_{0.05,5} = 2.571$，按公式（6-27）计算得

$$(54.77 - 2.571 \times 1.78/\sqrt{6}, 54.77 + 2.571 \times 1.78/\sqrt{6}) = (52.9, 56.6)$$

即该地 6 岁健康男童胸围总体均数 95% 可信区间为 52.9 ~ 56.6cm。

（八）均数的假设检验

1. 假设检验的概念及基本思路 在实际工作中遇到样本均数与总体均数间或样本均数与样本均数间不相等时，要考虑两种可能。①两者来自同一总体，差别是由抽样误差所致（H_0）。②两者来自不同总体，差别是由抽样误差及本质差别所致（H_1）。如何作出判断？统计学是通过假设检验来回答这个问题。假设检验（hypothesis testing）是统计推断的重要内容之一，亦称"显著性检验（test of statistical significance）"，是用来判断样本与样本，样本与总体的差异是由抽样误差引起还是本质差别造成的统计推断方法。

假设检验的基本原理是根据研究目的先对总体的参数或分布作出某种假设，再用适当的统计方法根据样本对总体提供的信息，推断此假设应当拒绝或不拒绝。假设检验推断过程所依据的是小概率事件原理，即发生概率很小（通常是指 $P \leqslant 0.05$）的随机事件，在一次抽样中几乎不可能发生的。

2. 假设检验的一般步骤 下面以例 6.17 样本均数 $\bar{x}$ 与已知总体均数 μ_0 比较的假设检验为例，介绍假设检验的基本步骤。

［例6.17］ 通过以往大规模调查，已知某地一般新生儿的头围均数为 34.50cm，为研究某矿区新

生儿的发育状况，现从该地某矿区随机抽取新生儿 40 人，测得其头围均数为 33.89cm，标准差为 1.99cm。问该矿区新生儿的头围总体均数与一般新生儿头围总体均数是否不同？

（1）建立检验假设，确定检验水准　假设检验的假设有两种。

1）无效假设（null hypothesis），符号为 H_0，假设两总体均数相等（ $\mu = \mu_0$ ），即样本均数 $\bar{x}$ 所代表的总体均数 μ 与已知的总体均数 μ_0 相等。$\bar{x}$ 和 μ_0 差别仅仅由抽样误差所致。

2）备择假设（alternative hypothesis），符号为 H_1，假设两总体均数不相等（ $\mu \neq \mu_0$ ），即样本均数 $\bar{x}$ 所代表的总体均数 μ 与已知的总体均数 μ_0 不相等。$\bar{x}$ 和 μ_0 差别由抽样误差和本质差别所致。

这里还有双侧检验和单侧检验之分，需根据研究目的和专业知识而定：①若目的是推断两总体是否不等（即是否 $\mu \neq \mu_0$ ），并不关心 $\mu > \mu_0$ 还是 $\mu < \mu_0$，应用双侧检验，$H_0 : \mu = \mu_0$，$H_1 : \mu \neq \mu_0$。②若从专业知识已知不会出现 $\mu < \mu_0$（或已知不会出现 $\mu > \mu_0$ ），或目的是推断是否 $\mu > \mu_0$（或 $\mu < \mu_0$ ），则用单侧检验，$H_0 : \mu = \mu_0$，$H_1 : \mu > \mu_0$（或 $\mu < \mu_0$ ）。一般认为双侧检验较为稳妥，故较常用。本例中，

$H_0 : \mu = \mu_0 = 34.50$ cm　即该矿区新生儿的头围与当地一般新生儿头围均数相同

$H_1 : \mu \neq \mu_0$　即该矿区新生儿的头围与当地一般新生儿头围均数不同

检验水准（size of a test）亦称显著性水准（significance level），符号为 α，是指本次假设检验设定的小概率事件的概率标准。亦是假设检验时发生第一类错误的概率。α 常取 0.05 或 0.01。本例中取 $\alpha = 0.05$。

（2）选定检验方法和计算统计量　根据研究设计的类型、资料类型及分析目的选用适当的检验方法。如配对设计的两样本均数比较，选用配对 t 检验；完全随机设计的两样本均数比较，选用 u 检验（大样本时）或 t 检验（小样本时）等。

不同的检验方法有不同的检验假设以及不同的公式。根据公式计算现有样本统计量，如 t 值、u 值等。本例中，

$$t = \frac{|\bar{x} - \mu_0|}{s_{\bar{x}}} = \frac{|33.89 - 34.50|}{1.99 / \sqrt{40}} = 1.94$$

（3）确定 P 值，作出推断结论　用算得的统计量与相应的界值作比较，确定 P 值。P 值是指在由 H_0 所规定的总体中随机抽样，获得等于及大于（或等于及小于）现有统计量的概率。本例中，按自由度当 $\upsilon = 40 - 1 = 39$，双侧 $P = 0.05$ 时，查 t 界值表（附表 2）得 $t_{0.05,39} = 2.023$。因为 $t = 1.94 < 2.023$，所以 $P > 0.05$。

将获得的概率 P 值与检验水准比较作出拒绝或不拒绝 H_0 的统计结论。若 $P \leqslant \alpha$，按照所取的检验水准，则结论为拒绝 H_0，接受 H_1，两者差异具有统计学意义；若 $P > \alpha$，按照所取的检验水准，则结论为不能拒绝 H_0，拒绝 H_1，两者差异无统计学意义。本例按 $a = 0.05$ 水准，$P > \alpha$，因此，不能拒绝 H_0，拒绝 H_1。根据现有资料尚不能认为矿区新生儿的头围总体均数与一般新生儿头围总体均数不同。

（九）均数的 t 检验和 u 检验

t 检验和 u 检验可用于样本均数与总体均数的比较以及两样本均数的比较。当样本含量较大（如 $n \geqslant 50$ ）时，可应用 u 检验；当样本含量较小（如 $n < 50$ ）时，应用 t 检验。但 t 检验要求样本来自正态分布总体，两小样本均数比较 t 检验时要求两总体方差齐。

1. t **检验**　t 检验的应用条件是①样本含量较小（如 $n < 50$ ）；②样本来自正态总体；③总体标准差未知；④在作两个样本均数比较时，还要求两样本相应的总体方差相等，称为方差齐性。

（1）小样本（ $n < 50$ ）均数与总体均数比较的 t 检验　这里的总体均数一般是指已知的理论值或大量观察而得到的稳定值，记作 μ_0，通过样本观测，推断样本所代表的未知总体均数 μ 与 μ_0 是否有差别，

其检验统计量为：

$$t = \frac{|\bar{x} - \mu_0|}{s_{\bar{x}}}$$ 公式（6-29）

例6.17便是这种类型的 t 检验。

（2）配对设计数值变量资料的 t 检验　在医学研究中，常用配对设计。配对设计主要有4种情形：①同一受试对象处理前后的数据；②同一受试对象两个部位的数据；③同一样品用两种方法（仪器等）检验的结果；④配对的两个受试对象分别接受两种处理后的数据。情形①的目的是推断其处理有无作用；情形②、③、④的目的是推断两种处理（方法等）的结果有无差别。

[例6.18]　为研究一种新药对女性血清胆固醇含量是否有影响，对同年龄的20名女性应用配对设计配成10对对子。每对中一个服用新药，另一个服用不含活性，但形态、颜色与新药相同的安慰剂。经一段时间后，测定血清胆固醇含量（mmol/L），结果见表6-8。问：服新药与服安慰剂血清胆固醇含量有无差别？

表6-8　服新药组与服安慰剂组血清胆固醇含量（mmol/L）

配对号	服新药组	安慰剂组	差值 d
1	4.4	6.2	-1.8
2	5.0	5.2	-0.2
3	5.8	5.5	0.3
4	4.6	5.0	-0.4
5	4.9	4.4	0.5
6	4.8	5.4	-0.6
7	6.0	5.0	1.0
8	5.9	6.4	-0.5
9	4.3	5.8	-1.5
10	5.1	6.2	-1.1

首先计算服用新药与安慰剂女性血清胆固醇含量的差值 d ，计算结果见表6-8。如果服新药对血清胆固醇没有影响，则从理论上说，每个对子的血清胆固醇含量的差值 d 的总体均数 $\mu_d = 0$ ，因此，将差值 d 作为变量值，将样本均数 $\bar{d}$ 与总体均数 $\mu_d = 0$ 作比较。检验统计量计算公式为：

$$t = \frac{|\bar{d} - 0|}{s_d / \sqrt{n}} = \frac{|\bar{d}|}{s_d / \sqrt{n}}$$ 公式（6-30）

检验步骤如下：

1）建立检验假设，确定检验水准

$H_0: \mu_d = 0$　即新药对女性血清胆固醇含量无影响。

$H_1: \mu_d \neq 0$　即新药对女性血清胆固醇含量有影响。

$\alpha = 0.05$

2）选择检验方法并计算统计量　将 $n = 10$ ， $\bar{d} = -0.43$ ， $s_d = 0.882$ 代入公式（6-30）

$$t = \frac{|\bar{d}|}{s_d / \sqrt{n}} = \frac{|-0.43|}{0.882 / \sqrt{10}} = 1.542$$

3）确定 P 值，作出推断结论　本例自由度 $\nu = n - 1 = 9$ ，查附表2，t 界值，双侧时，$t_{0.05,9} = 2.262$ ；

因为 1.542 < 2.262，所以 P > 0.05。

按 α = 0.05 水准，不能拒绝 H_0，拒绝 H_1，根据现有资料还不能认为服用该新药对女性血清胆醇含量有影响。

[**例 6.19**]　用简便法和常规法分别对 12 份人尿进行尿铅含量测定，所得结果如表 6-9。问：根据现有资料能否说明两种方法检测结果不同？

表 6-9　两法测定 12 份尿铅含量的结果

样品号	尿铅含量（μmol/L）		
	简便法	常规法	差值（d）
1	3.05	2.80	0.25
2	3.76	3.04	0.72
3	2.75	1.88	0.87
4	3.23	3.43	-0.20
5	3.67	3.81	-0.14
6	4.49	4.00	0.49
7	5.16	4.44	0.72
8	5.45	5.41	0.04
9	2.06	1.24	0.82
10	1.64	1.83	-0.19
11	2.55	1.45	1.10
12	1.23	0.92	0.31

检验步骤如下：

1）建立检验假设，确定检验水准

H_0：μ_d = 0　　即两种方法测定的结果相同。

H_1：$\mu_d \neq 0$　　即两种方法测定的结果不同。

α = 0.05

2）选择检验方法并计算统计量　将 $n = 12$，$\bar{d} = 0.399$，$s_d = 0.453$ 代入公式（6-30）

$$t = \frac{|\bar{d}|}{s_d/\sqrt{n}} = \frac{|0.399|}{0.453/\sqrt{12}} = 3.051$$

3）确定 P 值，作出推断结论　本例自由度 $\upsilon = n - 1 = 11$，查附表 2，t 界值，双侧时，$t_{0.05,11}$ = 2.201；因为 3.051 > 2.201，所以 P < 0.05。

按 α = 0.05 水准，拒绝 H_0，接受 H_1，两种方法测量结果的差别具有统计学意义，可以认为两种方法测定的结果不同，即简便法测量结果高于常规法。

（3）成组设计的两小样本均数比较的 t 检验　在医学研究中，成组设计主要有两种情形。①分别从两个总体中随机抽取样本，观察某变量值；②将受试对象完全随机地分配到两个不同的处理组中去，观察某变量值。对两组独立样本均数作比较，因而称为成组比较。目的是推断两组样本各自所属总体的总体均数 μ_1 和 μ_2 是否有差别，所应用的检验统计量 t 按公式（6-31）计算

$$t = \frac{|\bar{x}_1 - \bar{x}_2|}{s_{\bar{x}_1 - \bar{x}_2}} = \frac{|\bar{x}_1 - \bar{x}_2|}{\sqrt{s_c^2(\frac{1}{n_1} + + \frac{1}{n_2})}} \qquad 公式（6-31）$$

公式（6-31）服从自由度 $\upsilon = n_1 + n_2 - 2$ 的 t 分布。式中 n_1 和 n_2 分别为两样本含量，$\bar{x}_1$ 和 $\bar{x}_2$ 分别

表示两样本均数，s_c^2 为两样本的合并方差。

其中 $s_c^2 = \dfrac{\sum x_1^2 - (\sum x_1)^2/n_1 + \sum x_2^2 - (\sum x_2)^2/n_2}{n_1 + n_2 - 2}$ 　　　　　公式（6-32）

s_c^2 称为合并方差。公式（6-32）可用于已知两样本观测值原始资料时计算 s_c^2；当两个样本标准差 s_1 和 s_2 已知时，则合并方差 s_c^2 为：

$$s_c^2 = \dfrac{(n_1 - 1)s_1^2 + (n_2 - 1)s_2^2}{n_1 + n_2 - 2}$$ 　　　　　公式（6-33）

[**例6.20**]　　为比较治疗组和对照组的肺表面活性物质在治疗新生儿呼吸窘迫综合征患儿过程中的作用是否不同，某医生在对 30 名患儿治疗后 48 小时测得 PaO_2 资料（表 6-10）。问：治疗后 48 小时，两组的 PaO_2 是否不同？

表 6-10　两组患儿 PaO_2（kp_a）比较

分组	例数	均数	标准差
治疗组	15	12.55	0.33
对照组	15	9.72	2.03

检验步骤如下：

1）建立检验假设，确定检验水准

H_0：$\mu_1 = \mu_2$　　即治疗组与对照组的 PaO_2 相同。

H_1：$\mu_1 \neq \mu_2$　　即治疗组与对照组的 PaO_2 不同。

$\alpha = 0.05$

2）选择检验方法并计算统计量　将 $n_1 = 15$，$n_2 = 15$，$\bar{x}_1 = 12.55$，$\bar{x}_2 = 9.75$，$s_1 = 0.33$，$s_2 = 2.03$ 代入公式（6-33），算得合并方差

$$s_c^2 = \dfrac{(n_1 - 1)s_1^2 + (n_2 - 1)s_2^2}{n_1 + n_2 - 2} = \dfrac{(15 - 1) \times 0.33^2 + (15 - 1) \times 2.03^2}{15 + 15 - 2} = 2.1149$$

再将以上各项统计量代入公式（6-31）

$$t = \dfrac{|\bar{x}_1 - \bar{x}_2|}{\sqrt{s_c^2 \left(\dfrac{1}{n_1} + + \dfrac{1}{n_2}\right)}} = \dfrac{|12.55 - 9.75|}{\sqrt{2.1149^2 \times \left(\dfrac{1}{15} + \dfrac{1}{15}\right)}} = 3.626$$

3）确定 P 值，作出推断结论　本例自由度 $\upsilon = n_1 + n_2 - 2 = 28$，查附表 2，$t$ 界值，双侧时，$t_{0.05,28} = 2.048$；因为 $3.263 > 2.048$，所以 $P < 0.05$。

按 $\alpha = 0.05$ 水准，拒绝 H_0，接受 H_1，可以认为治疗组与对照组的 PaO_2 不同；即治疗组的肺表面活性物质在治疗新生儿呼吸窘迫综合征患儿过程中的作用优于对照组。

2. u 检验　当样本含量均较大（如 $n \geqslant 50$）时，根据中心极限定理，即使总体分布偏离正态，其样本均数仍近似正态分布，故可用 u 检验。所应用的检验统计量 u 值的计算公式：

样本均数与已知总体均数比较的 u 检验：

$$u = \dfrac{|\bar{x} - \mu_0|}{s_{\bar{x}}} = \dfrac{|\bar{x} - \mu_0|}{s/\sqrt{n}}$$ 　　　　　公式（6-34）

两样本均数比较的 u 检验：

$$u = \dfrac{|\bar{x}_1 - \bar{x}_2|}{s_{\bar{x}_1 - \bar{x}_2}} = \dfrac{|\bar{x}_1 - \bar{x}_2|}{\sqrt{\dfrac{s_1^2}{n_1} + \dfrac{s_2^2}{n_2}}}$$ 　　　　　公式（6-35）

（1）大样本（如 $n \geq 50$）均数与总体均数比较的 u 检验

[**例6.21**]　已知正常成年男子血红蛋白均值为 140g/L。今随机调查某厂成年男子 60 人，测得其血红蛋白均值为 125g/L，标准差 15g/L。问：该厂成年男子血红蛋白均值与一般成年男子是否不同？

检验步骤如下：

1）建立检验假设，确定检验水准

H_0：$\mu_1 = \mu_0 = 140$g/L　即该厂成年男子血红蛋白均值与一般成年男子相同。

H_1：$\mu_1 \neq \mu_0$　即该厂成年男子血红蛋白均值与一般成年男子不同。

$\alpha = 0.05$

2）选择检验方法并计算统计量　将 $n = 60$，$\bar{x} = 125$，$s = 15$，$\mu_0 = 140$ 代入公式（6-34），

$$u = \frac{|\bar{x} - \mu_0|}{s/\sqrt{n}} = \frac{|125 - 140|}{15/\sqrt{60}} = 7.746$$

3）确定 P 值，作出推断结论　因为 $7.746 > 1.96$，所以 $P < 0.05$。

按 $\alpha = 0.05$ 水准，拒绝 H_0，接受 H_1，可以认为该厂成年男子血红蛋白均值与一般成年男子不同，该厂成年男子血红蛋白均值低于一般成年男子。

（2）成组设计的两个大样本均数比较的 u 检验

[**例6.22**]　某医生研究了正常人与高血压患者血胆固醇含量（mg/dl）的资料如表6-11。试问：两组血胆固醇含量有无差别？

表6-11　正常人与高血压患者血胆固醇含量（mg/dl）

	例数	均数	标准差
正常人	506	180.6	34.2
高血压患者	142	223.6	45.8

检验步骤如下：

1）建立检验假设，确定检验水准

H_0：$\mu_1 = \mu_2$　即正常人与高血压患者血胆固醇含量无差别。

H_1：$\mu_1 \neq \mu_2$　即正常人与高血压患者血胆固醇含量有差别。

$\alpha = 0.05$

2）选择检验方法并计算统计量　将 $n_1 = 506$，$n_2 = 142$，$\bar{x}_1 = 180.6$，$\bar{x}_2 = 223.6$，$s_1 = 34.2$，$s_2 = 45.8$ 代入公式（6-35）

$$u = \frac{|\bar{x}_1 - \bar{x}_2|}{\sqrt{\dfrac{s_1^2}{n_1} + \dfrac{s_2^2}{n_2}}} = \frac{|180.6 - 223.6|}{\sqrt{\dfrac{34.2^2}{506} + \dfrac{45.8^2}{142}}} = 10.403$$

3）确定 P 值　因为 $u = 10.403 > 1.96$，所以 $P < 0.05$。

4）判断结论　按 $\alpha = 0.05$ 水准，拒绝 H_0，接受 H_1，可以认为正常人与高血压患者血胆固醇含量有差别，高血压患者血胆固醇含量高于于正常人。

（十）假设检验的两类错误

由于假设检验所作的推断结论是概率性质的，因此不是百分之百正确，有可能产生两种错误（表6-12）。

第一类错误（type I error）又称为 I 型错误。当 $P \leq \alpha$ 时，拒绝了实际上成立的 H_0，这种弃真的错误称为 I 型错误。其概率大小即检验水准 α。假设检验时可根据研究目的来确定其大小，一般取 $\alpha =$

0.05，当拒绝 H_0 时则理论上 100 次检验中平均有 5 次发生这样的错误。

第二类错误（type II error）又称为 II 型错误。当 $P > \alpha$ 时，接受了实际上不成立的 H_0，这类取伪的错误称为第二类错误。第二类错误的概率用 β 表示，β 的大小很难确切估计。当样本例数固定时，α 愈小，β 愈大；反之，α 愈大，β 愈小。因而可通过选定 α 控制 β 大小。要同时减小 α 和 β，唯有增加样本例数。统计上将 $1 - \beta$ 称为检验效能或把握度（power of a test），即两个总体确有差别存在，而以 α 为检验水准，假设检验能发现它们有差别的能力。实际工作中应权衡两类错误中哪一个重要，以选择检验水准的大小。

表 6 – 12　假设检验的两类错误

客观实际	假设检验结论	
	拒绝 H_0，接受 H_1	不拒绝 H_0，拒绝 H_1
H_0 成立	I 型错误 α	推断正确 $1 - \alpha$
H_0 不成立即 H_1 成立	推断正确 $1 - \beta$	II 错误 β

两类错误的概率以及大小变化关系如图 6 –8 所示。

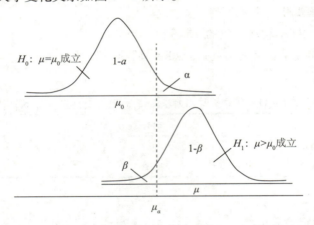

图 6 – 8　I 型错误与 II 型错误关系示意图（以单侧检验为例）

（十一）假设检验的注意事项

1. 严密的抽样研究设计是假设检验的前提　对所比较的资料必须是从同质总体中随机抽取的，目的是使样本具有代表性和均衡可比性。也就是除比较的主要因素（如一组为 A 药，另一组为 B 药）外，其它可能影响结果的有关因素（如年龄、性别、病情等）都尽可能一致。这就要求医学研究应有严密的研究设计才能得出有意义的统计结论和有价值的专业结论。

2. 根据资料的正确选用假设检验方法　应根据统计资料特点、设计方案、样本含量大小及研究目的选用合适的假设检验方法。例如数值变量资料两组小样本均数比较时要用 t 检验；数值变量资料两组大样本均数比较时要用 u 检验；后面将介绍多组均数比较时要用方差分析（F 检验）；配对设计数值变量资料比较时用 t 检验。两组均数比较 t 检验，还要求两个样本所代表的正态总体方差齐性，否则不能用 t 检验而应用另外的检验方法等。

3. 统计结论的正确表述　在作统计指标的假设检验时，如果检验结果有统计意义，习惯上称为差别有显著性。它是指当随机抽样，由样本信息计算检验统计量，获得这样大或更大的统计量值的可能性很小，因而拒绝 H_0。这里回答是否接受或拒绝检验假设而不回答实际比较的样本所代表的总体指标差别有多大。例如，当随机抽样的样本例数很大时，即使所比较的样本均数相差不大，但 t 检验结果 P 值会很小。统计检验结果拒绝 H_0，差别有显著性。但不应误解为两均数相差很大，不能理解为医学上有显著的价值；反之，不拒绝 H_0，习惯上称为差异无显著性，但不应误解为相差不大或无差别。因此，应注意实际差别大小与统计意义的区别。

4. 假设检验结论的正确性是以概率为保证的　所有统计的假设检验都是概率性质的。因此，在作推论时，都有可能犯错误。当计算出统计量的 P 值接近第一类错误 α 时，下结论应尤其慎重。因为取同一检验水准，就现有样本不拒绝 H_0，但增加样本例数后，抽样误差减小，有可能拒绝 H_0。

5. 正确选择单侧检验与双侧检验　在作假设检验时，应事先根据专业知识和问题的要求在设计时确定采用单侧还是双侧检验。不能在计算检验统计量后才主观确定。对同一资料检验时，有可能双侧检验无统计意义而单侧有统计意义。这是因为单侧检验比双侧检验更易得到差别有统计意义的结论。因此，当我们报告结论时，应列出所采用的是单侧还是双侧检验、检验方法、检验水准和 P 值的确切范围，然后结合专业作出专业结论。

第三节　分类变量资料的统计分析

分类变量资料是将观察单位按属性或类别分组然后清点每组个数所得的资料。调查或实验研究中清点分类变量资料得到的数据称为绝对数（absolute number），表示事物的实际水平，是统计分析的基础。但绝对数的大小受基数多少的影响。例如，甲乙两地某病流行，甲地发病 1500 人，乙地发病 1200 人，我们不能据此判断甲地流行严重。因为，要比较两地发病的严重程度，需要考虑两地的人口数。已知甲地人口为 50 000 人，乙地人口为 30 000 人，则：

$$甲地某病发病率 = \frac{1500}{50000} \times 100\% = 3\%$$

$$乙地某病发病率 = \frac{1200}{30000} \times 100\% = 4\%$$

可见乙地发病比甲地严重，这就使我们对两地发病情况有了更深入的了解。这个发病率就是相对数（relative number）。在实际工作中把绝对数和相对数结合使用，有助于表示事物出现的程度，彼此比较，认识事物本质。

一、分类变量资料的统计描述 ⓔ 微课3

（一）常用相对数

1. 率（rate）　又称频率指标。表示在一定条件下，某现象实际发生的单位数与可能发生该现象的观察单位总数之比，用以说明某现象发生的频率或强度。常用百分率（%）、千分率（‰）、万分率（1/万）、十万分率（1/10 万）等表示。其计算公式为：

$$率 = \frac{某现象实际发生的观察单位数}{可能发生该现象的观察单位总数} \times K \qquad 公式（6-36）$$

式中 K 为比例基数，其取值主要依据习惯，使计算结果至少保留一至两位整数。

[**例 6.23**]　某市 1999 年对特殊行业人群进行艾滋病病毒抗体检测，检测人数为 126380 人，艾滋病病毒抗体阳性例数为 87 人，计算检出率应以该年检出的阳性例数除以总检测数。则：

$$某市 1999 年艾滋病病毒检出率 = \frac{87}{126380} \times 10\ 万 / 10\ 万 = 68.84/10\ 万$$

2. 构成比（constituent ratio）　又称构成指标。表示某一事物内部各组成部分所占的比重，常以百分数表示，故又称为百分比。其计算公式为：

$$构成比 = \frac{事物内部某一组成部分的观察单位数}{同一事物各组成部分的观察单位总数} \times 100\% \qquad 公式（6-37）$$

构成比有两个特点。①构成比之和等于100%或1，因此计算时应注意对小数部分作必要的调整，使其等于100%或1。②由于构成比之和为100%，故各构成比之间是相互制约的，其比重增减各有影响。

3. 相对比（relative ratio） 又称比。是两个有关指标之比，说明一个指标是另外一个指标的几倍或百分之几，它是相对数的最简单形式。其计算公式为：

$$相对比 = \frac{甲指标}{乙指标}（或 \times 100\%） \qquad 公式（6-38）$$

甲乙两个指标可以是绝对数，也可以是相对数或平均数。相比较的两个指标可能性质相同，如冠心病死亡率的性别比等于男性冠心病死亡率与女性冠心病死亡率之比；也可以性质不相同，如小鼠肝重与体重之比。在计算相对比时，计算结果可以用百分数或倍数表示，例如我国第四次人口普查，男性人数为581 820 407，女性人数为548 690 231；男女性别比例 = 男/女 = 581820407/548690231 = 1.0604（106.04%），也可写作106.04∶100（习惯上性别比例常以女性人口数100为基数）。

[例6.24] 某地某年调查该地恶性肿瘤死亡情况见表6-13。试计算：①各年龄组恶性肿瘤死亡所占比重；②各年龄组恶性肿瘤死亡率；③各年龄组与"0～"组恶性肿瘤死亡之比。

表6-13 某地各年龄组恶性肿瘤死亡情况

年龄（岁） （1）	人口数 （2）	恶性肿瘤死亡人数 （3）	构成比（%） （4）	死亡率（1/10万） （5）	相对比 （6）
0～	82 920	4	4.44	4.82	—
20～	46 639	12	13.33	25.73	3.0
40～	28 161	42	46.67	149.14	10.5
60～	9 370	32	35.56	341.52	8.0
合计	167 090	90	100.00	53.86	—

表6-13中第（4）栏是由第（3）栏各年龄组对应的数据与该栏总数按公式（6-37）计算出来的，如"0～"组恶性肿瘤占恶性肿瘤死亡总数的比重为：

$$4/90 \times 100\% = 4.44\%。$$

依次可求出其他年龄组所占比重。

表6-13中第（5）栏是由第（3）栏与相应的第（2）栏按公式（6-36）计算所得，如0～岁组恶性肿瘤死亡人数为4，人口数为82 920，则"0～"组恶性肿瘤死亡率 = 4/82 920 $\times 10^5$/10万 = 4.82/10万。

表6-13中第（6）栏"20～"组与"0～"组的恶性肿瘤死亡数之比 = 12/4 = 3，即"20～"组恶性肿瘤死亡数是"0～"组的3倍。

（二）应用相对数的注意事项

相对数计算简单，但应用时应注意以下几点。

1. 计算相对数时分母不宜过小 计算相对数时，如果分母过小，则相对数不稳定，容易造成误解。如用某新药治疗高血压患者，3例中有2例治疗效果明显，即认为该新药的有效率为67%，显然是不可靠的，此时最好用绝对数表示。

2. 资料分析时不能以构成比代替率 率是说明某现象发生的频率或强度，构成比是说明某事物内部各组成部分所占的比重或分布，两者有着本质的不同，因此，在资料分析中，不能以构成比代替率。

如表6-14中某地各年龄组妇女宫颈癌普查资料，从第（4）列患者构成比看，"50～"组患者的比重最高，但不能认为该组的患病最严重。若要了解究竟哪个年龄组的患病危险最大，则必须计算各年龄组患病率。从各年龄组的患病率可以看出，宫颈癌的患病率随年龄增长而增高，"60～"组患病率最高，因此该组患宫颈癌的危险最大。尽管该地 60 岁以上的妇女患病率最高，但由于该年龄组检查人数最少，致使该年龄段的患者人数较少，所占患者数的比重也较小。

表 6 - 14　某地各年龄组妇女宫颈癌患病情况统计

年龄（岁） （1）	检查人数 （2）	患者数 （3）	患者构成比（%） （4）	患病率（1/万） （5）
<30	126 987	4	1.4	0.3
30～	96 676	30	10.5	3.1
40～	63 458	89	31.2	14.0
50～	25 234	101	35.4	40.0
60～	5 927	61	21.5	102.9
合计	318 282	285	100.0	9.0

3. 资料对比应注意其可比性　对多个率或构成比进行比较时，要注意可比性，即除研究因素外，其他的重要影响因素应尽可能相同或相近。通常应注意以下两点。①观察对象同质、研究方法相同、观察时间相等，其他非研究因素尽可能一致。②资料的内部构成是否相同。若两组资料内部构成不同时，应分组计算频率指标进行比较或进行率的标准化后再作比较。例如，某医生用中、西医两种药物治疗某种疾病，治疗效果如表 6 - 15，甲、乙两种疗法的有效率均为 66.7%，因而做出甲、乙两种疗法治疗效果一样的结论。但如果分性别比较却发现乙法的疗效要好于甲法的疗效，之所以出现这种矛盾的现象，是由于男性和女性在甲、乙两组中的构成比不同造成的。因此，对这种资料中两个率的比较，可按男性和女性分别进行比较，也可计算标准化率进行比较。

表 6 - 15　甲、乙两种疗法对某疾病的治疗效果比较

性别	甲法			乙法		
	治疗人数	有效人数	有效率（%）	治疗人数	有效人数	有效率（%）
男性	50	25	50.0	100	60	60.0
女性	100	75	75.0	50	40	80.0
合计	150	100	66.7	150	100	66.7

4. 对样本率或构成比的比较应作假设检验　与均数的抽样研究一样，样本率或构成比也存在抽样误差，因此进行样本率或构成比的比较时，不能仅凭数值表面大小作结论，亦应做差别的显著性检验。

二、分类变量资料的统计推断

（一）率的抽样误差与总体率的估计

样本的率或构成比也有抽样误差，通过估计抽样误差的大小可以推断总体率或构成比。

1. 率的标准误　在总体率 π 一定的总体中，随机抽取观察数相等的多个样本，样本率与总体率、各样本率之间往往会有差异，这种差异被称作率的抽样误差。率的抽样误差用率的标准误（standard error of rate）表示，计算公式为：

$$\sigma_P = \sqrt{\frac{\pi(1-\pi)}{n}} \qquad\qquad 公式（6-39）$$

公式 6 - 39 中，σ_p 为率的标准误，π 为总体率，n 为样本含量。

在实际工作中，由于总体率 π 很难知道，常用样本率 p 来代替，故公式 6 – 39 变为公式 6 – 40。

$$S_p = \sqrt{\frac{p(1-p)}{n}} \qquad\qquad 公式（6-40）$$

公式 6 – 40 中，S_p 为率的标准误的估计值，p 为样本率，n 为样本含量。

[例 6.25]　某血液中心对 2196 名无偿献血者进行 HBsAg 检查，结果有 138 人检出 HBsAg 阳性，阳性率 6.28%，试求 HBsAg 阳性率的标准误。

本例中 $n = 2196$，$p = 0.0628$，$1 - p = 0.9372$

$$S_p = \sqrt{\frac{0.0628 \times 0.9372}{2196}} = 0.0052 = 0.52\%$$

率的标准误是描述率的抽样误差大小的指标。率的标准误越小，说明率的抽样误差越小，表示样本率与总体率较接近，用样本率代表总体率的可靠性越大；反之，率的标准误越大，说明率的抽样误差越大，表示样本率与总体率相距较远，用样本率代表总体率的可靠性越小。

2. 总体率的估计　由于总体率常常是未知的，需要由样本率估计总体率。又由于样本率与总体率之间存在着抽样误差，所以可根据样本率及率的标准误来估计总体率所在的范围，即总体率的可信区间。根据样本含量 n 和样本率 p 的大小不同，可以采用下列两种方法。

（1）查表法　当样本含量 n 较小（如 $n \leqslant 50$），且样本率 p 接近 0 或 1 时，可查百分率的可信区间表（附表 3），求得总体率的可信区间。

[例 6.26]　某校医调查用眼广播操矫治近视眼的情况，在 25 名患有近视眼的学生中，其中 4 人近期有效，试问该法近期有效率 95% 和 99% 的可信区间各为多少？

查附表 3，在 $n = 25$ 和 $x = 4$ 的相交处，得该法近期有效率 95% 的可信区间 5% ～ 36%，99% 的可信区间为 3% ～ 42%。

附表 3 中，x 值只列出 $x \leqslant n/2$ 部分，当 $x > n/2$ 时不能在表中直接查到，应以 $n - x$ 值查表，然后从 100 中减去查得的数值，即为所求的可信区间。

（2）正态近似法　当样本含量 n 足够大，且样本率 p 和（$1 - p$）均不太小，如 np 和 $n(1 - p)$ 均 $\geqslant 5$ 时，样本率的分布近似正态分布，则总体率的可信区间按下列公式估计。

$$（p - u_\alpha S_p，p + u_\alpha S_p），缩写为 p \pm u_\alpha S_p \qquad\qquad 公式（6-41）$$

式中，p 为样本率，S_p 为率的标准误，u_α 为标准正态分布中概率为 α 的界限值。求 95% 可信区间用 1.96，求 99% 可信区间用 2.58。

根据以上公式可知：

$$总体率的 95\% 可信区间为：（p - 1.96 S_p，p + 1.96 S_p） \qquad 公式（6-42）$$
$$总体率的 99\% 可信区间为：（p - 2.58 S_p，p + 2.58 S_p） \qquad 公式（6-43）$$

例如，前述血液中心 HBsAg 阳性率的 95% 可信区间为：

$$（0.0628 - 1.96 \times 0.0052，0.0628 + 1.96 \times 0.0052）=（5.26\%，7.30\%）$$

（二）χ^2 检验

χ^2 检验（chi – square test）也称卡方检验，是一种用途较广的假设检验方法。用于推断两个或两个以上总体率（或构成比）之间有无差别，配对设计分类变量资料之间有无差别等。

1. 四格表资料的 χ^2 检验

[例 6.27]　某医师用两种疗法治疗慢性支气管炎患者 118 例，治疗结果见表 6 – 16。问两种疗法对慢性支气管炎患者的治愈率是否不同？

表 6 – 16　两种疗法治疗慢性支气管炎治疗结果

组别	治愈人数	未愈人数	合计	治愈率（%）
甲疗法	52（40.76）*	13（24.24）	65	80.0
乙疗法	22（33.24）	31（19.76）	53	41.5
合计	74	44	118	62.7

注：* 括号内为理论数。

（1）χ^2 检验的基本思想

表 6 – 16 中 $\begin{array}{|c|c|}\hline 52 & 13 \\\hline 22 & 31 \\\hline\end{array}$ 这 4 个格子的数据是整个表的基本数据，其余数据都是由这 4 个基本数据推算出来的，这种资料称为四格表（fourfold table）资料。

卡方检验需计算检验统计量 χ^2 值，其基本公式为：

$$\chi^2 = \sum \frac{(A - T)^2}{T}　　　　　公式（6 – 44）$$

式中，A 为实际频数，如例 6.27 中两组疗法治疗结果中实际治愈和未愈的例数，即四格表中的数据；T 为理论频数，是根据无效假设推算出来的，表 6 – 16 中无效假设为两种疗法的治愈率相同，即都等于合计的治愈率 62.7%（74/118）。据此，甲疗法治疗 65 人，理论上应该治愈 $65 \times 62.7\% = 40.76$ 人，乙疗法治疗 53 人，理论上应该治愈 $53 \times 62.7\% = 33.24$ 人。理论频数的计算公式为：

$$T_{RC} = \frac{n_R n_c}{n}　　　　　公式（6 – 45）$$

式中，T_{RC} 为第 R（row）行、第 C（column）列格子的理论频数，n_R 为第 R 行的合计数，n_c 为第 C 列的合计数，n 为总例数。表 6 – 16 的理论频数如下：

$$T_{11} = \frac{74 \times 65}{118} = 40.76 \qquad T_{12} = \frac{44 \times 65}{118} = 24.24$$

$$T_{21} = \frac{74 \times 53}{118} = 33.24 \qquad T_{22} = \frac{44 \times 53}{118} = 19.76$$

由于四格表每行每列的合计都是固定的，四个理论频数中其中一个用公式 6 – 45 求出，其余三个理论频数可用同行合计或列合计数相减而求得。本例中

$$T_{11} = 40.76 \qquad\qquad T_{12} = 65 - 40.76 = 24.24$$

$$T_{21} = 74 - 40.76 = 33.24 \qquad T_{22} = 44 - 24.24 = 19.76$$

将计算的理论频数写入表 6 – 16，从计算过程中我们可以看出，在四格表资料行合计和列合计固定的情况下，一个格子的数值确定下来之后，其他三个格子的数值也就确定下来。

将实际频数和理论频数代入公式 6 – 44，即可计算出统计量 χ^2 值。由此可以看出，χ^2 值反映了实际频数与理论频数的吻合程度。若无效假设 H_0 成立，则理论频数和实际频数相差不应太大，较大的 χ^2 值出现的概率较小，根据资料计算的 χ^2 值越大就越有理由拒绝无效假设 H_0。

从公式 6 – 44 可以看出，χ^2 值的大小除决定于（$A - T$）的差值外，与格子数也有关系（严格地说是自由度 ν）。因为各格的 $\frac{(A - T)^2}{T}$ 都是正值，故格子数越多则自由度（ν）越大，χ^2 值也会越大，只有排除了这种影响，χ^2 值才能正确地反映实际频数与理论频数的吻合程度。所以由 χ^2 值确定 P 值时要考虑自由度的大小。自由度的计算公式为：

$$\nu = （行数 - 1）（列数 - 1） \qquad 公式（6-46）$$

在同一自由度下，χ^2 值越大，相应的概率 P 越小；χ^2 值越小，相应的概率 P 越大。

（2）四格表资料 χ^2 检验的基本步骤

以例 6.27 资料为例：

1）建立检验假设，确定检验水准

H_0：$\pi_1 = \pi_2$，即甲疗法与乙疗法治疗慢性支气管炎的治愈率相同；

H_1：$\pi_1 \neq \pi_2$，即甲疗法与乙疗法治疗慢性支气管炎的治愈率不同；

$\alpha = 0.05$

2）计算理论数和 χ^2 统计量　理论数前面已经算出，代入公式 6-44 得：

$$\chi^2 = \sum \frac{(A - T)^2}{T} = \frac{(52 - 40.76)^2}{40.76} + \frac{(13 - 24.24)^2}{24.24} + \frac{(22 - 33.24)^2}{33.24} + \frac{(31 - 19.76)^2}{19.76} = 18.50$$

3）确定 P 值，作出推断结论　本例自由度 $\nu = (2 - 1)(2 - 1) = 1$，查 χ^2 界值表（附表4），$\chi^2_{0.05,1} = 3.84$，本例 $\chi^2 = 18.50$，故 $P < 0.05$，两样本率的差别有统计学意义。按 $\alpha = 0.05$ 的水准，拒绝 H_0，接受 H_1，可以认为甲乙两种疗法治疗慢性支气管炎的治疗效果不同，甲疗法治愈率高于乙疗法。

（3）四格表专用公式　对于上述只有四个基本数据的资料，还可以选用四格表资料 χ^2 检验专用公式进行计算 χ^2 值，省去计算理论频数的麻烦。其专用公式为：

$$\chi^2 = \frac{(ad - bc)^2 n}{(a+b)(c+d)(a+c)(b+d)} \qquad 公式（6-47）$$

式中 a、b、c、d 分别为四格表中的四个实际频数，n 为总例数。仍用例 6.27 的资料，符号标记见表 6-17。

表 6-17　两种治疗方法治疗慢性支气管炎的疗效比较

组别	治愈人数	未愈人数	合计
甲疗法	52（a）	13（b）	65（$a+b$）
乙疗法	22（c）	31（d）	53（$c+d$）
合计	74（$a+c$）	44（$b+d$）	118（n）

将标有 a、b、c、d 的四个实际频数代入公式 6-47，得：

$$\chi^2 = \frac{(52 \times 31 - 13 \times 22)^2 \times 118}{65 \times 53 \times 74 \times 44} = 18.50$$

计算结果与公式 6-44 计算结果相同。

（4）四格表资料 χ^2 值的校正　χ^2 分布是连续型分布，而 χ^2 检验用于分类资料比较时，原始数据是不连续的，根据所得 χ^2 值用 χ^2 界值表确定 P 值时会有一定的误差。特别是对 $\nu = 1$ 的四格表资料，当 n 与 T 较小时，所得 P 值偏低。因而，若求出 χ^2 值在 $\chi^2_{\alpha,\nu}$ 附近时，应作连续性校正。

一般认为四格表资料 χ^2 检验时，当 $1 \leq T < 5$，且 $n \geq 40$ 时，可用四格表的连续性校正公式；若四格表 $n < 40$，或有 $T < 1$ 时，可用四格表资料的确切概率法（请参阅有关统计学专业书籍）。

四格表资料 χ^2 值连续性校正的计算公式为：

$$\chi^2 = \sum \frac{(|A - T| - 0.5)^2}{T} \qquad 公式（6-48）$$

$$\chi^2 = \frac{(|ad - bc| - n/2)^2 n}{(a+b)(c+d)(a+c)(b+d)} \qquad 公式（6-49）$$

公式 6-48 为基本公式的校正，公式 6-49 为四格表专用公式的校正。

[**例 6.28**] 用两种疗法（单纯化疗和复合化疗）治疗淋巴系肿瘤患者 40 例，缓解率结果见表 6 - 18。问两种疗法的缓解率差别有无统计学意义？

表 6 - 18 两种疗法缓解率的比较

组别	缓解	未缓解	合计
单纯化疗	2 (4.8)	10 (7.2)	12
复合化疗	14 (11.2)	14 (16.8)	28
合计	16	24	40

检验步骤如下：

1）建立检验假设，确定检验水准

$H_0 : \pi_1 = \pi_2$，即两种疗法的缓解率无差别；

$H_1 : \pi_1 \neq \pi_2$，即两种疗法的缓解率有差别；

$\alpha = 0.05$

2）计算理论数和 χ^2 值 按公式 6 - 45 计算理论值 T，列于表 6 - 18 的括号内。有一个格子 $1 < T < 5$，且 $n = 40$，故需对 χ^2 值作校正。

按公式 6 - 49 得：

$$\chi^2 = \frac{(\mid ad - bc \mid - n/2)^2 n}{(a+b)(c+d)(a+c)(b+d)} = \frac{(\mid 2 \times 14 - 10 \times 14 \mid - 40/2)^2 \times 40}{12 \times 28 \times 16 \times 24} = 2.624$$

3）确定 P 值，作出推断结论 $\nu = 1$，查 χ^2 界值表（附表4），得 $\chi^2_{0.05,1} = 3.84$，今 $\chi^2 = 2.624 < \chi^2_{0.05,1}$，$P > 0.05$，差别无统计学意义。按 $\alpha = 0.05$ 水准，尚不能拒绝 H_0，可以认为两种疗法的缓解率无差别。

本例若不进行连续性校正，则 $\chi^2 = 3.89$，$P < 0.05$，就会作出差别有统计学意义的推论了，可见未校正的 P 值偏低。

2. 行×列表资料的 χ^2 检验 行×列表资料是指有两个以上比较的组，记录的观察结果也可有两个或两个以上。当行和（或）列大于 2 时，统称行×列表或 $R \times C$ 表。行×列表资料的 χ^2 检验（χ^2 test for $R \times C$ table）可用于多个总体率（或构成比）的比较。

四格表只有 2 行、2 列，是行×列表的简单形式，行×列表的基本思想仍可用 χ^2 检验的基本公式 6 - 44 说明。为计算方便，可用行×列表资料的专用公式 6 - 50 计算 χ^2 值，公式 6 - 44 和公式 6 - 50 完全等价。

$$\chi^2 = n \left(\sum \frac{A^2}{n_R n_c} - 1 \right) \qquad 公式（6 - 50）$$

式中，n 是总例数，A 是每个格子的实际频数，n_R、n_c 分别为 A 值对应的行合计和列合计。

（1）多个总体率的比较

[**例 6.29**] 某医院住院患者不同季节呼吸道感染情况见表 6 - 19，问不同季节呼吸道感染率有无差别？

表 6 - 19 不同季节呼吸道感染率比较

季节	感染人数	未感染人数	合计	感染率（%）
春	12	699	711	1.69
夏	12	666	678	1.77
秋	29	665	694	4.18
冬	35	717	752	4.65
合计	88	2 747	2 835	3.10

检验步骤如下：

1）建立检验假设，确定检验水准

H_0：不同季节的呼吸道感染率相同；

H_1：不同季节的呼吸道感染率不同或不全相同；

$\alpha = 0.05$

2）计算检验统计量 χ^2 值　代入公式 6－50，得：

$$\chi^2 = 2835\left(\frac{12^2}{711 \times 88} + \frac{699^2}{711 \times 2747} + \frac{12^2}{678 \times 88} + \frac{666^2}{678 \times 2747} + \frac{29^2}{694 \times 88} + \frac{665^2}{694 \times 2747} \right.$$
$$\left. + \frac{35^2}{752 \times 88} + \frac{717^2}{752 \times 2747} - 1\right) = 17.43$$

$\nu =$（行数－1）（列数－1）$=$（4－1）（2－1）$= 3$

3）确定 P 值，作出推断结论　查 χ^2 界值表（附表4），$\chi^2_{0.05,3} = 7.81$，今 $\chi^2 = 17.43 > \chi^2_{0.05,3}$，得 $P < 0.05$，差别有统计学意义。按 $\alpha = 0.05$ 水准，拒绝 H_0，接受 H_1，故可以认为不同季节的呼吸道感染率不同或不全相同。

（2）多个总体构成比的比较

[**例 6.30**]　有学者对我国南、北方鼻咽癌患者（按籍贯）的病理组织学分类构成进行了研究，结果见表 6－20。问我国南、北方鼻咽癌患者的病理组织学分类的构成比是否不同？

表 6－20　我国南、北方鼻咽癌患者病理组织学分类

组别	淋巴上皮癌	未分化癌	鳞癌	其他	合计
南方	71	6	16	18	111
北方	89	18	22	51	180
合计	160	24	38	69	291

检验步骤如下：

1）建立检验假设，确定检验水准

H_0：南、北方鼻咽癌患者病理组织学分类的构成比相同；

H_1：南、北方鼻咽癌患者病理组织学分类的构成比不同或不全相同；

$\alpha = 0.05$

2）计算统计量 χ^2 值

$$\chi^2 = 291 \times \left(\frac{71^2}{111 \times 160} + \frac{6^2}{111 \times 24} + \frac{16^2}{111 \times 38} + \frac{18^2}{111 \times 69} + \frac{89^2}{180 \times 160} + \frac{18^2}{180 \times 24} + \right.$$
$$\left. \frac{22^2}{180 \times 38} + \frac{51^2}{180 \times 69} - 1\right) = 8.89$$

3）确定 P 值，作出推断结论　$\nu =$（2－1）（4－1）$= 3$，查 χ^2 界值表（附录4），$\chi^2_{0.05,3} = 7.81$，本例中，$\chi^2 = 8.89$，$\chi^2 > \chi^2_{0.05,3}$，$P < 0.05$，差别有统计学意义。按 $\alpha = 0.05$ 水准，拒绝 H_0，接受 H_1，故可以认为我国南、北方鼻咽癌患者病理组织学分类的构成比不同或不全相同。

（3）行×列表资料 χ^2 检验的注意事项

1）行×列表资料进行 χ^2 检验时一般要求理论频数不宜太小，否则将会导致分析的偏性，要求不能有1/5以上格子的理论频数小于5，或者不能有1个格子的理论频数小于1。

2）若理论频数太小，解决的办法一般有两种。①最好是通过增加观察例数，扩大样本含量以增大理论频数。②从专业上如果允许，可将太小的理论频数所在的行或列的实际频数与性质相邻的行或列的实际频数合并，如按年龄分组可以合并，但按性质分组（如职业、血型等）资料则不能合并，只有增加

样本含量。

当多个总体率或构成比进行比较的 χ^2 检验时，如果假设检验的结果是拒绝无效假设 H_0，只能认为各总体率或构成比之间总的来说有差别，但不能推论为它们之间都有差别，或者任意两个总体间都有差别，如果想说明某两组间是否有差别，则需要进行两两比较。

3. 配对资料的 χ^2 检验 计数资料也可设计成配对资料，将每一实验对象分别给予两种不同的处理。

[**例 6.31**] 两种方法检测类风湿关节炎患者 55 例，两种方法分别为免疫比浊法（ITA）与乳胶凝集试验（LAT）法检测其类风湿因子（RF），结果见表 6 - 21。问：两种方法检测效果有无差别？

表 6 - 21 两种方法检测 RF 结果比较

ITA	LAT		合计
	+	-	
+	31（a）	12（b）	43
-	1（c）	11（d）	12
合计	32	33	55

注："+"为阳性，"-"为阴性。

本例是以每份样本作为受试对象，分别接受两种方法检测，观察结果是两种检测方法的检出情况，所以属于配对计数资料，可以作两种检测方法的差别比较。

由表 6 - 21 中可见有 4 种结果：两种方法检测都阳性（a），两种检测方法都为阴性（d），这是结果相同的部分，实际频数与理论频数相同，对 χ^2 值大小没有影响；ITA 检测阳性、LAT 检测阴性（b），ITA 检测结果为阴性、LAT 检测结果为阳性（c），这是结果不相同的部分。我们的目的就是判断两种方法检出率有无差别，所以仅考虑检测结果不一致的（b）和（c）就可以。

配对四格表资料的 χ^2 检验，若 $b + c > 40$ 时，计算公式如下：

$$\chi^2 = \frac{(b-c)^2}{b+c}, \nu = 1 \qquad 公式（6-51）$$

若 $b + c \leqslant 40$ 时，则采用配对四格表资料的 χ^2 检验的校正公式：

$$\chi^2 = \frac{(|b-c|-1)^2}{b+c}, \nu = 1 \qquad 公式（6-52）$$

例 6.31 检验步骤如下：

（1）建立检验假设，确定检验水准

$H_0：b = c$，即两总体检出阳性率相同；

$H_1：b \neq c$，即两总体检出阳性率不同；

$\alpha = 0.05$

（2）计算统计量 χ^2 值 已知 $b = 12$，$c = 1$，$b + c = 13 < 40$，代入公式 6 - 52 得：

$$\chi^2 = \frac{(|b-c|-1)^2}{b+c} = \frac{(|12-1|-1)^2}{12+1} = 7.69$$

（3）确定 P 值，作出推断结论 $\nu = 1$，查 χ^2 界值表（附表4），得 $\chi^2_{0.05,1} = 3.84$，$\chi^2 = 7.69 > \chi^2_{0.05,1}$，$P < 0.05$，差别有统计学意义。按 $\alpha = 0.05$ 水准，拒绝 H_0，接受 H_1，可以认为两种检测方法检测效果有差别，免疫比浊法检出阳性率高于乳胶凝集试验。

[**例 6.32**] 某研究组为比较甲、乙两种方法检查乳腺癌的灵敏度，用两种方法检查已确诊的乳腺癌患者 120 名，检查结果见表 6 - 22。问：甲、乙两种检查方法何者为优？

表 6 - 22　甲、乙两种方法检查结果比较

甲方法	乙方法		合计
	+	-	
+	42（a）	18（b）	60
-	30（c）	30（d）	60
合计	72	48	120

本例检验步骤如下：

（1）建立假设，确定检验水准

H_0：$b = c$，即甲、乙两种检查方法总体阳性率相同；

H_1：$b \neq c$，即甲、乙两种检查方法总体阳性率不同；

$\alpha = 0.05$

（2）计算统计量 χ^2 值　已知 $b = 18$，$c = 30$，$b + c = 48 > 40$，故代入公式 6 - 51 得

$$\chi^2 = \frac{(b-c)^2}{b+c} = \frac{(18-30)^2}{18+30} = 3.00$$

（3）确定 P 值，作出推断结论　查 χ^2 界值表（附表 4），$\chi^2_{0.05,1} = 3.84 > \chi^2 = 3.00$，$P > 0.05$，差别无统计学意义。按 $\alpha = 0.05$ 水准，接受 H_0，拒绝 H_1，故尚不能认为两种检查方法的检出率有差别。

第四节　统计表与统计图

>> 情境导入

情境描述　世界上有各种形式、多元呈现的图表，有些非常的庞大，有些则非常复杂。统计图表代表了一张图像化的数据，提供了不同的信息资讯，表达方式更加直观，使原本要用语言表述的数据更有意义，大大增强了读者的解读能力。图表很重要的特点就是文字描述少，通常不会像文章写作一样长篇累牍，相反文字往往只作为图表中的诠释或标注数据、出处等。

统计表和统计图是对统计资料进行统计描述的重要工具，它能使分组统计结果的对比关系和数据分布规律比用文字描述更加直观适用。学会使用编制统计表和制作常用统计图是一项非常必要的技能。

讨论　1. 如何绘制统计表和统计图？

　　　　2. 统计表和统计图有哪些优点？

在统计分析过程中，通常用统计表和统计图的形式表达出来，从而使结果更直观、更简单。统计表和统计图是统计描述的重要工具。

一、统计表

（一）统计表的基本概念

统计表是把统计资料和结果用表格的形式进行表达，其作用是简洁、清晰、直观、方便对比和阅读。

[**例 6.33**]　某医师进行设计一项研究，比较中药和西药治疗胃溃疡的效果。试验结果如下，该表格设计有无不妥？

处理组 结果	中药	西药	合计
有效	68	38	106
无效	22	50	72
合计	90	88	178
%	75.6	43.3	59.6
检验		$\chi^2 = 19.36, P < 0.001$	

该表格设计不符合统计表的制作要求。主要错误有：①无标题。②横、纵标目颠倒。③表中"%"含义不清。④出现不必要的线条，如竖线、斜线和数字区的横线。⑤检验结果不应列入表中。正确的列表如表6-23。

表 6-23 两种药物治疗胃溃疡的疗效比较

药物	有效	无效	合计	有效率（%）
中药	68	22	90	75.6
西药	38	50	88	43.2
合计	106	72	178	59.6

* $\chi^2 = 19.36$, $p < 0.001$

统计表将统计分析的事物及其指标用表格的形式列出，使数据系统化、条理化，便于理解、分析和对比，避免冗长的文字叙述。

（二）统计表的结构和编制要求

1. 统计表的结构 从外形上看，统计表由表序、标题、标目、线条、数字及必要的文字说明（备注）五个部分组成。其基本结构参见表6-24。

表 6-24 两种药物治疗胃肠炎的疗效比较

药物	有效	无效	合计	有效率（%）
新药	54	8	62	87.10
常规药	44	20	64	68.75
合计	98	28	126	77.78

* $\chi^2 = 6.13$, $p < 0.05$

（1）标题 位于统计表上端中间位置。标题应简明扼要，反映统计表的主要内容，一般包括表序（当一篇文章有多张表格时，必须标注表序）、研究时间、地点和研究内容。如果表中所有数据指标度量衡单位一致，可以将其放在标题后面括号内。

（2）标目 位于统计表内，用于说明数字含义。根据其位置不同，标目可分为横标目和纵标目。横标目位于统计表的左侧，向右说明各横行数字涵义，是被研究事物的主要指标或主要标志（主语），如表6-24中"新药""常规药"。纵标目位于表的右侧，向下说明各纵向数字涵义，代表研究事物的统计指标（谓语），如表6-24中"有效""无效"。有单位的标目要注明单位，不能在每个数字后面注明单位。制作统计表可分别对横标目和纵标目冠以总标目。

（3）线条 力求简洁，通常仅包括顶线、底线和隔开纵标目及区分合计的横线，顶线和底线可以略粗一些。表内不绘纵线，特别是左上角的斜线和两侧的边线禁止使用。撰写论文的统计表一般采用"三线表"的格式，即一张表以三条线为基础，根据内容需要在表内可以适当附加1~2条细线。

（4）数字区 表内数字一律用阿拉伯字表示，字迹清晰，填写完整，同一指标的小数位数应一致、位次对齐。表内不留空项，无数字用"—"表示；数字暂缺或未记录可用"⋯"表示，最好以备注加以说明；数字是"0"，则填写"0"。

（5）备注　一般不列入表内，必要时可用"＊"号标出，将说明文字写在表格的下面。

2. 统计表的编制原则

（1）重点突出，简单明了。即一张表一般只表达一个中心内容和一个主题。

（2）主谓分明，层次清楚。标目的安排及分组要层次清楚，符合逻辑，便于分析比较。统计表虽然是表格的形式，但其实质是若干完整的语义，因此，主谓语的位置要准确。一般来说，主语放在表格的左边、为横标目，谓语放在表格的右边、为纵标目，定于放在标题内，横标目和纵标目交叉的位置填写数据，从左向右读，每一行便是一个完整的句子。

（3）数据表达规范，文字线条从简。

（三）统计表的种类

统计表可分为简单表和复合表两大类。

1. 简单表　研究事物只有一个主要标志（如表 6 - 25），横标目是组别，纵标目是检查结果。主语（横标目）是疾病，谓语（纵标目）是人数和构成比。

表 6 - 25　某地某年五类传染病的构成

疾病	人数	构成比（%）
痢疾	3685	48.6
肝炎	2111	27.9
流脑	522	6.90
麻疹	411	5.40
其他	850	11.20
合计	7579	100.00

2. 复合表　主语有两个或两个以上标志，但一般不超过 3 个，编制统计表时通常选分项较多的标志作横标目，其余的则放在纵标目之上，以小横线隔开，如表 6 - 26。

表 6 - 26　某年某院用中草药治疗不同类型老年慢性气管炎的疗效

疗效	单纯型		喘息型	
	例数	构成比（%）	例数	构成比（%）
临床治愈	60	28.2	23	12.6
显效	90	42.3	82	45.1
有效	51	23.9	66	36.3
无效	12	5.6	11	6.0
合计	213	100.0	182	100.0

二、统计图

（一）统计图的基本概念

统计图是用点的位置、线段的升降和面积的大小等表达统计资料中的数值大小、变化趋势或相互关系，使资料形象化，直观易懂。但统计图不能精确显示数值大小，所以常常与统计表一起使用。

[例 6.34]　将统计表 6 - 25 "某地某年五类传染病的构成"绘制如下图 6 - 9，该统计图设计有无不妥？

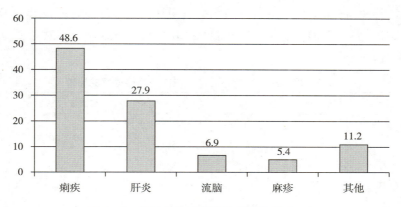

图 6 - 9　某地某年五类传染病的构成（%）

该资料选用单式直条图描述不合理，因为单式直条图的各直条是彼此分开的，不能以面积 100% 的形式反映某地某年五类传染病的构成情况。正确做法宜选用构成图的圆图或百分条图，如图 6 - 10，由图可见五类传染病各组成部分所占的比重或构成。

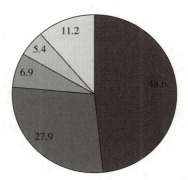

图 6 - 10　某地某年五类传染病的构成（%）

（二）统计图的绘制原则和要求

1. 统计图的绘制原则

（1）必须根据资料的性质、分析目的选用适当的统计图，由于统计图不能精确地显示数据，所以经常需要与统计表一起使用。

（2）一个图通常只表达一个中心内容和一个主题，即一个统计指标。

（3）绘制图形应注意准确、美观，图线粗细得当，定点准确，不同事物用不用线条（实线、虚线、点线）或颜色表示，给人清晰的印象。

2. 统计图的结构　统计图一般由标题、图域、标目、尺度、图例等几部分构成。

（1）标题　位于统计图下方中央位置，用来说明图的主要内容，应简明扼要，必要时注明时间、地点。有多个统计图时，标题前应加序号。

（2）图域　即制图空间，除圆图外，一般直角坐标系第一象限的位置表示图域，或者用长方形的框架表示。

（3）标目　分为横标目和纵标目，分别表示横轴与纵轴数字刻度的意义，一般有度量衡单位。

（4）尺度　即横轴与纵轴的坐标。应表明数值，间隔适当，纵横轴轴长度之比一般以 5∶7 为宜。横轴尺度应自左向右，纵轴自下向上，一律由小到大。

（5）图例　统计图中若用不同颜色或线条代表不同事物，则须用图例加以说明。图例一般位于图和标题之间，若统计图右侧空间较大，则图例亦可放在此处。

（三）常用的统计图

常用的统计图有直条图、构成图、线图、直方图、散点图、统计地图等，在绘制统计图时，应根据不同性质的资料和不同分析目的选择合适的统计图。分析和比较相互独立的各指标数值的大小时，宜选直条图；分析和比较某事物各组成部分的比例，宜选构成图；分析和比较事物的发展趋势，宜选线图；描述某变量的频数分布或数值分布趋势时应选择直方图；判断两变量之间的相关关系，应选用散点图；描述某事物的地理分布情况，则选择统计地图。

1. 直条图 直条图（bar chart）一般也称条图，是用等宽直条的高低来表示各相互独立的指标数值大小和他们之间的对比关系。下面将表 6 – 27 和表 6 – 28 分别可以绘制成单式条图（图 6 – 11）和复式条图（图 6 – 12）两种。

表 6 – 27 某年五个地区孕产妇艾滋病感染率的比较

地区	感染率（%）
甲	5.3
乙	2.4
丙	0.5
丁	0.4
戊	0.3

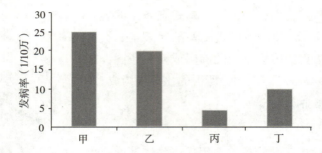

图 6 – 11 某年五个地区孕产妇艾滋病感染率（%）

表 6 – 28 某年不同地域肺结核菌阳及涂阳患病率的比较

地区	菌阳患病率（1/10 万）	涂阳患病率（1/10 万）
城市	110	73
城镇	129	109
农村	171	131

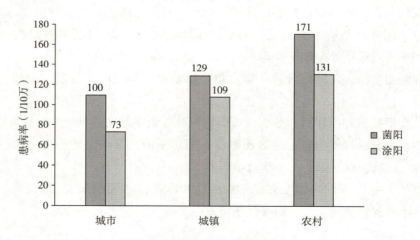

图 6 – 12 某年不同地域肺结核菌阳及涂阳患病率（1/10 万）

2. 构成图 用于表达总体内部各组成部分的比重或比例，分为圆图（pie chart）和百分条图（percent bar graph）。

（1）圆图 圆图是以圆的面积代表 100%，圆内各扇形面积的大小代表各组成部分所占的百分比。将表 6 – 29 绘制成圆图，如图 6 – 13 所示。

表 6 – 29 某年某国 1 ~ 19 岁儿童与青少年的死因构成情况

死因	构成比（%）
意外伤害及不幸事件	42.5
加害及司法处置	11.7
自杀	7.7
肿瘤	7.7
先天异常	4.4
其他	26.0
合计	100.0

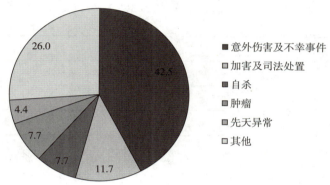

图 6 – 13 某年某国 1 ~ 19 岁儿童与青少年的死因构成（圆图）

（2）百分条图 其作用和适用条件与圆图相同。百分条图是以一直条的长度代表 100%，以直条中各段的长度表示总体中各组成部分。如图 6 – 13 所示。具体绘制方法说明如下。

1）绘制任意长度和宽度的直条代表 100%，在直条的上方或下方画一与直条平行并等长的比例尺，等分为 10 个等份，每一等份相当于 10%。

2）按百分比的大小顺序或资料的顺序在直条中截取相应的长度。为了便于比较，各段可用不同的颜色或图案表示，注明百分比并辅以图例说明。

3）如要比较几个性质类似的资料，可在同一起点依次绘制几个平行的、等长等宽的直条，直条之间应有适当的间隙。将表 6 – 29 绘制成百分条图，如图 6 – 14 所示。

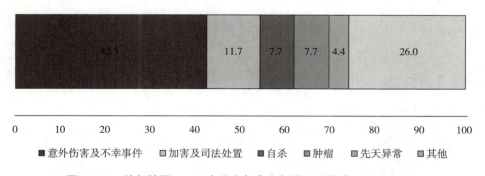

图 6 – 14 某年某国 1 ~ 19 岁儿童与青少年的死因构成（百分条图）

3. 线图 根据分析目的的不同，分为普通线图（common linear chart）和半对数线图（semi - logarithmic line chart）。

（1）普通线图 简称线图，其是用线段的升降来说明某事物在时间上的变化趋势，或某现象随另一现象的变动情况。如图 6 – 15。

表 6 - 30　某地 1994 ~ 2001 年麻疹发病率

年份	发病率（1/10 万）	年份	发病率（1/10 万）
1994	13.17	1998	2.67
1995	4.25	1999	5.21
1996	3.17	2000	4.5
1997	3.58	2001	4.17

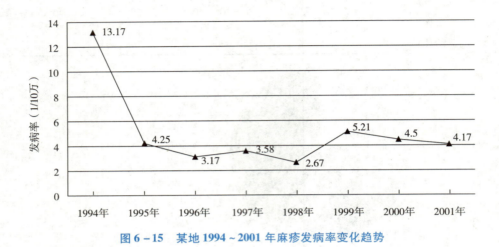

图 6 - 15　某地 1994 ~ 2001 年麻疹发病率变化趋势

（2）半对数线图　其横轴是算术尺度，纵轴是对数尺度。用于两种或两种以上的事物发展速度的比较；另外在比较两种或以上事物，其数据相差悬殊时，也可绘制半对数线图。绘制方法和普通线图相似，绘制时纵轴采用对数尺度，横轴采用算术尺度。

一般线图和半对数线图的区别。半对数线图是一种基本的统计图形，它与普通线图（习惯简称线图）一样均可通过线段的上升或下降来表示一个指标随另一指标（常为时间）变化而变化的情况。两者的区别在于普通线图的横、纵坐标均为算术尺度。在某两个不同的时间段上，如果终点相对于起点的"绝对改变量"相同，将在图形上表现为相同的增幅（或减幅），直观呈现的是数量变化的态势；半对数线图的横坐标仍为算术尺度（如时间），纵坐标指示的观察指标（常为研究的指标，如发病率、病死率等）则实施了对数转换——即对数尺度。在某两个不同时间段上，如果终点相对于起点的"相对改变量"相同，将在半对数线图上表现为相同的增幅（或减幅），所以半对数线图适用于呈现事物发展变化的速度。

[例 6.35]　请根据某地居民伤寒与结核病在一段时间内的死亡率情况（原始数据见表 6 - 31）分别绘制普通线图、半对数线图，并进行统计分析。

表 6 - 31　某地居民 1950 ~ 1968 年伤寒与结核病的死亡率（1/10 万）

年份	伤寒	结核病	年份	伤寒	结核病
1950	31.3	174.5	1960	3.8	71.3
1952	22.4	157.1	1962	1.6	59.2
1954	18.0	142.0	1964	0.8	46.0
1956	9.2	127.2	1966 ~ 1968	0.3	37.5
1958	5.0	97.7			

根据表 6 - 31 绘制的普通线图，如图 6 - 16 所示。

根据原始数据绘制的普通线图（图 6 - 16）反映了随时间变化两种疾病死亡率水平的波动态势，由图可见 1950 ~ 1968 年间，两种疾病死亡率均在不断下降。但是，如根据图 6 - 16 对两种疾病的死亡率下降情况作对比时，发现结核病曲线显得"陡直"，下降速度快；伤寒曲线显得相对"平缓"，下降速度慢，似乎该地区预防结核病的成效远大于预防伤寒的成效。事实果真如此吗？

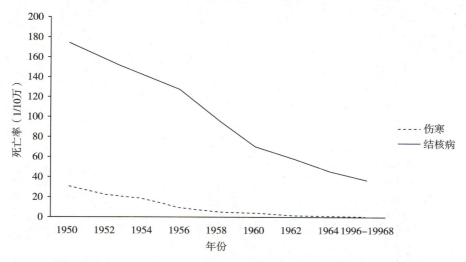

图 6 – 16　某地 1950～1968 年伤寒与结核病死亡率变化趋势（普通线图）

　　从表 6 – 31 伤寒与结核病的死亡率（1/10 万）数据可见，自 1950～1968 年，结核病死亡率由 174.5/10 万下降到 37.5 /10 万，下降为原来的 37.5 /174.5 ≈ 1 /5；伤寒死亡率由 31.3 /10 万下降到 0.3 /10 万，下降为原来的 0.3/31.3 ≈ 1/100。据此，可以认为该地区在预防伤寒方面的工作成效更为显著。正确呈现二者变化速度对比关系的图形应为图 6 – 17 的半对数线图。

　　绘制的半对数线图。从图 6 – 17 看出，该地区伤寒和结核病的死亡率均逐年下降，伤寒死亡率的下降速度较快。

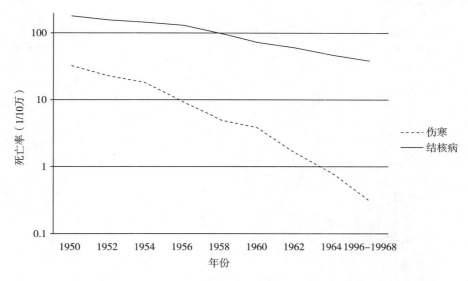

图 6 – 17　某地 1950～1968 年伤寒与结核病死亡率变化速度（半对数线图）

　　4. 直方图（histogram）　　直方图（histogram）适用于表达连续变量的频数分布。它是以矩形的面积代表各组段的频数或频率。具体绘制方法说明如下。

　　（1）以横轴代表被观测现象的组段，纵轴表示频数或频率。纵轴尺度应从 0 开始。

　　（2）各组段间不留空隙，可用直线隔开。

　　根据表 6 – 32 绘制的直方图，如图 6 – 18 所示。

表 6-32　某年某地健康成年男子血清总胆固醇的频数分布

总胆固醇值（mmol/L）	频数	总胆固醇值（mmol/L）	频数
2.9 ~	2	4.9 ~	12
3.3 ~	6	5.3 ~	11
3.7 ~	12	5.7 ~	10
4.1 ~	20	6.1 ~	2
4.5 ~	23	6.5 ~ 6.9	2

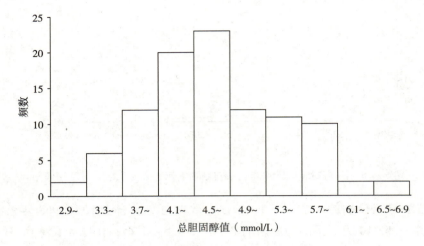

图 6-18　某地 100 名成年男子血清总胆固醇含量分布

5. 散点图（scatter diagram）　　散点图是用点的密集程度和趋势表示两变量之间的相关关系。横轴与纵轴各代表一种变量，其尺度可以或均可以不从 0 开始。由图 6-19 可见两变量之间的关系，随温度增加，蛙心率有增快的趋势。

表 6-33　温度与蛙心率的关系

编号	温度（℃）	心率（次/分）	编号	温度（℃）	心率（次/分）
1	2	5	7	14	32
2	4	11	8	16	29
3	6	11	9	18	32
4	8	14	10	20	34
5	10	22	11	22	33
6	12	23			

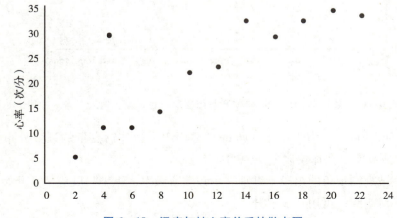

图 6-19　温度与蛙心率关系的散点图

6. 统计地图（statistical map）　统计地图是运用统计数据反映制图对象数量特征的一种图型。可形象地反映、揭示统计项目和同一项目内不同统计标准间的同一性和差异性，以分析它们在自然和社会经济现象中的分布特征。主要表现各种社会经济现象的特征、规模、水平、结构、地理分布、相互依存关系及其发展趋势。

（孙　静　杨小芝）

答案解析

目标检测

一、单项选择题

A1 型题

1. 在实际工作中，同质是指
   - A. 被研究指标的影响因素相同
   - B. 研究对象的有关情况一样
   - C. 被研究指标的主要影响因素相同
   - D. 研究对象的个体差异很小
   - E. 以上都对

2. 变异是指
   - A. 各观察单位之间的差异
   - B. 同质基础上各观察单位之间的差异
   - C. 各观察单位某测定值差异较大
   - D. 各观察单位有关情况不同
   - E. 以上都对

3. 欲研究某种药物对高血压病的疗效，临床观察 300 名患者的血压情况，确切地说，研究总体是
   - A. 这 300 名高血压患者
   - B. 这 300 名高血压患者的血压值
   - C. 所有的高血压患者
   - D. 所有高血压患者的血压值
   - E. 这种药物

4. 统计学上的系统误差、测量误差、抽样误差在实际工作中
   - A. 均不可避免
   - B. 系统误差和测量误差不可避免
   - C. 测量误差和抽样误差不可避免
   - D. 系统误差和抽样误差不可避免
   - E. 只有抽样误差不可避免

5. 习惯上，下列属于小概率事件的为
   - A. $P = 0.09$
   - B. $P = 0.10$
   - C. $P = 0.15$
   - D. $P = 0.03$
   - E. 以上都不是

6. 样本是总体中
   - A. 任意一部分
   - B. 典型部分
   - C. 有意义的部分
   - D. 有代表性的部分
   - E. 有价值的部分

7. 抽样的目的是
   - A. 研究样本统计量
   - B. 研究总体统计量
   - C. 研究典型案例
   - D. 研究误差
   - E. 根据样本统计量推断总体参数

8. 脉搏数（次/分）是
   - A. 观察单位
   - B. 数值变量
   - C. 名义变量
   - D. 等级变量
   - E. 研究个体

9. 血型是

    A. 观察单位   B. 数值变量   C. 名义变量

    D. 等级变量   E. 研究个体

10. 一群 7 岁男孩身高标准差为 5cm, 体重标准差为 3kg, 则两者变异程度比较, 下列准确的是

    A. 身高变异大于体重   B. 身高变异小于体重

    C. 身高变异等于体重   D. 无法比较

    E. 身高变异不等于体重

11. 对于一组呈负偏态分布的资料, 反映其平均水平应用的指标是

    A. 几何均数   B. 中位数   C. 平均数

    D. 均数   E. 算术均数

12. 用频数表法计算均数时, 组中值应为

    A. (本组下限值 + 本组上限值)/2   B. (本组下限值 + 下组下限)/2

    C. (本组下限值 + 下组上限值)/2   D. 本组段的上限值

    E. 本组段的下限值

13. 原始数据加上一个不为 0 的常数后, 下列准确的是

    A. $\bar{x}$ 不变, CV 变   B. $\bar{x}$ 变或 CV 变

    C. $\bar{x}$ 不变, CV 不变   D. $\bar{x}$ 变, CV 不变

    E. $\bar{x}$, CV 均改变

14. 血清学滴度资料最常计算 ( ) 以表示其平均水平

    A. 均数   B. 中位数   C. 几何均数

    D. 全距   E. 标准差

15. 若上海市健康女工 744 人血红蛋白含量的均数为 12.239g%, 标准差为 0.998g%, 则下列哪个最有理由认为是正常范围

    A. 11.24 ~ 11.3237   B. 9.654 ~ 14.814

    C. 10.283 ~ 14.195   D. 10.592 ~ 13.886

    E. 10.952 ~ 13.516

16. 下列公式可用于估计医学 95% 正常值范围的是

    A. $\bar{x} \pm 1.96s$ B. $\bar{x} \pm 1.96 s_{\bar{x}}$

    C. $\mu \pm 1.96 s_{\bar{x}}$ D. $\mu \pm t_{0.05}, v s_{\bar{x}}$

    E. $\bar{x} \pm 2.58s$

17. 以下关于 t 分布不正确的是

    A. 在相同自由度时, | t | 值越大, 概率 P 越小

    B. 在相同 t 值时, 双尾概率 P 为单尾概率 P 的两倍

    C. t 分布曲线是一条曲线

    D. t 分布的极限分布是标准正态分布

    E. 标准正态分布可看作是 t 分布的特例

18. 要评价某市一名 8 岁男孩的身高是否偏高或偏矮, 应选用的统计方法是

    A. 用该市 8 岁男孩身高的 95% 或 99% 正常值范围来评价

    B. 作身高差别的假设检验来评价

    C. 用身高均数的 95% 或 99% 可信区间来评价

D. 不能作评价

E. 以上都不对

19. 若假设检验结果为 $|t| \geq t_{0.05(\nu)}$，则说明

    A. 差异由抽样误差所致的概率等于或小于 0.05

    B. 差异由抽样误差所致的概率大于 0.05

    C. 差异由抽样误差所致的概率等于或大于 0.05

    D. 差异是由于本质上有所不同所致的概率等于或小于 0.05

    E. 差异是由于本质上有所不同所致的概率等于 0.05

20. 两样本均数比较，经 t 检验，差别有显著性时，P 越小，说明：

    A. 两总体均数差别越大

    B. 两总体均数差别越小

    C. 越有理由认为两总体均数不同

    D. 越有理由认为两样本均数不同

    E. 以上均不对

A2 型题

21. 12 名妇女分别用两种测量肺活量的仪器测最大呼气率（L/min），比较两种方法检测结果有无差别，可进行

    A. 成组设计 u 检验   B. 成组设计 t 检验

    C. 配对设计 u 检验   D. 配对设计 t 检验

    E. x^2 检验

22. 配对 t 检验中，用药前数据减去用药后数据和用药后数据减去用药前数据，两次 t 检验

    A. t 值符号相反，结论相反   B. t 值符号相同，结论相同

    C. t 值符号相反，但结论相同   D. t 值符号相同，但大小不同，结论相反

    E. t 值符号与结论无关

23. 作四格表 χ^2 检验时，需进行连续性校正的条件是

    A. $1 \leq t < 5$ 且 $n \geq 40$ B. $b + c < 40$ C. $t < 1$ 或 $n < 40$

    D. $t \geq 5$ 且 $n \geq 40$ E. $b + c \geq 40$

24. 男性人口数/女性人口数，这一指标为

    A. 率   B. 构成比   C. 相对比

    D. 动态数列   E. 不是相对数

25. 两种方法检查已确诊的乳腺癌患者 120 名，甲法检出 72 名，乙法检出 60 名，甲乙两法检出一致的人数为 42 例，比较两种方法检出结果有无差别可选用

    A. 配对设计 t 检验   B. 成组设计 t 检验

    C. 成组设计 u 检验   D. 四格表专用公式

    E. 配对设计 χ^2 检验

26. 比较甲乙两种方案治疗失眠的效果，把 300 例患者随机分到两组，每组 150 例，结果甲组有效 105 例，乙组有效 135 例，首选的检验方法是

    A. 成组四格表 χ^2 检验   B. 四格表的确切概率法

    C. 配对四格表 χ^2 检验   D. 行 × 列表 χ^2 检验

    E. 两样本秩和检验

27. 为某医院收集了近期门诊患者的病种构成情况资料，宜绘制
    A. 直条图　　　　　　　B. 圆图　　　　　　　C. 线图
    D. 直方图　　　　　　　E. 半对数线图

28. 比较 1995 年某地三种传染病白喉、乙脑、痢疾的病死率，宜选择的统计图是
    A. 直方图　　　　　　　B. 半对数图　　　　　C. 条图
    D. 线图　　　　　　　　E. 百分图

29. 有一组某地居民 1950～1968 年伤寒与结核病死亡率（1/10 万）资料，下列统计图可以形象化地反映两种疾病的死亡率随着时间推移的变化速度的是
    A. 条图或圆图　　　　　B. 直方图　　　　　　C. 散点图
    D. 普通线图　　　　　　E. 半对数线图

30. 描述某地 210 名健康成人发汞含量的分布，宜绘制
    A. 条图　　　　　　　　B. 直方图　　　　　　C. 线图
    D. 百分条图　　　　　　E. 统计地图

二、思考题

1. 应用相对数的注意事项有哪些?

2. 为了解某地区中学生血红蛋白含量的平均水平，某医生随机抽取该地中学生 100 人，得其血红蛋白平均数为 101.4g/L，标准差为 1.0 g/L。求①本次抽样误差的大小（标准误）；②估计该地区小学生血红蛋白 95% 的参考值范围；③该地小学生血红蛋白平均数的 95% 可信区间。（要求：写出主要的计算公式和步骤）

3. 随机抽样调查某区 100 名男婴出生体重，均数为 3.29kg，标准差为 0.42kg，如果以往该区男婴平均出生体重均数为 3.0kg，试用假设检验判断现在出生的男婴体重是否比以往更重些［参考值 $t_{0.05(99)}$ = 1.98］。（要求：写出主要的公式和步骤）

书网融合……

本章小结　　　　　微课1　　　　　微课2　　　　　微课3　　　　　题库

第七章　人群健康研究的流行病学方法

PPT

◎ 学习目标

1. 通过本章学习，重点把握流行病学的概念、用途，疾病分布的概念、描述疾病流行强度的术语、疾病频率测量指标（发病率、患病率、死亡率、病死率）的含义、计算和应用，流行病学研究方法（现况调查、生态学研究、病例对照研究、队列研究、实验性研究）的基本原理、用途、优缺点，筛检的概念、原理、目的，疾病监测的概念、分类以及特点，疾病暴发的概念、类型以及暴发时间的推算。

2. 学会开展流行病学调查，运用流行病学的方法和原理进行病因的研究和分析，解决实际的流行病学问题；具有严密的逻辑思维和严谨的科学态度，树立群体观、大局观、预防为主的观点。

≫ 情境导入

情境描述　1854 年，伦敦宽街暴发霍乱，10 天内夺去了 500 多人的生命。约翰·斯诺（John Snow），一名英国医师，首先集中精力调查发生疫情的地点和死亡病例。他首创了标点地图分析方法，把病例标点在地图上，发现病例主要集中分布在宽街供水井的周围，而其他供水井周围的病例很少。他提出霍乱是经水传播的假设，建议封闭该水井。在该采取封井措施后，宽街病例显著减少，明确了当时霍乱流行与水源污染的关联。

讨论　1. John Snow 是如何有效地开展疾病调查和疾病防制工作的？

　　　　2. 如何理解流行病学的研究方法和用途？

第一节　流行病学概述

一、流行病学的定义与发展史

（一）流行病学的定义

流行病学是人们在不断与危害人类健康的疾病作斗争的漫长历史过程中发展起来的一门应用科学和方法学。由于不同时期人们面临的主要疾病和健康问题不同，流行病学的定义也在不断变化、与时俱进。

20 世纪上半叶，传染病肆虐，流行病学被英国 Stallybrass（1931 年）定义为："流行病学是关于传染病的主要原因、传播蔓延以及预防的学科"，此时期，流行病学是以防制传染病为主要任务的。

20 世纪中后叶，随着传染病发病率和死亡率的大幅下降，慢性非传染病占疾病谱和死因谱的主导地位，流行病学的定义从传染病扩大到非传染性疾病，流行病学家苏德隆（1964 年）将流行病学定义为："流行病学是医学中的一门学科，它研究疾病的分布、生态学及防制对策"。

20 世纪 80 年代，随着社会经济的发展，医学模式发生改变，人类不仅关注如何预防控制疾病，也开始关注如何促进健康。1983 年，流行病学家 Last 将流行病学定义为："流行病学研究在人群中与健康有关状态和事件的分布及决定因素，以及应用这些研究以维持和促进健康的问题"。

目前，流行病学家们普遍将流行病学定义为："流行病学是研究人群中疾病与健康状况的分布及其影响因素，并研究防制疾病及促进健康的策略和措施的科学"。这一定义充分显示了学科的本质，表明流行病学是从宏观和群体水平上来研究如何预防、控制疾病和促进健康的科学。作为一门方法学，它不但是预防医学中的一门骨干学科，同时也是构成现代医学课程体系中的一门十分重要的医学基础学科。目前，流行病学的原理和方法已广泛应用到医学各个学科领域，尤其是对新出现的传染病和各种慢性非传染性疾病如心脑血管疾病、肿瘤、糖尿病等疾病的防治研究方面发挥着重要作用。

从上述定义我们可以看到，流行病学虽然是从传染病为主的研究中发展起来的，但是目前其研究内容已经全面扩大，包括了疾病、伤害和健康三个层次。同时，流行病学有三个阶段的任务。①揭示现象，即疾病或健康状况在时间、地区和人群上的分布规律。该阶段可通过描述性流行病学方法来实现。②找出原因，即运用流行病学原理和方法，去探讨影响和决定三间分布的因素，找出疾病的危险因素或病因。该阶段可利用分析性流行病学方法来检验所提出的病因假设。③提出措施，即合理利用前两阶段的结果制定疾病防制对策和措施，控制疾病，促进健康。该阶段可以利用实验性流行病学方法来验证。

 素质提升

我国流行病学先驱

伍连德，公共卫生学家。1910 年末，东北肺鼠疫大流行，他深入疫区领导防治，隔离疑似人群，救治患病人员，成为了当时公认的亚洲鼠疫防控第一人。

苏德隆，中国流行病学奠基人之一。他在抗日战争期间任防疫大队长，开展天花、霍乱、伤寒等传染病的防治；中华人民共和国成立后，他又投身于血吸虫病、原发性肝癌等的调查和防治工作，为国家公共卫生事业建设呕心沥血，做出了卓越的贡献。

在流行病学发展的历史长河中，正是许多流行病学先驱的创造性贡献推动了该学科的形成和发展。作为新时代的青年，我们应该秉承老一辈求真创新的科学精神和对医学事业的热情，树立家国情怀，不负使命担当。

（二）流行病学的发展史

任何学科的形成都绝非一朝一夕，流行病学也不例外。追溯流行病学的发展史，大致经历了学科形成前期、学科形成期和学科发展期三个阶段。

1. 学科形成前期　学科形成前期是指从人类有文明史以来至 18 世纪这一段漫长的历史时期。在这一时期，流行病学学科还没有完全形成，但是与其密切相关的概念、思维以及采取的措施已构成流行病学学科的"雏形"。

（1）国外方面　古希腊著名医师希波克拉底的著作《空气、水及地点》，是世界范围内最早的关于自然环境与健康和疾病关系的系统表述，认为研究疾病需要考虑气候、土壤、水、生活方式的影响。而"流行"一词也是此时在该著作中出现的。15 世纪中叶，意大利威尼斯开始出现了最早的海港检疫法规，要求外来船只必须先在港外停留检疫 40 天。

（2）国内方面　春秋战国时期，《黄帝内经》有记载"余闻五疫之至，皆相染易，无问大小，病状相似"，此时，"疫"作为疾病流行的文字记载而出现。隋朝时期开设的"疠人坊"用以隔离麻风患者，就是传染病隔离的早期实践。

2. 学科形成期　学科形成期是指 18 世纪末到 20 世纪初这一段时期。在这一时期，数次大规模的传染病发生，使流行病学学科的诞生成为必然。

（1）1747年，英国海军外科医生 James Lind 建立了一种坏血病病因假说。并进行对比治疗试验，开创了流行病学临床试验的先河。

（2）1796年，英国医生 Edward Jenner 发明了接种牛痘以预防天花，为传染病的控制开创了主动免疫的先河。

（3）1848～1854年，英国著名的内科医生 John Snow 针对伦敦霍乱的流行，创造性地使用了病例分布的标点地图法，首次提出"霍乱是经水传播"，继而控制了疾病的流行。这是早期流行病学现场调查、分析与控制的经典实例。

3. 学科发展期　学科发展期是指二十世纪四五十年代起至今的这一时期，可称为现代流行病学时期。该时期可分为三个阶段。

（1）第一阶段　20世纪40年代～20世纪50年代　英国的 Richard Doll 和 Austin Bradford Hill 关于吸烟与肺癌关系的研究证实了吸烟是肺癌的主要危险因素，也通过队列研究开启了慢性病病因学研究的一片新天地。美国的 Framingham Heart Study 通过对同一批人群的长期随访观察，确定了心脏病、脑卒中和其他疾病的重要危险因素。这些研究创造了慢性非传染性疾病的研究方法。

（2）第二阶段　20世纪60年代～20世纪80年代　这一时期，是流行病学分析方法长足发展的时期，包括混杂和偏倚的区分、交互作用以及病例对照研究的发展。

（3）第三阶段　20世纪90年代至今　这一时期，流行病学不断与其他学科交叉融合，应用领域逐渐扩大，出现了许多分支学科。

二、流行病学的原理和方法

（一）流行病学的原理

疾病在人群中不是随机分布的，而是表现出一定的时间、地区和社会人口学分布特征，这种分布上的差异又与危险因素的暴露和（或）个体的易感性有关，对此进行测量并采取相应的控制措施是可以预防疾病的。基于这样的思路，现代流行病学的基本原理主要包括如下。

1. 疾病与健康在人群中分布　疾病与健康在人群中分布是指在什么时间、什么地点（空间）、哪些人群（人间）中发生以及发生的多少，在流行病学上称"三间分布"。疾病与健康在人群中分布理论是流行病学最基础的理论之一，通过对疾病或健康分布情况的描述，可以进行病因分析并对预防措施效果进行评价。

2. 疾病的发病过程　疾病的发生并不是一蹴而就的，机体从健康到疾病是一个连续的过程。尤其是慢性非传染性疾病，其发病过程经历多个阶段，且受多种因素的影响。

3. 疾病的生态学　流行病学注重探讨人与环境的关系，认为疾病是宿主、动因和环境三大因素相互作用的结果，这里的环境可以包括生物、理化和社会环境。

4. 病因论　随着医学模式从生物医学模式转化为生物－心理－社会医学模式，流行病学也认为任何疾病的病因都不是单一的，而是多种因素综合作用的结果，即多因论。

5. 病因推断的原则

6. 疾病防制的原则和策略　疾病预防不仅研究疾病未发生之前减少危险因素的方法，而且还研究在疾病发生后如何阻止病情进一步发展和尽量减少疾病带来的严重后果所采取的一系列策略和措施，即疾病的三级预防。只有掌握疾病发生的内在规律才能有效预防和控制疾病。

7. 疾病发展的数学模型　人群中疾病与健康状况的发生、发展及分布变化，受到环境、社会和机体多种因素的影响，且之间具有一定的函数关系，可以用数学模型来描述疾病或健康状况分布的变化规律及其影响因素，并预测未来的变化趋势。

（二）流行病学的研究方法

流行病学研究方法包括观察法、实验法和数理法（图7－1）。观察流行病学中研究者客观地收集暴露与疾病的资料并评价暴露与疾病的联系；实验流行病学中研究者控制实验条件，然后评价干预的效果。

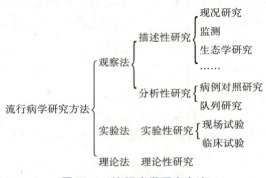

图7－1　流行病学研究方法

1. 观察法　即观察流行病学。在观察性研究中，研究者并没有人为实施干预，也没有人为控制暴露，而只是客观地收集人群中的个人暴露和疾病资料，评价疾病与暴露的联系。根据是否设立平行的对照组，观察法通常又分为描述性研究和分析性研究。

（1）描述性研究　又称描述流行病学。它是利用常规记录或通过特殊设计的调查收集资料，描述疾病在不同人群、不同地区的分布以及疾病的时间变化，是流行病学研究的起点。

描述流行病学研究的资料能提供有关疾病病因的线索，提出一系列与疾病的病因有关的问题，提出和形成病因学假说。为疾病防制工作提供依据及评价防制策略和措施的效果。常用的描述性研究方法有现况研究、监测、生态学研究、个案调查、暴发调查等。

（2）分析性研究　又称分析流行病学。它是通过检验描述流行病学提出的假说，回答描述流行病学提出的问题，找出与疾病的发病率有关的危险因素，即与检验病因假说有关。常用的研究方法有病例对照研究和队列研究两种方法。

2. 实验法　即实验流行病学。在实验流行病学研究中，研究者按照一定的方案将受试者随机分配到实验组和对照组，然后分别给予实验措施和对照措施，最后观察并评价实验措施的效果。人为地施加干预措施是实验法和观察法最主要的区别。实验法通常包括现场试验、社区试验和临床试验。

3. 数理法　也称理论法或者理论性研究，是在观察性研究和实验性研究的基础上，通过对疾病或健康状况的分布与影响因素之间内在关系的深入研究，利用流行病学调查所得到的数据，建立相关的数学模型或计算机仿真模型，模拟健康或疾病在人群中的分布规律。从理论上研究疾病发生、发展与转归的规律，以此来分析和预测疾病流行规律和流行趋势、检验疾病防制效果、指导制定疾病预防和控制的措施。

三、流行病学研究设计的基本内容

流行病学既是一门应用学科，也是逻辑性很强的科学研究方法。在流行病学实际研究工作中，其研究设计的基本内容包括如下。

（一）提出研究目的

研究的设计者需要根据掌握的信息提出此次研究将说明的科学问题是什么，即研究目的。这是研究设计的首要前提。之后的所有设计思路都应围绕这一前提而展开。

（二）确定研究内容

研究者应对所研究的科学问题及其相关知识有着深刻的理解，这是确定研究内容的前提，否则将不可能用最适宜的研究内容论证出无懈可击的研究结论。

要重视环境与人类疾病的关系、重视多病因论，要在多病因论的基础上确定研究内容。研究内容的多少要适当。过多、过细，超出了研究的需要是不可取的；但是研究内容过少、过粗，无法说明研究目的将会毁掉整个研究。

（三）选择研究方法

研究者需要考虑哪些研究方法能回答本次研究所提出的科学问题，这些方法中哪种方法是回答该问题最适宜的方法，根据现有的人力、物力和技术条件能采用哪种方法，然后选择既能实现研究目的又有可行性的研究方法用于本次研究。

（四）确定研究对象

确定合适的研究对象是顺利开展流行病学研究的关键环节，研究对象是根据既定的研究目的来确定的，同时应结合实际情况明确在目标人群中开展研究的可行性。

（五）设计调查表格

结合研究内容设计调查表格。调查表格中所列的问题要包含所有的研究内容，其设计的成败关系到整个调查的成败。

在调查表中，可以将问题的各种可能答案罗列出来，填表者从中选择一个最佳答案或多种答案。也可以对问题的答案不加任何限制，连续性变量可以采用该方法填写，如身高、体重、血压等。

（六）保证研究质量

研究质量的高低取决于测量仪器的稳定性、调查对象的配合程度、调查者的工作能力和科学态度。为保证研究质量应做到如下几方面。调查开始之前，调查员的培训尤其重要，调查员要对调查材料保密、要有高度的工作责任心和实事求是的科学态度，还要有娴熟的业务技能；收集资料的方法一旦确定，除有特殊情况外，在整个科研过程中都应保持一致，以保证信息的同质性；建立检查、监督机制；研究的组织者应具有较强的组织能力。

（七）提出正确结论

先仔细检查原始资料的完整性和准确性，如有漏项要补充，有错误无法纠正的应予以剔除。然后理清分析思路，如何利用最合适的统计学方法说明最关键的医学问题绝不是一个单纯的统计学问题，而是需要依赖于统计学、逻辑学和医学三方面知识的完美结合。

四、流行病学的用途

随着流行病学的快速发展，流行病学的用途也越来越广泛，并逐渐深入到医药卫生的各个领域，主要概括为以下几个方面。

（一）疾病预防和健康促进

流行病学的根本任务之一就是预防疾病，这里的预防不仅包括无病时采取措施使疾病不发生，还包括疾病在发生后采取措施使疾病得到控制或者减少直到消除，即三级预防的指导思想。这一用途在传染病、寄生虫病以及慢性非传染性疾病的防制方面得到很好的体现。如：通过接种麻疹疫苗来降低麻疹的发病，通过杀灭钉螺来消灭血吸虫，通过控制血压、戒烟、限酒等措施来预防冠心病。

在以往很多时候，我们更多的是关注流行病学在疾病预防方面的作用，很少提到在健康促进方面的用途。但是随着社会的发展，医学的理念也在逐渐发展，近些年越来越多地强调健康促进的概念，现代流行病学向健康状态研究领域的扩展使其用途从传统的疾病预防扩展到健康促进。

（二）疾病的监测

在疾病的防制过程中，流行病学坚持长期地、系统地收集并分析疾病的资料，以了解疾病的流行趋势及其影响因素，这是考察流行病学工作的一个动态过程，是一项主动的工作，一旦疾病暴发，便于及时采取行动。我国目前已建立全国传染监测系统和死因监测系统，它们都正在发挥积极的作用。

（三）疾病病因和危险因素的研究

在实际的疾病防制工作中，想要有效地预防和控制疾病，我们必须要清楚地了解疾病发生和流行的原因或者影响因素，而流行病学在研究疾病的病因和危险因素方面具特殊而重要的意义。

很多"未明原因"疾病的突然暴发，临床医务人员一时不能作出诊断，采取流行病学调查分析的方法，再配合临床检验，从寻找危险因素入手，最终这类暴发大都能找到原因。如1958年新疆的"察布查尔病"被证明是肉毒杆菌毒素引起的中毒。

有些疾病的病因是单一的，如传染病中的麻疹；但有些疾病的病因却是比较复杂的，如慢性非传染性疾病就是由多种因素综合作用的结果，高血压、血脂异常、肥胖和吸烟等都与冠心病的发生有关。因此流行病学的主要任务之一就是尽量阐明这些危险因素，有时，真正的病因机制尚未完全被阐明，但是诸多危险因素已被发掘出来，对这些危险因素采取措施仍然可以收到很好的疾病防制效果。

流行病学工作的特殊性还在于其不拘泥于非要找到病因不可，若找到一些关键的危险因素，也能在很大程度上解决防病的问题，这也是流行病学应用的一大特点。如吸烟与肺癌的发病有关，病因可能是烟草中的某个成分，而吸烟只是肺癌的一个危险因素，尽管如此，控制吸烟仍能有效地预防肺癌。

（四）疾病的自然史

疾病从发生到结局有一个自然发展过程，如亚临床期、症状早期、症状明显期、症状缓解期和恢复期。通过流行病学方法研究人类疾病和健康的发展规律，可以用于疾病预防和健康促进。

（五）疾病防治的效果评价

观察疫苗接种后的效果、了解新药的安全性和有效性、评价社区干预项目（如饮水加氟防龋齿、减少吸烟降肺癌等）、评价卫生工作或卫生措施的效果等，均需采用流行病学方法来看是否降低了人群发病率、是否提高了治愈率和促进了健康水平。只有人群中的结果才能最终说明人群中的问题，也只有流行病学才能承担此任务。

第二节　疾病的分布

疾病的分布是指疾病在不同人群、不同时间、不同地区的存在状态及其发生发展规律。通过现场调查和资料收集，在科学归纳和分析比较的基础上，全面系统地描述疾病在不同人群、不同地区和不同时间的频率变化及其分布特征。了解疾病分布的特点是流行病学的首要任务，只有掌握疾病的分布特点，才能探索流行规律及其影响因素，为形成病因假设及探索病因提供线索，为临床医学和卫生服务需求提供重要信息，为制订和评价防治疾病及促进健康的策略和措施提供科学依据。

一、疾病频率测量指标

疾病频率的测量是定量分析疾病分布特征的有效方法，可以客观、定量地反映疾病分布的差异，为寻找影响因素及提出病因学假设提供依据。常用的疾病频率测量指标包括以下几类。

（一）发病频率测量指标

1. 发病率　发病率（incidence rate）是指一定期间内，特定人群中新发病例出现的频率。

$$发病率 = \frac{某期间（年）某人群中某病新病例数}{同期暴露人口数} \times k$$

$k = 100\%，1000‰或10000/万……$

在计算发病率的时候需要注意，其分子是一定期间内的新发病例数。若在观察期间内，同一个人重复发病的时候，应将每一次发病都记为一个新发病例，如流感、腹泻等。对一些难以确定发病时间的疾病，可将初次诊断的时间作为发病时间，如恶性肿瘤、精神疾病等。发病率分母中的暴露人口数是指在这一特定时期特定人群中可能发生该疾病的人，而那些不可能发生该病的人则不应该包含在分母中，如那些因已患病而在观察期内不可能再成为新发病例者，以及罹患疾病或预防接种后获得持久免疫力者。但在实际工作中，这种情况并不容易划分，因此，多将分母近似认为是该地观察期间内的平均人口数。

发病率可以按不同人口学特征（如年龄、性别、职业、民族等）分别计算，即发病专率。

发病率是疾病流行强度的指标，反映疾病对人群健康影响的程度，发病率越高，疾病对人群健康的危害越大。通过发病率的比较，可以提出病因假说，也可用于防治措施效果的评价。

2. 罹患率　罹患率（attack rate）和发病率一样，也是测量人群新病例发生频率的指标。与发病率的区别在于，发病率的观察时间通常以年为单位，而罹患率的观察时间通常较短，可以是月、周、日或者一个流行期。罹患率常用于局部地区疾病的暴发，如食物中毒、传染病及职业中毒等暴发流行的情况。

3. 续发率　续发率（secondary attack rate，SAR）也称二代发病率，指的是某些传染病，在一个家庭、病房、集体宿舍、托儿所、幼儿园班组等集体单位中发生第一个病例后，在该病的最短潜伏期和最长潜伏期间，易感接触者中发病人数占所有易感接触者总数的百分比。

$$续发率 = \frac{易感接触者中续发病例的人数}{易感接触者总人数} \times 100\%$$

家庭、病房、集体宿舍、托儿所、幼儿园班组等集体单位中发生的第一个病例称为"原发病例"。在原发病例之后，在该病的最短与最长潜伏期之间出现的病例称为"续发病例"，也称"二代病例"。原发病例不计算在续发率的分子和分母内。

续发率用于反映传染病传染力的强弱，也可用于分析传染病的流行因素及评价卫生防疫措施的效果。

（二）患病频率测量指标

1. 患病率　患病率（prevalence rate）也称现患率，是指某特定时间内一定人群中某病新旧病例所占的比例。患病率可按观察时间的不同分为期间患病率、时点患病率两种。

时点患病率是指某一时点一定人群中现患某病的新旧病例数占该时点人口的比例。时点患病率的观察时间在理论上是某一时点，一般为某一天。

$$时点患病率 = \frac{某一时点一定人群中现患某病的新旧病例数}{该时点人口数} \times k$$

$k = 100\%，1000‰或10000/万……$

期间患病率是指某一观察期内一定人群中现患某病的某病的新旧病例数占同期的平均人口数的比例。期间患病率的观察时间通常为一段时期，多超过一个月。

$$期间患病率 = \frac{某观察期内一定人群中现患某病的新旧病例数}{同期的平均人口数} \times k$$

$k = 100\%，1000‰或10000/万……$

当某地某病的发病率和该病的病程在相当长时间内保持稳定时，患病率、发病率和病程三者之间的关系如下：

$$患病率 = 发病率 \times 病程$$

患病率通常用来反映疾病的现患状况，尤其适用于病程较长的慢性病。还可以用于估计某病对居民健康危害的严重程度，进行卫生经济学评价与分析，从而为医疗设施规划、医院床位周转、卫生设施及人力需求、医疗费用投入等提供科学依据。

2. 感染率 感染率（prevalence of infection）是指在某个时间内被检查的整个人群中，某病原体现有感染者人数所占的比例。

$$感染率 = \frac{受检者中阳性人数}{受检人数} \times 100\%$$

感染率通常用于反映某些传染病或寄生虫病的感染情况以及防治效果的评价，也可用于评价人群的健康状况。该指标对那些隐性感染、病原携带者及轻型和不典型病例的调查尤为常用，如乙型肝炎、结核病、乙型脑炎、寄生虫病等。

（三）死亡与生存频率测量指标

1. 死亡率 死亡率（mortality rate）是指一定期间内，一定人群中，总死亡人数在该人群中所占的比例。

$$死亡率 = \frac{某时期内某人群中死亡总数}{同期平均人口数} \times k$$

$k = 100\%$，$1000‰$或$10000/万 \cdots\cdots$

死亡率可按不同人口学特征（如年龄、性别、职业、民族等）分别进行计算，即死亡专率。

死亡率是反映人群总死亡水平的指标，用于衡量某一时期、一个地区某人群死亡危险性的大小，也可为该地区卫生保健工作的需求和规划提供科学依据。

2. 病死率 病死率（case fatality rate）是指一定时期内因某病死亡的人数占该病患者数的比例。

$$病死率 = \frac{某时期因某病死亡的人数}{同期某病的患者数} \times 100\%$$

病死率用于反映疾病的严重程度，也可反映医疗水平和诊治能力。

3. 生存率 生存率（survival rate）是指接受某种治疗的患者或某病患者中，经 n 年随访尚存活的患者数所占的比例。

$$生存率 = \frac{随访满 n 年尚存活的病例数}{随访满 n 年的病例数} \times 100\%$$

生存率反映疾病对生命的危害程度，用于评价某些病程较长的疾病的远期疗效，通常用于慢性疾病的研究。

二、疾病的流行强度

（一）散发

散发（sporadic）是指某病在一定地区的发病率维持在历年的一般水平，各病例间在发病的时间和地点上无明显联系，表现为散在发生。

确定散发时多与该病在当地近三年的发病率进行比较，如果当年的发病率未超过既往平均水平，则为散发。这种情况通常见于疾病预防和控制有效时。

（二）暴发

暴发（outbreak）是指在一个局部地区或集体单位中，短时间内突然有很多症状相同的患者出现。

在疾病暴发时，患者大多有相同的传染源或传播途径，而且多数患者同时出现在该病的最短潜伏期和最长潜伏期之间。如手足口病的暴发、食物中毒的暴发等。

（三）流行

流行（epidemic）是指某病在某地区的发病率显著超过该病历年的发病率水平。和散发相比，流行出现时，各病例之间在时间和空间方面均有明显联系。当某地出现某种疾病的流行时，提示当地可能存在共同的传播因素。

（四）大流行

大流行（pandemic）是指某种疾病的发病率显著超过一定历史条件下的发病率水平，迅速蔓延，在短时间内跨越省界、国界甚至洲界。如鼠疫、霍乱的世界大流行。

三、疾病的三间分布

疾病的流行特征通过疾病在人群、时间和地区上的三间分布得以表现，是流行过程的可见形式。流行特征是判断和解释病因的根据，也是形成病因假设的重要来源。

（一）人群分布

人群的性别、年龄、职业、种族、阶层、婚姻状况、家庭情况及行为生活方式等特征，常常影响着疾病的分布，有时也可成为疾病的危险因素。研究疾病的人群分布有助于探讨病因和流行因素，帮助人们确定高危人群。

1. 年龄　疾病的发生与年龄的关系相当密切，大多数疾病在不同年龄组的发病率会各不相同。一般来说，慢性病的患病率有随着年龄增长而逐渐增加的趋势。研究疾病的年龄分布有如下两种分析方法。

（1）横断面分析（cross sectional analysis）　分析同一年代（横面）或不同年代（断面）的不同年龄组的发病率和死亡率等的不同或变化。这种分析方法能说明同一时期不同年龄死亡率的变化和不同年代各年龄组死亡率的变化，而不能说明同年代出生的各年龄组的死亡趋势。

主要适用于一些潜伏期短和病程短的传染病的研究，对于慢性病不能正确显示致病因素与年龄的关系。

（2）出生队列分析（birth cohort analysis）　利用出生队列（将同一时期出生的人划归一组称为出生队列）资料将疾病年龄分布和时间分布结合起来描述的一种方法称出生队列分析方法。该方法是以同一年代出生的人群组为一个出生队列，对不同出生队列在不同的年龄阶段某病的发病率或死亡率所进行的分析。

该方法在评价疾病的年龄分布长期变化趋势及提供病因线索等方面具有很大意义。它可以明确地呈现致病因子与年龄的关系，有助于探明年龄、所处时代特点和暴露经历在疾病的频率变化中的作用。特别适用于潜伏期长，致病因子的强度随时间而变化的慢性病的研究。

年龄分布出现差异可能是由于不同年龄人群的免疫水平状况存在差异，暴露病原因子的机会不同等。

通过研究疾病年龄分布可以实现以下目的。①有助于深入探索致病因素，为病因研究提供线索。②可帮助提供重点保护对象及发现高危人群，为今后有针对性地开展防治工作提供依据。③分析不同年龄分布的客观原因，有助于观察人群免疫状况的变化、确定预防接种对象和进行预防接种措施的实施，以保证预防接种的效果。

2. 性别　很多疾病的发病率和死亡率存在着明显的性别差异。可能的原因如下。

（1）男女两性暴露或接触致病因素的机会不同，如血吸虫病、钩端螺旋体病等疾病的发病情况即男性高于女性，原因是男性参加农田劳动时接触疫水机会较多。

（2）疾病的性别分布差异也与两性的解剖、生理特点及内分泌代谢等生物性的差异有关，如乳腺癌、子宫肌瘤、更年期综合征等以女性多见。

（3）两性生活方式、嗜好不同也可能出现疾病的性别分布差异。

3. 职业　职业影响与致病因子的接触机会，不同职业者体力劳动强度和精神紧张程度不同，经济收入和社会地位也不同，因此职业种类影响患病风险。如煤矿工人易患硅沉着病，炼焦工人易患肺病，牧民、屠宰工人、皮毛加工工人易患布鲁杆菌病和炭疽，脑力劳动者易患高血压和冠心病等。

4. 种族　不同种族和民族人群之间遗传背景、风俗习惯、生活习惯和饮食习惯、社会经济状况、医疗保健水平以及自然环境和社会环境等的不同，导致所患疾病的种类存在差异。如黑人中镰状细胞贫血多见，而尤因肉瘤几乎在全世界的黑人中均见不到。新几内亚的个别部落有食死者脑的葬俗而使库鲁病高发。

5. 宗教　不同人群因宗教信仰不同，其生活方式也有明显差异。这些生活方式及心理状态的差异导致所患疾病的种类存在差异。

6. 婚姻与家庭　婚姻状况不同对人的健康有明显影响。如肿瘤、心脑血管疾病、自杀及精神病等，在离婚者中最高，丧偶和单身者次之，已婚者最低。此外，近亲婚配也会导致人群中疾病分布差异的出现。

家庭的组成形式及其成员变化，家庭成员中因数量、年龄、性别、免疫水平、文化水平、风俗习惯、嗜好不同对疾病分布频率也会产生影响。

（二）时间分布

疾病分布随着时间的推移而变化，是一个动态过程。不同时间疾病分布不同，不仅反映了致病因素的动态变化，也反映了人群特征的变化。疾病随时间变化而变化的表现方式有短期波动、季节性、周期性和长期变异。

1. 短期波动　短期波动又称为时点流行，是指在一个集体或固定人群中短时间内某病发病人数突然增多的现象。短期波动的定义和暴发有一些相似，两者之间的区别在于，短期波动常用于较大数量的人群，而暴发常用于较局限的区域和较小的人群。

引起疾病短期波动的原因是许多人接触同一致病因子。短期波动发生时，因致病因素的特性，接触致病因素的数量和期限也不同，可导致潜伏期的长短不一致，这可使疾病发病时间出现先后，但多数病例发生于该病的最长潜伏期与最短潜伏期之间。可根据发病时间推算出潜伏期，从而可推测出暴发的原因及推知暴发的时间。例如，1988 年上海甲型肝炎的暴发流行，可以通过它的发病高峰找出引起短期波动的原因是食用了毛蚶。

2. 季节性　疾病的季节性表现为疾病的发生率随季节而变化，可以分为严格的季节性和季节性升高。

（1）严格的季节性　即一年四季只有某些季节有某些疾病发生，在其他季节则没有这种病例出现，这种严格的季节性多见于虫媒传播的传染病。

（2）季节性升高　即一年四季均可发生疾病，但在一定季节其发病率明显升高。如肠道传染病、呼吸道传染病，全年均有发生，但肠道传染病的发生多见于夏秋季升高，而呼吸道传染病在冬春季升高。

季节性升高的原因有很多，常见的原因如下。

（1）病原体的生长繁殖受气候条件影响，因季节而异。

（2）媒介昆虫的吸血活动、寿命、活动力及数量的季节消长均受到温度、湿度、雨量的影响。

（3）与野生动物的生活习性及家畜的生长繁殖等因素有关。

（4）受人们的生活方式、生产、劳动条件、营养、风俗习惯及医疗卫生水平变化的影响。

（5）与人们暴露接触病原因子的机会及其人群易感性的变化有关。

3. 周期性　指疾病发生频率经过一个相当规律的时间间隔，呈现规律性变动的状况。通常每隔1～2年或几年后发生一次流行。例如，流脑7～8年大流行一次。如图7-2所示。

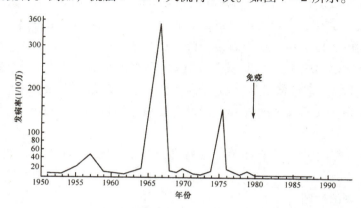

图 7 - 2　我国某市 1950～1988 年流行性脑脊髓膜炎发病率

（1）疾病周期性　常见的原因及疾病出现周期性必备的条件有如下几方面。①存在着传染源及足够数量的易感人群。②传播机制容易实现的疾病，人群受感染的机会较多，只要有足够数量的易感者疾病便可迅速传播。③由于这类疾病可形成稳固的病后免疫，所以一度流行后发病率可迅速下降。④周期性的发生还取决于易感者积累的速度及病原体变异的速度，它们也决定着流行间隔的时间。

（2）传染病流行的间隔时间　取决于下列几方面因素。①前一次流行后遗留的易感者的多少。②新的易感者补充积累的速度。速度越快，间隔则越短。③人群免疫持续时间的长短。若免疫水平持续越久，则其周期间隔也越长。④病原体的变异速度。

值得注意的是，现在有些疾病因为有有效的预防措施，改变了曾经固有的周期性规律。在无有效疫苗应用之前，大多数呼吸道传染病呈现周期性。如甲型流感3～4年一次小的流行，每10～15年出现一次世界性大流行。麻疹在疫苗普及应用前，我国大中城市中每隔1年麻疹流行一次，1965年对易感者进行普种疫苗后，其发病率降低，周期性流行规律也不复存在。

4. 长期变异　也称为长期趋势，是指在一个相当长的时间（通常为几年、十几年或几十年），疾病的发病率、死亡率、临床表现、病原体种类及宿主等随着人类条件的改变、医疗技术的进步、自然条件的变化而发生显著变化。

疾病出现长期变异的原因包括如下。

（1）病因或致病因素发生了变化。

（2）抗原型别的变异，病原体毒力、致病力的变异，机体免疫状况的改变。

（3）诊断能力的改变、医生诊断经验和诊断技术的提高、新的诊断技术方法的引进及普及应用。

（4）诊治条件，药物疗效及新的治疗方法、手段的进步和防疫措施的采取等因素对长期变异也起到重要作用。

（5）登记报告及登记制度是否完善，疾病的诊断标准、分类是否发生改变。

（6）由于人口学资料的变化。

研究疾病长期趋势，可探索致病因素和宿主的关系，为疾病的病因提供线索，并为疾病预防策略的制定提供理论依据。

（三）地区分布

疾病的发生往往受地区的自然环境和社会条件的影响。疾病的地区分布差异反映出致病因子在这些地区作用的差别。研究疾病在不同地区的分布特征，可以为探讨病因或流行因素提供线索，有助于制订防制对策。

1. 地区分布的划分　可按行政区域或自然环境划分来描述疾病分布。

（1）行政区划分法　全球、半球、洲、国家、省（市、自治区）、地区（市、州、盟）、县（市、区、旗）、乡（镇、街道）、村（居）民委员会、村（居）小组。

（2）自然景观法　①地形地貌。如以山区、高原、丘陵、平原、盆地、沙漠、湖泊、河流、旱田、水田、森林和草原等为单位。②气候气象。按气温（热带、亚热带、温带、寒带）、降雨量（多、中、少、无）等划分。③地势。按海拔高度划分。④媒介昆虫、染疫动物。按有无、种类、数量划分。⑤地质。

描述地区分布的方法有两种，即统计图（如标点地图）和统计表。不同地区间率的比较需要标准化。

2. 疾病地区分布差异的原因

（1）特殊的地理位置、地形及环境条件。

（2）气象条件的影响。

（3）特殊的风俗习惯及其遗传特征。

（4）社会文化背景。

3. 疾病的地区分布

（1）疾病在不同国家间的分布差异　有些疾病只发生在一定的国家和地区，如黄热病只在非洲及南美洲流行。有些疾病虽在全世界均可发生，但其在不同地区的分布不一，且各有其特点。有些非传染病世界各地可见，但发病和死亡情况不一，如日本的胃癌及脑血管病的死亡率居首位，恶性肿瘤以澳大利亚和新西兰最高，肝癌多见于亚洲、非洲，乳腺癌、肠癌多见于欧洲、北美洲。

（2）疾病在同一国家内的不同地区分布也有差别　无论是传染病还是非传染病，在同一国家内的不同地区间，其分布也存在差异。如我国血吸虫病仅限于长江以南的一些省份，长江以北则未见此病。这是因为北方干燥、寒冷、缺乏钉螺孳生繁殖条件。云南由于地处我国边境，毒品相对泛滥，HIV 感染者多见于云南。鼻咽癌最多见于广东，故鼻咽癌有"广东瘤"之称。

（3）疾病在城乡之间的分布差异很大　城市与乡村的自然环境和社会环境差异较大，造成两种地区疾病的分布有所不同。

城市人口多、密度大、居住拥挤、交通方面、青壮年较多、出生率保持在一定水平、人口流动性大，故传染病常年发生并形成暴发或流行；城市工业集中、环境污染严重，故慢性病患病率高，如呼吸系统疾病、肿瘤发病率高；空气污染或噪声等职业因素所致疾病城市多见；城市饮水卫生水平较高，故肠道传染病及经饮用水传播的传染病少见；城市生活水平及医疗条件均高于农村，自然疫源性疾病及虫媒传染病罕见。

乡村人口密度低、居住分散、交通不便、与外界交往不频繁，故呼吸道传染病不易流行，但一旦有患者或携带者传入，也可以引起暴发；农村卫生条件差，肠道传染病可流行，虫媒传染病及自然疫源性传染病多见；农药中毒时有发生。

4. 疾病的地方性　由于自然和社会因素的影响，某种疾病经常存在（或只存在）于某一地区，不需要自外地传入，这种现象称为疾病的地方性，可分为统计地方性、自然地方性和自然疫源性。

（1）统计地方性　由于生活习惯、卫生条件或宗教信仰等社会因素会导致某些疾病的发病率在某些地区长期显著地高于其他地区。

（2）自然地方性　由于自然环境的影响，一些疾病只在某些地区存在。

（3）自然疫源性　一些疾病的病原体不依靠人而独立地在在自然界的野生动物中绵延繁殖，并且在一定条件下可传染给人，这种疾病称为自然疫源性疾病。

判断一种疾病是否属于地方性疾病的依据是：①该地区的各类居民，任何民族其发病率均高。②在其他地区居住的相似的人群中该病的发病频率均低，甚至不发病。③迁入该地区的人经一段时间后，其发病率和当地居民一致。④人群迁出该地区后，发病率下降或患病症状减轻或自愈。⑤除人之外，当地的易感动物也可发生同样的疾病。

上面介绍了疾病在人群、时间、地区的分布，是从单方面进行描述的。但在实际工作中，对一种疾病的描述往往是从人群、地区、时间分布三方面综合进行的。只有通过全面的观察和综合分析，才能获得病因线索、流行因素的各种信息，把握疾病发生、发展的规律。移民流行病学是进行这种综合描述的一个典型。

移民指的是由原居住地区迁移到其他地区，如移居国外、移居国内不同地区。移民流行病学是指对移民人群的疾病分布进行研究，以探讨病因。是通过观察疾病在移民、移居地当地居民和原居住地人群间的发病率、死亡率的差异，并从差异中探讨病因线索，区分遗传因素或环境因素作用的大小。

移民流行病学的研究判断主要根据两点。①若环境因素是影响某病流行的主要因素，则移民中该病的发病率或死亡率与原居住地人群的发病率或死亡率不同，而与移居地当地人群的发病率或者死亡率接近。②若遗传因素对某病的发病起主要作用，则移民中该病的发病率或死亡率不同于移居地当地人群，而与原居住地人群的发病水平相同。

例如：日本为胃癌高发区，而美国则是低发区，日本移民胃癌死亡率高于美国白人，而低于原居住国日本人，说明环境因素对胃癌的发生关系较大。同样，日本移民宫颈癌和脑血管疾病的死亡率低于日本本国人甚多，而与美国白人较接近。日本人高发必有与之联系的环境因素。移民一旦脱离日本环境，则宫颈癌和脑血管病的死亡率下降，说明环境因素起重要作用。

再如：世界各地华侨的鼻咽癌发病率均高于当地各民族的发病率，而且在国外出生的华侨也比当地人或其他民族的移民发病率高，如在夏威夷的华侨，非美国出生的华人鼻咽癌发病率为54/10万；在美国出生的华人为12.1/10万；夏威夷本地人为1.8/10万；日本移民为1.4/10万；菲律宾移民为5.5/10万。中国是鼻咽癌的高发区，中国人移居美国后，环境发生了变化，但鼻咽癌高发特征仍保留至下代。说明遗传因素在其中起重要作用。

第三节　描述性研究

一、概述

描述性研究又称为描述流行病学，是指利用已有的常规监测记录或通过专门调查获得的数据资料（包括实验室检查结果），按不同地区、不同时间及不同人群特征来分组，描述人群中疾病或健康状态的分布情况，继而提出病因假设和线索。描述性研究是流行病学研究方法中最基本的类型，任何因果关系的确定都始于描述性研究，它既是流行病学研究工作的起点，也是其他流行病学研究方法的基础。描述性研究主要包括现况调查、生态学研究、个案研究、历史资料分析和随访研究等。

二、现况调查

现况调查又称为横断面研究，或者患病率研究，是指在某一人群中应用普查或抽样调查等方法收集特定时间内某种疾病或健康状况及有关变量的资料，以描述目前疾病或健康状况的分布及与疾病分布有关的因素。

在一个特定的时间内，即在某一时点或在短时间内完成，这犹如时间维度的一个断面，故称之为横断面研究。它所收集的资料既不是历史的记录，也不是随访研究所得，而是调查当时所得到的资料，是当时现存状况，故称为现况研究。正是由于调查时因与果是同时存在的，无法判断谁先谁后，故在现况调查中常进行相关性分析，只能为病因学研究提供线索，而不能得出有关因果关系的结论。从观察分析的指标来说，由于这种研究所得到的频率指标一般为特定时间内的调查群体的患病率，故也称之为患病率研究。

（一）研究目的与应用范围

1. 掌握人群中疾病与健康状况的分布，提出病因学假设 描述人群中疾病或健康状况在时间、地区和人群的分布情况，是现况研究最常见的用途。例如若要研究某种新型疾病，则可采用某种抽样技术，从目标人群中随机抽取一部分个体组成一个具有代表性的样本，逐一进行调查和检测，并同时收集有关的研究因素暴露情况，继而提出病因假设。

2. 确定高危人群 确定高危人群是疾病预防控制中一项重要的措施，确定高危人群是实现早发现、早诊断、早治疗的首要步骤。例如，现在医学认为高血压是心脑血管疾病的主要危险因素之一，通过现况研究可以发现目标人群中的所有高血压患者，确定为心脑血管疾病的高危人群。

3. 评价医疗卫生措施效果 通过在不同阶段重复开展现况调查，既可以获得开展其他类型流行病学研究的基线资料，也可以通过对不同阶段患病率差异的比较，对防治策略、措施的效果进行评价。

4. 了解人群健康水平，为卫生工作计划和决策提供依据 通过现况研究能够了解目标人群中各种常见病、多发病以及各种慢性病的患病率，可以为后续的卫生工作计划的制定和决策提供重要依据。

（二）研究特点

1. 现况研究一般不设对照组 现况研究在最初的设计实施阶段，首先根据研究目的确定研究对象，然后调查研究对象在某一特定时点上的暴露（特征）和疾病的状态，并未根据暴露状态或疾病状态先进行分组，然后再收集研究对象的资料。但在后期进行资料的处理与分析时，可以根据是否暴露或是否患病的状态来分组比较。

2. 现况研究的特定时间 现况研究关注的是某一特定时点上或某一特定时期内某一群体中疾病或健康状况的分布。理论上，这个时间应该越集中越好，如人口普查的时点定在 11 月 1 日零点。一般来讲，时点患病率较期间患病率更加精确。

3. 现况研究在确定因果联系时受到限制 一般而言，现况研究可以揭示疾病与某种暴露有统计学联系，但由于现况研究是在某一时点或时期开展的，很多时候并不能确定暴露与疾病的先后时间顺序，因此，不能做出因果推断。例如通过一项现况研究发现，结直肠癌患者比非患者的血清胆固醇水平要低，且具有统计学意义，但很难确定是低血清胆固醇水平增加了患结直肠癌的风险，还是结直肠癌降低了血清胆固醇的水平。因此现况研究可以为建立因果联系提供线索，但在确定因果联系时会受到限制，它是分析性研究的基础。

（三）研究类型

根据涉及研究对象的范围可以将现况研究分为普查和抽样调查。

1. 普查　普查即全面调查，是指调查特定时点或时期、特定范围内的全部人群（总体）。这个特定时点应该较短。特定范围是指某个地区或某种特征的人群，如儿童（≤14 岁）的体格普查。

（1）普查的目的　①了解疾病或健康状况的三间分布，如高血压普查和针对疫区开展的普查。②了解人群健康水平，如居民营养状况的调查。③确定人体生理生化指标的正常值范围，如青少年身高、体重的测量调查。④早期发现、早期诊断和早期治疗患者，如妇女的宫颈癌普查。⑤评价卫生服务利用率和效果。

（2）普查的优点　①普查的调查对象是全人群，所以不存在抽样误差。②普查能发现被调查人群的全部病例，不仅可以实现"三早"预防（早发现、早诊断、早治疗），还可以全面地描述普查地区人群总体的相关情况及疾病的分布特征，为疾病或健康状况的流行因素研究提供线索。③普查可以同时调查目标人群中多种疾病或健康状况的分布情况。

（3）普查的缺点　①普查不适用于患病率低且无简便易行诊断手段的疾病。②工作量较大，容易造成信息漏查。③调查人员过多，对调查项目的理解往往很难统一和标准化，不能保证调查质量。④耗费人力和物力资源较多。

（4）普查的适用条件　普查适用于调查目的明确，调查项目简单，所调查疾病患病率较高，针对普查的疾病有有效的治疗手段，有足够的人力、物力和设备的情况。

2. 抽样调查　是指通过随机抽样的方法，对特定时点、特定范围内的人群抽取一个具有代表性的样本进行调查，以样本的统计量来估计总体参数所在范围，即通过对样本中研究对象的调查研究来推断其所在总体的情况。

（1）抽样调查的优点　相对于普查而言，抽样调查具有一些优点。①抽样调查能够节省更多的时间、人力和物力资源。②由于抽样调查的调查范围小，调查工作更容易做得细致。

（2）抽样调查的缺点　①抽样调查的设计、实施与资料分析要比普查复杂。②存在抽样误差和偏倚，不适用于变异过大的资料。③其毕竟是一种非全面的调查方法，不能查出所有患者，没法普治。④不适用于患病率过低的疾病。

注意抽样调查必须采用随机抽样的方法，且样本量必须足够，调查材料的分布要均匀，只有满足以上条件，其结果才可靠。

（3）抽样调查的方法　抽样可分为非随机抽样和随机抽样，目前流行病学调查中使用的随机抽样方法有单纯随机抽样、系统抽样、分层抽样、整群抽样和多级抽样。①单纯随机抽样又称简单随机抽样，是最简单、最基本的抽样方法。从总体 N 个对象中，利用抽签或其他随机方法抽取 n 个，构成一个样本。它的原则是总体中每个对象被抽到的概率相等。在实际工作中，单纯随机抽样往往由于总体数大，编号、抽样麻烦，以及抽到个体较为分散而导致资料收集困难等原因，在实际中应用不多，但是其他各种抽样方法的基础。②系统抽样又称机械抽样，是按照一定顺序，机械地每隔若干单位抽取一个单位的抽样方法。假设总体中个体数为 N，需要抽取的样本数为 n，首先将总体分为 N/n 组，在第一组按照单纯随机抽样方法抽取一个个体作为抽样起始点，然后每隔 N/n 个单位抽取一个个体。系统抽样在现场人群中较易进行，而且有些时候在不知道总体个数的情况下，估计抽样间隔也能进行。但是系统抽样存在一个缺点是，当总体中的个体分布具有周期性趋势，而抽取的间隔恰好与此周期或其倍数吻合时，则可能使抽取的样本产生偏性。③分层抽样指先将总体按照某种特征分为若干层，然后从每一层内进行单纯随机抽样，组成一个样本。分层可以将一个内部变异很大的总体分成一些内部变异较小的层，保证每一层都有个体被抽到。通过这种方法抽取的样本代表性较好，抽样误差较小，可以提高总体指标估计值的精确度，因此，该技术常被采用。④整群抽样指将总体分成若干群组，抽取其中部分群组作为观察单位组成样本。该方法易于组织、实施方便，节省人力、物力，但抽样误差较大。整群抽样要求各群组间的变异越小越好。⑤多级抽样指将抽样过程分阶段进行，每个阶段使用的抽样方法可不同，即将以上抽样方法结合使用，其在大型流行病学调查中常用。多级抽样可以充分利用各种抽样方法的优势，克服各自的不足，并能节省人力、物力。例如：要调查某城市初中生的吸烟情况，将全市中学按质量分为好、中、差三层，每层抽出若干个学校，再从抽出的学校中，按年级分为三层，每个年级按整群抽样的方法抽取若干个班进行全部调查。在该设计中采用了单纯、分层、整群抽样技术。

（四）研究设计与实施

1. 明确研究目的与类型　根据研究目的，确定调查类型。例如，为了了解疾病在人群中的分布情况，要采取抽样调查，若想了解人群的健康水平，开展群体健康检查，要采取普查。

2. 确定目标人群　根据研究的实际情况选择研究对象。如果是普查，设计时可将研究对象规定为某个区域的全部人群（或其中符合标准的一部分）；若是抽样调查，需要明确抽样总体，确定采样方法，基本原则是保证每个研究对象以等同的概率从总体中抽出，并有足够的样本量，使其具有代表性。

3. 确定样本量和抽样方法　实际生活中，由于人力资源和物力资源是有限的，所以更多的时候采取的是抽样调查。决定抽样研究的样本量大小的因素有以下几个因素。

（1）预期现患率（P）。

（2）对调查结果精确性的要求　容许误差（d）越大，所需样本量越小。

（3）要求的显著性水平（a）　a 值越小，即显著性水平要求越高。

抽样方法的选择应同具体情况相结合，在抽样之前要掌握调查单位的人口资料及特点，选择最合适的抽样方法。

4. 资料的收集　在现况研究中，由于需要保持资料的一致性，资料的收集方法一旦确定，就不能变更。通常资料的收集方法有两种。一是通过测定或检查的方法收集，如测定血压、血糖是否正常等；二是通过使用调查表询问研究对象，让其回答暴露或疾病的情况。

5. 资料的整理和分析　收集的资料应先仔细检查这些原始资料的完整性和准确性，对错误予以纠正。由于现况研究通常只在某一特定时点或时期内对特定人群进行研究，通过收集该人群中个体的暴露与疾病的资料，可进一步将人群分为暴露组和非暴露组或不同水平的暴露组，比较分析各组间疾病或健康状况发生率的差异；也可将人群分为患病组和非患病组，评价各因素与疾病的联系。

（五）现况研究的优缺点

1. 现况研究的优点

（1）现况研究的样本一般来自人群，其研究结果有较强的推广意义，以样本估计总体的可信度较高。

（2）现况研究的分析阶段，将样本按是否患病或是否暴露来分组比较，有来自同一群体自然形成的同期对照组，使结果具有可比性。

（3）在现况研究中，一次调查可以同时观察多种因素，这对病因探索十分有意义。

2. 现况研究的缺点

（1）现况研究是在一个时间断面收集的信息，难以确定暴露与疾病的先后时相关系。

（2）在一次现况研究中，如果研究对象中一些人正处在所研究疾病的潜伏期或临床前期，则极有可能被误定为正常人，使研究结果发生偏倚，低估该研究群体的患病水平。

三、生态学研究

生态学研究又称为相关性研究，是在群体的水平上研究某种暴露因素与疾病之间的关系，以群体为观察和分析的单位，通过描述不同人群中某因素的暴露状况与疾病的频率，分析暴露因素与疾病之间关系的一种描述性研究方法。如分析空气中细颗粒物浓度与人群死亡风险的关系。

生态学研究最基本的特征是在收集疾病、健康状态以及某暴露因素的资料时，不是以个体为观察和分析的单位，而是以群体为单位的。如收集某个地区的肺癌发病率与该地区的烟草消耗量以分析肺癌和烟草的关系。生态学研究虽然能通过描述不同人群中某因素暴露情况与疾病频率来分析该因素与疾病的关系，但无法得知个体的暴露与疾病之间的因果关系，该方法只是一种粗线条的描述性研究。

（一）生态学研究的用途

1. 提供病因线索，产生病因假设　生态学研究常常用于从许多因素中探索相关的病因线索。通过收集人群中某疾病的频率与某因素的暴露状态，分析该暴露因素与疾病分布之间的关联，从而探索疾病发生的有关线索，产生病因假设。

2. 评估人群干预措施的效果　通过描述人群中某种（些）干预措施的实施状况及某种疾病的发病率或死亡率的变化，经过比较和分析，对干预措施进行评价。

（二）生态学研究的类型

生态学研究包括2种类型，即生态比较研究和生态趋势研究。

1. 生态比较研究　主要是通过比较不同人群中某因素的平均暴露水平和某疾病频率之间的关系，即比较不同暴露水平的人群中疾病的发病率与死亡率的差别，了解这些人群中暴露因素的频率或水平，并与疾病的发病率或死亡率进行对比分析，从而为病因探索提供线索。如有研究根据多个国家的食品消耗种类及数量和这些国家的胃癌和乳腺癌死亡率的资料，以人均食物种类的消耗量为暴露变量，分别与胃癌和乳腺癌的死亡率作了比较分析，发现以淀粉类食物为主的国家，胃癌高发，而脂肪消耗量高的国家，则乳腺癌高发，从而提出了这两种癌症与饮食因素之间的病因假设的线索。

2. 生态趋势研究　是连续观察人群中某因素平均暴露水平的改变与某种疾病的发病率、死亡率变化的关系，了解其变动趋势；通过比较暴露水平前后疾病频率的变化情况，来判断某因素与某疾病的联系。有研究发现，人群血压水平以及血清胆固醇水平的变化与心血管疾病的发病率和死亡率的变化有显著的相关关系。

（三）生态学研究的优缺点

1. 优点

（1）生态学研究对病因未明的疾病可提供病因线索供深入研究。

（2）生态学研究常常可以通过常规资料或现成资料来进行开展，故省时省力，可以快速得到结果。

（3）对于个体的暴露剂量无法测量的情况，生态学研究是唯一可供选择的研究方法。

（4）当研究的暴露因素在一个人群中变异范围很小时，很难测量其与疾病的关系，这时更适合采用多个人群比较的生态学研究。

（5）生态学研究适合于对人群干预措施的评价。

（6）在疾病监测工作中，应用生态趋势研究可估计某种疾病的发展趋势。

2. 缺点

（1）生态学谬误　是由于生态学研究以各个不同情况的个体"集合"而成的群体（组）为观察和分析的单位，以及存在的混杂因素等原因而造成的研究结果与真实情况不符。生态学谬误是生态学研究最主要的缺陷。该研究方法提示的病因线索既可能是疾病（或其他卫生事件）与某因素之间真实的联系，也可能是由个体到群体观察后所造成的一种虚假联系。当在群体水平上的生态学研究提示的联系线索与该人群中个体的真实情况不符时，就发生了"生态学谬误"。

（2）混杂因素难以控制　在生态学研究中，主要是根据暴露与疾病之间的相关性来考虑两者之间的关联性，因此，难以将潜在混杂因素的影响分离出来，这将影响对暴露与疾病之间关系的正确分析。

（3）难以确定两变量之间的因果联系　生态学研究在进行两变量之间的相关或回归分析时，是以群体为观察单位，暴露水平或疾病的测量准确性相对较低，且暴露与疾病的时序关系不确定，故其研究结果不可作为因果关系的有力证据。

第四节　分析性研究

一、概述

在流行病学研究中，描述性研究一般用于揭示现象、为病因研究提供线索，即提出病因假设。而分析性研究主要是在已经建立病因假设的前提下，在特定人群中用调查分析的方法检验病因假设或提出新的假设。分析性研究主要包括病例对照研究和队列研究两种。

二、病例对照研究

（一）相关概念和基本原理

流行病学研究中的"暴露"是指研究对象具有某种待研究的特征（如年龄、性别或遗传性状等）或行为（如吸烟）或研究对象接触过某种待研究的物质（如职业毒物等）。暴露一定是本研究需要探讨的因素，是与特定的研究目的密切相关的。值得注意的是，暴露不一定都是有害的，也可以是有益的。如在吸烟与肺癌关系的研究中，吸烟就是一个有害的暴露，但是在大量摄取新鲜蔬菜与降低结肠癌关联的研究中，大量摄取新鲜蔬菜就是一个有益的暴露。

病例对照研究是将研究人群按是否患有所研究的疾病进行分组（即病例组和对照组），回顾性地调查两组研究对象既往暴露于某种或某些可疑病因的情况，如是否暴露或暴露程度，然后比较两组暴露比例的差异是否有统计学意义，如果病例组的暴露比例高于对照组，说明该暴露可能会增加疾病发生的风险。反之，病例组的暴露比例低于对照组，则该暴露可能会降低疾病的发生风险。该方法是一种由果及因的分析性研究方法，通过该研究方法可以探索和检验病因假说。如图 7 - 3。

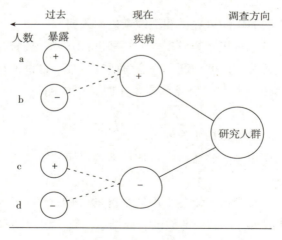

图 7 - 3　病例对照研究基本原理

（二）基本特点

病例对照研究的基本特点可概括为以下四点。

1. 观察性研究　在病例对照研究中，研究对象的暴露情况是自然存在的，并非人为控制的，因此，病例对照研究属于观察性研究。

2. 设立对照组　病例对照研究将研究对象按是否患有所研究的疾病分为病例组和对照组。

3. 由"果"溯"因"　病例对照研究是在结局发生之后回顾性地追溯既往可能的暴露原因的一种方法。

4. 因果联系的论证强度相对较弱　病例对照研究不能观察到由因到果的发展过程，故因果联系的论证强度不及队列研究。

（三）病例对照研究的设计与实施

1. 明确研究目的，选择适宜的研究类型　研究目的确定是开展整个研究的关键，通过大量查阅文献，结合既往的研究结果，围绕要解决的实际问题，提出病因假设，确定研究目的。如果为广泛地探索疾病的危险因子，可以采用成组或频数匹配；根据提供研究用的病例的数量，若研究的是罕见病，或能得到的符合规定的病例数很少时，选择个体匹配方法。

2. 确定研究对象　病例对照研究的研究对象可以来自社区人群，也可以来自医院。如果从医院选择研究对象，其好处在于合作性较好，资料容易得到，而且资料信息较为完整和准确，但是样本代表性往往不如来自社区的人群样本，易产生入院率偏倚和现患病例－新病例偏倚。如果从社区人群中选择研究对象，其优点是样本的代表性好，结果推及到该人群的可信程度较高，但调查工作耗费人力物力较多、难度较大。

（1）病例的选择原则　病例的选择必须要满足的基本要求是保证研究对象的代表性。首先，病例应该符合统一、明确的疾病诊断标准。如果研究者为了某个特殊的研究目的，还可以对研究对象的某些特征作出规定或限制，如年龄、性别、民族等。其次，在新发病例、现患病例、死亡病例这三种类型的病例中，应该首选新发病例。新发病例包括了不同病情和预后的患者，其代表性好，而且患者是新近确诊，对有关暴露的回忆信息较为准确，偏倚较小。此外，新发病例被调查因素改变少，且病例资料容易获得。但是在现实工作中，在一定范围或一定时间内较难得到预期的病例数，尤其是罕见病。而现患病例则可以弥补这一缺陷，在较小范围或较短时间内，可以得到足够的病例数，但是现患病例患病时间往往较长，对暴露因素的回忆可能存在较大的回忆偏倚，难以区分暴露与疾病发生的先后顺序，因此，在选择现患病例时，应尽量选择诊断时间距离调查时间间隔较短的病例。死亡病例的暴露信息通常是由其家属提供，因此，准确性往往较差。另外，如果从医院选择病例，应该尽量选自不同水平、不同种类的医院，以提高病例的代表性。

（2）对照的选择原则　对照必须是以与病例相同的诊断标准确认不患所研究疾病的人。对照组应尽可能代表所有非病例的情况，并保证与病例组间的可比性，即对照必须来自产生病例的总体，并且与病例在某些特征（如性别、年龄等）上相同。如果病例来自医院，则可选择医院所在地的正常人作为对照，更多的是选择同期同院的其他病例作为对照（要尽可能选择多种其他疾病的患者，排除与所研究疾病可能有共同致病因素的疾病患者）。

（3）病例和对照的匹配　①病例和对照不匹配指在设计所规定的病例和对照人群中，分别抽取一定量的研究对象，一般对照数目应等于或多余病例人数。对照选择时没有特殊规定。②病例与对照匹配匹配又称配比，是要求对照在某些特征或因素上与病例组保持一致，保证对照与病例具有可比性，以便对两组进行比较时排除匹配因素的干扰，其主要目的是控制混杂因素的干扰，同时提高研究的效率。匹配包括频数匹配和个体匹配。频数匹配是指选择好一组病例后，选择对照组时要求对照组中具有某种特征者所占的比例与病例组一致，即两组在某种特征上的人数构成比一致。如病例组中有40%的男性，60%的女性，那么对照组中也应该有40%的男性，60%的女性。个体匹配是指根据每个病例的特点给它分别选择一个或几个对照，即对照必须追随病例，在某些特征或变量方面与病例一致。可以是 1：1 配对，即 1 个病例匹配 1 个对照，也可以 1 个病例匹配多个对照，如 1：2，1：3……1：r，尤其是对一些罕见病，病例数通常很少，为了提高研究效率可以采用 1 个病例匹配多个对照的方法，但是一般不超过 1：4。因为随着匹配的对照数的增加，研究效率增加，但当超过 1：4 时效率增加幅度越来越小，而工作量却显著增大，工作难度增加，反而降低研究效率。

值得注意的是，在进行匹配时，匹配变量必须是已知的混杂因素，或有充分的理由怀疑为混杂因素，否则不应进行匹配。把不起混杂作用的因素作为匹配变量进行匹配，试图使对照组与病例组在多方面都一致，结果导致所研究的因素也趋于一致，结果反而降低了研究效率，这种情况称为匹配过度。在实际操作中，应防止匹配过度。

总体而言，匹配可以控制混杂偏倚；提高统计学检验能力或流行病学研究效率，但是也增加了寻找对照的难度；实际操作中，应防止匹配过度，若对不应该或不需要匹配的因素加以匹配，在增加工作难度的同时，反而降低研究效率。

3. 估计样本含量　在病例对照研究中，样本量的大小主要取决于四个方面。

（1）研究因素在对照组中的暴露率（P_0）。

（2）研究因素与疾病关联强度的估计值（即比值比 OR）。

（3）研究设置的假设检验的显著性水平（α）。

（4）研究希望达到的统计学检验效能（即把握度 $1-\beta$）。

在确定了以上 4 个条件后，可以利用查表法或利用公式计算所需的样本量。需要注意的是，所估计的样本含量并非绝对精确的数值，因为样本含量的估计是有条件的，而这些条件并非是一成不变的；样本量过大，常会影响调查工作的质量，增加负担和费用，因此，样本量并非越大越好；病例组和对照组样本含量相等时研究效率最高。

4. 数据的收集和分析

（1）资料的收集　对于病例对照研究，资料的收集有以下几种方式。①询问调查对象并填写问卷，如面访、信访、网络调查、电话调查、自填问卷等。②查阅档案，如疾病登记资料、死亡登记资料、门诊病历、住院病历等。③指标的实际测量，如体格检查、环境监测、血液或其他生物标本的实验室检查等。

资料收集方法的选择需要根据研究目的和实际情况来科学地确定。收集的资料是否准确关系到研究结果的真实性和可靠性，因此，无论采用什么方法收集资料，都应进行质量控制，如对调查员进行调查前的统一规范的培训，对调查工作要做好监督和检查，尽量减少调查和测量偏倚，从而保证调查质量。对病例和对照进行资料收集时，尤其要注意收集方法的可比性。病例和对照在收集资料的方式、资料来源、暴露测量时间和标准应该一致，两者在资料的准确性方面要可比，以减小偏倚。

资料收集完成后需对资料进行整理，包括原始资料的核查修正、验收、归档，原始资料的分组、归纳或编码输入计算机。

（2）数据的分析　对病例对照研究进行资料分析的关键是比较病例和对照中暴露的比例，并由此估计暴露与疾病之间是否有关联及其关联强度如何。进一步还可计算暴露与疾病的剂量反应关系，各因子的交互作用（对一种因子的暴露会不会影响对另一种因子的效应）等。

数据的分析通常从描述性统计和统计性推断两大方面进行。

描述性统计：对收集到的资料进行全面检查与核实的基础上，首先对研究对象的一般特征进行描述，如性别、年龄、职业分布等。然后比较病例组和对照组某些基本特征是否相似，以检验两组的可比性，如果病例组和对照组在某些基本特征方面的差异有统计学意义，则在推断性分析时应考虑其对研究结果的可能影响并加以控制。

统计性推断：

1）非匹配设计资料

①病例对照研究资料　可以整理为四格表形式（表7-1）。

表7-1　非匹配病例对照研究资料整理表

暴露史	病例组	对照组	合计
有	a	b	$a + b = n_1$
无	c	d	$c + d = n_0$
合计	$a + c = m_1$	$b + d = m_0$	$a + b + c + d = N$

②两组资料的χ^2（卡方）检验　比较病例组暴露比$a/(a+c)$与对照组暴露比$b/(b+d)$，若$a/(a+c)$明显大于$b/(b+d)$，并经χ^2（卡方）检验证实差异有统计学意义，则可初步认为暴露与疾病有联系。

$$\chi^2 = \frac{(ad - bc)^2 n}{(a+b)(c+d)(a+c)(b+d)}$$

$\chi^2_{0.05(1)} = 3.84$，如果$\chi^2 \geqslant 3.84$，则P≤0.05，结论为拒绝无效假设，即两组暴露率有统计学差异。

③估计联系强度　常用指标比值比（odds ratio，OR），表示疾病与暴露之间联系的强度。所谓比值（odds）是指某事物发生的可能性与不发生的可能性之比。概率的分母中包括未发生事件数，而比值的分母中不包括未发生事件数。因此比值取值在0~∞，而概率取值在0~1。

比值比与相对危险度（relative risk，RR）不同，RR的本质为率比（rate ratio）或危险比（risk ratio），即暴露组与非暴露组发病率之比，或发病的概率之比。由于病例对照研究中无暴露组与非暴露组的观察人数，故不能计算发病率，因而不能求得RR，所以病例对照研究中只能计算OR来近似估计RR。OR的含义与相对危险度相似，指暴露组的疾病危险性为非暴露组的多少倍。OR=1，表明研究因素与疾病之间无关联；OR>1，说明暴露是疾病的危险因素，暴露与疾病之间为"正"关联；OR<1，说明暴露是疾病的保护因素，暴露与疾病之间为"负"关联。OR值越接近1，表明联系强度越小；OR值越远离1，表明联系强度越大。但是，在不同患病率和不同发病率的情况下，OR与RR是有差别的。仅在研究对象代表性好，且疾病发病率低于5%时，小于5%时，OR是RR的极好近似值。无论以暴露比值和非暴露比值计算，或是以有病比值和无病比值计算，比值比的结果都是一样的，OR恒等于ad/bc。

$$OR = \frac{ad}{bc}$$

④OR的可信区间（confidence interval，CI）　前面计算的OR值是关联程度的一个点估计值，即用一次研究（样本人群）所计算出来的一次OR值。它不能全面反映总体OR值，故需用样本OR推测总体OR所在范围，即OR的可信区间，其上下限的值为可信限。OR 95%的可信区间如下。

$$OR_u, OR_L = OR^{(1 \pm 1.96/\sqrt{\chi^2})}$$

2）匹配设计资料：主要介绍1∶1配对资料的分析。

①将资料整理成四格表（表7-2）。

表7-2　1∶1配对病例对照研究资料整理模式

对照组	病例组		合计
	有暴露史	无暴露史	
有暴露史	a	b	a + b
无暴露史	c	d	c + d
合计	a + c	b + d	a + b + c + d

②χ^2（卡方）检验，暴露与疾病的关联性分析：McNemarχ^2检验公式：

$$\chi^2 = (b - c)^2 / (b + c)$$

此公式适用于较大样本，对子数较少时（$b + c < 40$）用 McNemar 校正公式：

$$\chi^2 = (|b - c| - 1)^2 / (b + c)$$

③计算暴露与疾病的联系强度 OR：

$$OR = c/b$$

④OR 95% 的可信限计算：

$$OR_u, OR_L = OR^{(1 \pm 1.96/\sqrt{\chi^2})}$$

（四）常见偏倚及其控制

三类偏倚（选择偏倚、信息偏倚、混杂偏倚）在病例对照研究中都可能发生。

1. 选择偏倚　选择偏倚常发生于研究设计阶段，由于选入的研究对象与未选入者在某些特征上存在差异，使选择的人群样本不能代表实际的人群总体。病例对照研究中常见的选择偏倚包括入院率偏倚、现患病例–新发病例偏倚等。

（1）入院率偏倚　也称 Berkson 偏倚。当利用医院患者作为研究对象时，由于医院的医疗条件、患者的居住地区及社会经济文化等多方面因素的影响，患者对医院及医院对患者双方都有选择性，病例对照研究从医院选择的病例只是某些医院的特定病例，而非全体患者的随机样本，对照只是医院的某一部分患者，也非全体目标人群的一个随机样本。因此，选入的人群样本不能代表实际的人群总体，特别是因为各种疾病的入院率不同导致病例组与对照组某些特征上的系统差异，使最终的研究结果与真实情况存在误差。如果要开展以医院为基础的病例对照研究，最好能在多个不同级别、不同种类的医院随机选择研究对象，以减少偏倚程度。

（2）现患病例–新发病例偏倚　又称奈曼偏倚。病例对照研究中的研究对象如果是现患病例，所得到的暴露因素更多的是与存活有关而非与发病相关，这会错误地估计这些因素的病因作用。另外，由于疾病的发生往往使患者改变了一些暴露特征，如一些生活习惯等，调查时容易误将这些改变了的暴露特征当做疾病发生前的暴露因素，从而导致这些因素与疾病的关联误差。明确规定纳入标准为新发病例，或有可能做队列研究，同时将暴露程度、暴露时间和暴露结局联系起来做结论可减少偏倚程度。

（3）检出症候偏倚　又称为暴露偏倚。患者常因某些与致病无关的症状而就医，从而提高了早期病例的检出率，致使过高地估计了暴露程度而产生的系统误差。如果在收集病例时，能够包括不同来源的早、中、晚期患者，就可以减少这种偏倚。

2. 信息偏倚　又称观察偏倚或测量偏倚，是在收集整理信息过程中由于测量暴露与结局的方法有缺陷造成的系统误差。病例对照研究中存在的信息偏倚主要有回忆偏倚和调查偏倚。

（1）回忆偏倚　由于个人对暴露史或既往史回忆的准确性和完整性存在系统误差而引起的偏倚。病例对照研究主要依据研究对象对过往暴露史的回忆获取信息，因此这种偏倚是病例对照研究中最严重的偏倚之一。选择不易为人们所忘记的重要指标做调查，并重视问卷的提问方式和调查技术，将有助于减少回忆偏倚。

（2）调查偏倚　可能来自于调查对象及调查者双方。病例与对照的调查环境和条件不同，或者调查技术、调查质量不高或差错及仪器设备的问题等均可产生调查偏倚。采用客观指征、调查员的严格选择和培训、检查条件尽量一致、检查仪器应精良、严格掌握试剂的要求等均可减少偏倚。

3. 混杂偏倚　疾病的发生并非简单的某个因素所致，而是多种因素综合作用的结果，多个因素之间、因素与疾病之间的作用是十分复杂的。当探讨某个因素与某种疾病关联时，某个既与疾病有制约关系，又与所研究的暴露因素有联系的外来因素可能掩盖或夸大了所研究的暴露因素与疾病的联系，我们将这种偏倚称为混杂偏倚，该外来因素称混杂因素。为了减少和控制混杂偏倚，在研究的设计阶段可采用随机化、限制、匹配的方法；在资料分析阶段可采用分层分析或多因素分析。

（五）病例对照研究的优缺点

1. 优点　特别适用于罕见的、潜伏期长的疾病的研究，有时往往是罕见病病因研究的唯一选择；研究周期短，节省人力、物力和时间，可以较快获得结果；可以同时研究多个因素与疾病的联系，适宜于探索性病因研究，也适用于研究一些新出现的或原因不明的疾病。

2. 缺点　病例对照研究需要获取既往的暴露信息，难以避免回忆偏倚；不适合研究人群中暴露比例很低的因素，因为需要很大的样本含量；选择研究对象时，难以避免选择偏倚；暴露与疾病的时间先后常难以判断，因此其检验因果关系的能力比队列研究弱。

三、队列研究

（一）相关概念和基本原理

队列研究（cohort study）是指将研究人群按是否暴露于某可疑因素（或暴露程度）分组，追踪观察各组将来发生某种结局的情况，并比较各组之间结局频率的的差异，从而推断暴露因素与某疾病有无因果联系及联系强度的一种观察性研究方法（图 7 - 4）。如果暴露组某结局的发生率明显高于或低于非暴露组，则可推断暴露与结局之间可能存在因果关联。

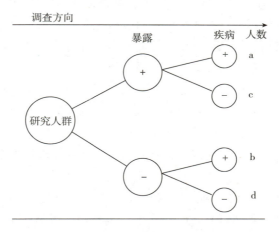

图 7 - 4　队列研究的基本原理

队列研究是由因到果的前瞻性研究，被观察对象在疾病出现以前先分组，然后随访观察一段时间再比较其结局，故又称随访研究。在该研究中，所选的研究对象在随访开始时必须是没有出现所研究结局的，但在随访期内有可能出现这种结局。队列研究的各组之间除了暴露有无或程度不同之外，其他方面应具有可比性，但并不要求除暴露状况外一切方面都可比，这在观察性研究中，实际上是做不到的，有些因素可在数据分析中得到控制。

流行病学中的队列首先是具有同一暴露或特征的一群人。队列可以是固定的，叫做固定队列，即人群在某一固定时间或一个短时期之内进入队列，之后对他们进行随访观察，直至观察期终止，不再加入新的成员，即观察期内队列相对固定；也可以是动态的，叫做动态队列，即研究开始后不断有人加入或退出。

（二）基本特点

1. 属于观察性研究　队列研究中所研究的可疑暴露因素不是人为给予的，也不是随机分配的，而是在研究对象中客观存在或者自然形成的，这是队列研究与实验研究的主要区别。

2. 在时序上是由因及果的　在队列研究开始时，就确定了研究对象的暴露状况，这时所有入选的研究对象都没患所研究的疾病，然后再通过前瞻性观察、随访来发现病例。因此，该研究是先确知其因，再纵向观察其果，由因及果的一种纵向研究方法，这是它与病例对照研究的主要区别。

3. 设立对照组　队列研究中根据是否暴露设立对照组，即非暴露组。

4. 检验暴露与疾病之间因果关系的能力较强　从病因链的角度来看，队列研究是从"因"到"果"的研究，在病因推断上合乎逻辑推理顺序，结果可靠性强，因此，检验暴露与结局之间因果联系的能力较强。

（三）研究类型

根据研究对象进入队列的时间、终止观察的时间以及研究资料获取的方式不同，可将队列研究分为三种类型。

1. 前瞻性队列研究　研究对象的分组是根据研究对象目前的暴露状况来定的，在研究开始时只有研究对象的暴露情况，其结局尚未发生，研究的结局需前瞻性地随访观察一段时间才能得到，这种设计称为前瞻性队列研究，这是队列研究的基本形式。该类型的优点是研究者可以直接获得关于暴露与结局的第一手资料，因此，资料的偏倚少、可信度高。然而，该类型的缺点在于随访观察所需时间较长，人力、物力、财力花费较大，所以现场可行性较难把握。

2. 历史性队列研究　研究对象的分组以及研究结局的获得都来源于研究者研究开始时所掌握的历史资料。研究者通过收集历史性资料，在研究开始时，根据研究对象在过去某个时点的暴露状况来对研究对象进行分组，此时，研究结局也已经发生，因此不需要进行前瞻性地随访观察，这种设计称为历史性队列研究或回顾性队列研究。在该研究类型中，虽然研究工作是现在开始的，而研究对象却是在过去某个时间进入队列的，暴露与结局的资料是过去积累的。因此该研究类型的显著优点是尽管从某种暴露到结局的发生可能会经历较长的时间，但是研究者进行资料的收集和分析却可以在较短时间内完成，省时、省力、出结果快，尤其适用于长潜伏期的疾病。但该研究类型的缺点是由于资料累积时未受到研究者的控制，因此内容上不一定符合设计要求，常常缺乏影响暴露与疾病关系的混杂因素资料，故影响暴露组和对照组的可比性。

3. 双向性队列研究　根据历史档案确定暴露与否，继续前瞻性观察一段时间，根据将来的情况确定结局，故这种设计又称混合性队列研究。该方法不但具有历史性队列研究的优点，还弥补了其不足。一般应用在研究开始时暴露与暴露引起的快速效应已经发生，而与暴露有关的长期影响尚未出现，需要进一步的观察，因此，适用于评价对人体健康同时具有短期效应和长期作用的暴露因素。

（四）队列研究的设计与实施

1. 确定研究目的　队列研究的主要目的是检验病因假设，所以病因假设是否科学、正确直接关系到研究的成败，故一定要有足够的科学依据，可以先通过现况调查或病例对照研究结果初步验证假设，然后在此基础上提出队列研究的检验假设。

2. 确定暴露因素和研究结局　暴露因素是根据研究目的来确定的，暴露因素需事先进行明确的定义。如吸烟，事先必须明确规定何为吸烟？常用的吸烟定义为平均每天吸烟量达到1支或以上、时间持续1年以上者，也有人将一年内吸烟总量达到180支以上者定义为吸烟。研究因素的定义可以通过查阅文献或请教有关专家，同时结合自己的研究目的、财力、人力和对研究结果的精确度要求等因素综合进行定义，但研究一旦实施后，研究因素定义则不可更改。另外，还要考虑到暴露的时间长短及暴露的方式，如是否连续暴露、直接或间接暴露等。队列研究除了要确定主要暴露因素外，同时应收集其他相关因素，以便后续用于控制混杂或进行深入分析，更好地说明研究结果。

研究结局是指在随访中研究者希望追踪观察的预期结果事件。结局变量需事先给出统一明确的定义，如按国际或国内统一标准进行定义。且一旦确定，在整个研究过程中应严格遵守。在一个队列研究中可以确定多个结局，即主要结局和次要结局，分析一种暴露与多种结局之间的关系。

3. 确定研究对象

（1）暴露组的选择　暴露组即具有某暴露特征的人群，可以从以下几种人群中进行选择。①职业人群：职业人群的暴露史一般比较明确，有关暴露与疾病的历史记录较为全面、真实可靠，发病率也比较高，通常用于研究某种可疑的职业暴露因素与疾病或健康的关系。如石棉作业工人暴露于石棉，可用于石棉与肺癌关系的研究；染料厂工人接触联苯胺较多，可用于膀胱癌病因假设的检验等。②特殊暴露人群：在研究一些罕见的特殊暴露时，往往会选择特殊暴露人群，如研究放射线辐射与白血病的关系时，选择遭受过原子弹爆炸危害的人群。③一般人群：如果所研究的因素与疾病是一般人群中常见的，不必要选择特殊人群或没有特殊人群可寻，或者研究需要观察一般人群的发病情况及今后着重在一般人群中进行防治，此时，可以选择一般人群作研究对象。④有组织的人群：工会会员、机关、部队的成员等这部分人群可看作是一般人群的特殊形式，这类人群易于联系，应答率较高，便于收集资料，且易控制混杂。

（2）非暴露组的选择　在进行非暴露组人群的选择时要特别注意与暴露人群的可比性。即非暴露组人群除未暴露于所研究的因素外，其他因素如年龄、性别、职业等应尽可能与暴露人群相同。对照的选择主要有以下几种形式。①内对照：在确定总的研究对象后，将其中有暴露史的作为暴露组，余下的作为非暴露组，这就叫内对照，即暴露组和非暴露组来自同一个总体。内对照与暴露人群不仅可比性好，且实施方便可行，是一种理想的对照选择。②外对照：暴露人群选定后，再从其他人群中去寻找非暴露人群作为对照，称为外对照。一般当暴露人群为职业暴露或特殊暴露人群时常用这种方式。例如，在研究放射线致病时，选择放射科医生作为暴露人群，选择不接触射线的五官科医生为外对照。选用外对照的优点在于，随访观察时可以免受暴露组的"污染"，但需另外组织一组人群。③总人口对照：即不另设平行对照，而是将整个地区的全人群作为对照，这种现成的发病率或死亡率资料容易得到且较稳定，但资料比较粗糙、可能缺乏要比较的项目，而且对照中可能包含暴露人群。

4. 确定样本含量　在队列研究中，会根据以下几个条件来确定研究所需的样本含量。

（1）对照组的估计发病率（P_0）。

（2）暴露组与对照组的发病率之差（d）。

（3）所要求的显著性水平（α）。

（4）把握度（$1-\beta$）。

通常用查表法或计算机来计算样本量。值得注意的是，在队列研究中失访是不可避免的，因此在计算样本量时，应该先预估一下失访率，假设失访率为10%，则要在计算出的样本量的基础上再增加10%作为最终的样本量。

5. 资料收集　在研究开始时，就必须详细收集每个研究对象的基本情况，包括每个个体的暴露资料及其他信息，这些资料一般称为基线资料。基线资料一般包括每个研究对象的暴露状况，疾病与健康状况，家庭环境及家族疾病史，以及年龄、性别、职业、文化、婚姻等个人状况等。

获取基线资料的方式一般有下列四种。

（1）通过对个人健康记录或档案进行查阅获得。

（2）通过对研究对象或其他可以提供信息的人进行访问获得。

（3）通过对研究对象进行体格检查和实验室检查来获得。

（4）通过环境调查与检测获得相关资料。

6. 随访　当队列研究开始后，无论是对暴露组还是对照组，都必须采用统一的方法同等地收集每个成员的资料，并持续追踪随访直至观察期终止。随访的内容一般与基线资料内容一致，但随访收集的重点是结局变量，所谓结局是预定的观察终点，一旦某研究对象出现观察结局，就终止该对象的随访，否则就要持续到观察终止时间。

随访的方法包括面谈、定期体检、电话访问、自填问卷、环境与疾病的监测、死亡登记、疾病报告卡、人事档案等。

由于随访对象多、时间长。不可避免会有中途不知下落的成员，也可能有拒绝继续接受观察的，就产生了失访。如果暴露组与未暴露组的失访率相似，失访者与未失访者的结局发生率也相似，则失访将不会产生偏倚。所以应尽可能取得失访者结局的信息，或从失访者中抽取样本调查其结局。如果有健全的生命统计制度和完善的社会福利制度，要检索队列中某一成员的死亡日期和死因，即使有失访者也可知道其结局。比较现实可行的方法是把失访者与未失访者的基线资料中的一些特征加以比较，如差别不大，则可假定结局发生率的差别可能也不大。否则，对失访偏倚可能产生的影响要进行充分估计。

7. 质量控制　队列研究的整个研究周期比较长，消耗巨大。所以，实施过程，特别是资料收集过程中的质量控制显得特别重要。具体包括调查员的选择与培训、制定调查员手册等，还要对调查过程和调查结果进行严格监督方能得到科学的数据。

8. 队列研究的资料分析　队列研究的资料整理和分析包括资料的审查和整理、描述性统计和推断性分析。在随访结束后，首先应对所获得的资料进行审查，如对资料中存在的错误进行重新调查，或者对其进行修正或剔除，对资料中存在的缺失数据进行补齐等。然后进行描述性分析，将研究对象的组成、随访的经过、结局的发生和失访情况等作出描述，分析两组资料的可比性和资料的可靠性。最后计算各组人群中所研究疾病在随访期间的发病率或死亡率，通过对暴露组和非暴露组的率的比较，推断暴露与疾病（死亡）是否存在联系以及联系强度的大小。

（1）率的计算　结局事件的发生率的计算是队列研究资料分析的关键，根据资料的特点可选择计算不同的率指标。

①累积发病率（cumulative incidence，CI）：是指某一固定人群在观察期内新发生病例数与随访初期总人数之比，也就是一般所说的发病率。随访期越长，则病例发生越多，所以 CI 表示发病率的累积影响。累积发病率适用于样本量大、人口稳定、资料比较整齐的研究。

$$累积发病率 = \frac{某观察期内发病人数}{观察开始时的人数}$$

②发病密度（incidence density，ID）：当队列是一个动态人群时，即研究对象进入队列的时间可能先后不一，在研究期间因为迁移、死于他病、中途退出等原因造成失访，使每个对象被观察的时间不一样，如总的观察期间为 8 年，而有的对象可能只被观察了 1 年、几年或几个月不等。此时以总人数为单位计算发病率是不合理的，因为提早退出研究者若能保持到随访期结束，则仍有发病可能。此时需以观察人时为分母计算发病率，即发病密度。所谓人时是观察人数与观察时间的乘积，时间单位常用年，故又称人年数。发病密度的分子仍是一个人群在观察期内新发生的病例数，分母则是该人群的每一成员所提供的人时的总和，该指标既说明了该人群发生的新病例数，又说明该人群的大小和发生这些例数所经历的时间。

$$发病密度 = \frac{某人群在观察期内的发病人数}{观察的总人时数}$$

③标化比：当研究样本量较少，疾病的发生率或死亡率较低的情况，则不宜直接计算率，而是以全

人口发病（死亡）率作为标准，算出该观察人群的预期发病（死亡）人数，用观察人群的实际发病（死亡）人数除以此人群的预期发病（死亡）人数，得到的比值即为标化发病（死亡）比。标化比本质上并不是率，而是比，是在特殊情况下用来代替率的指标，其流行病学意义与效应指标（RR）类似。

（2）暴露与疾病的关联强度的测量　首先将观察结果列表，如表 7−3 所示，然后进行分析，式中 a/n_1 和 c/n_0 分别为暴露组的发病率和非暴露组的发病率，是统计分析的重要指标。

表 7−3　队列研究资料归纳表

	病例	非病例	合计	发病率
暴露组	a	b	a + b = n_1	$I_e = a/n_1$
非暴露组	c	d	c + d = n_0	$I_e = c/n_0$
合计	a + c = m_1	b + d = m_0	a + b + c + d = n	

研究某暴露与疾病或死亡的联系的基本方法是比较暴露组与非暴露组的发病率或死亡率，也就是计算出这些率的差或比。

①相对危险度（relative risk，RR）：又称率比（rate ratio），是指暴露组发病率与非暴露组的发病率之比，它反映了暴露与疾病的关联强度。计算公式：

$$RR = \frac{I_e}{I_0} = \frac{a/(a+b)}{c/(c+d)}$$

相对危险度（RR）无单位，比值范围在 0～∞。RR 表示暴露组的发病危险是非暴露组的多少倍。RR = 1，表明暴露与疾病无联系；RR < 1，表明其间存在负联系（提示暴露是保护因子）；反之 RR > 1 时，表明两者存在正联系（提示暴露是危险因子）。比值越远离 1，暴露与结局之间的联系越强。

②归因危险度（attributable risk，AR）：又称为率差、危险度差或超额危险度，是指暴露组发病率与非暴露组发病率之差，它反映发病归因于暴露因素的程度。计算公式：

$$AR = I_e - I_0 = \frac{a}{a+b} - \frac{c}{c+d} = I_0(RR - 1)$$

RR 与 AR 都是队列研究的重要指标，彼此密切相关，但其公共卫生意义却不同。RR 说明暴露者与非暴露者相比，发生相应疾病的倍数，其结果是一个相对数，没有单位；AR 一般是对人群而言，暴露人群与非暴露人群比较，所增加的疾病发生的比例。如果该暴露因素消除，就可减少疾病发生的比例。AR 是一个有单位的率。RR 具有病因学的意义，AR 更具有疾病预防和公共卫生学上的意义。

（五）队列研究的优缺点

1. 优点　研究对象在疾病发生前按是否暴露于某因素被分组并进行随访，所获资料由研究者亲自观察得到，所以资料可靠，无回忆偏倚；可计算暴露组和非暴露组的发病率，因而能计算相对危险度，这是病例对照研究不可比拟的优点，因为病例对照研究无法得到病例所来自的人群的基准人口数，故无法计算发病率、患病率、死亡率等指标；队列研究是由因及果的，暴露与疾病的先后时间关系明确，符合因果关系的逻辑顺序，所得联系比较可靠；可同时研究一种因素与多种疾病的关系，如在调查吸烟与肺癌关系时，可同时调查吸烟与支气管炎、肺气肿、冠心病等的关系；队列研究有助于了解疾病的自然史。

2. 缺点　队列研究通常需要较长时间的随访，因此费时、费力、费钱；对研究设计要求严密，组织实施难度较大，也不易在短时间内得到结果；容易产生失访偏倚；研究罕见病时，需要大量研究对象，因而不易收集到完整可靠的资料，故不适用于罕见病；在随访过程中，未知变量引入人群，或人群中已知变量的变化等，都可使结局受到影响，使分析复杂化。

第五节　实验流行病学研究

一、概述

（一）实验流行病学研究概述与基本特点

实验流行病学又称干预试验，是指研究者根据研究目的，按照预先确定的研究方案将研究对象随机分配到试验组和对照组，对试验组人为地施加或减少某种因素，然后追踪观察该因素的作用结果，比较和分析两组或多组人群的结局，从而判断干预措施的效果。其是流行病学重要的研究方法之一，指以人群为研究对象的实验研究，主要由研究者对研究对象实施干预，然后评价干预措施对疾病或健康的影响。实验流行病学研究的基本特点是随机、对照、干预和前瞻性观察。它是流行病学研究的高级阶段，既可以对病因研究中的假设进行验证，也可以用于评价预防和治疗性措施对疾病或健康的效果。

实验流行病学具有以下基本特点。

1. 属于前瞻性研究　实验流行病学必须是干预在前，效应在后，所以是前瞻性研究。

2. 随机分组　严格的实验流行病学研究应采用随机方法把研究对象分配到试验组或对照组，以控制研究中的偏倚和混杂。如果条件受限不能采用随机分组方法，试验组和对照组的基本特征应该均衡可比。

3. 具有均衡可比的对照组　实验流行病学研究中的对象均来自同一总体的样本人群，其基本特征、自然暴露因素和预后因素应相似，与观察性研究不同。

4. 有干预措施　这是与观察性研究的一个根本的不同点，干预措施可以是治疗某病的药物、干预的方法措施及预防某种疾病的疫苗等。

（二）实验流行病学研究分类

根据研究目的和研究对象的特点，实验流行病学研究可以分为临床试验、现场试验和社区干预试验三种。

1. 临床试验　临床试验是以患者为研究对象的实验研究，常用于评价药物和治疗方法的效果。

2. 现场试验　现场试验是以自然人群作为研究对象的实验研究，常用于评价疾病预防措施的效果，如评价疫苗预防传染病的效果。临床试验和现场试验的干预单位通常是个体，即干预措施是具体分配到每个个体的。

3. 社区干预试验　社区干预试验又称社区试验，是以社区人群整体作为干预单位的实验研究，常用于某些不便于落实到个体的干预措施效果的评价。干预措施施加于整个人群，而不是分别给予每一个体。

二、临床试验

临床试验是以已确诊患有某病的患者作为研究对象，以临床治疗措施（药物或治疗方案）为研究内容，通过观察和比较试验组和对照组的临床疗效和安全性，从而对临床各种治疗措施的效果进行科学评价。在临床试验时，首先从具有临床症状的大量患者中选出合适的研究对象，然后将研究对象分为二组。一组为试验组，给予某种干预措施（新药或新疗法）；另一组为对照组，给予安慰剂或传统疗法。然后观察两组的治疗效果及转归，比较两组的治愈率、好转率、病死率等指标，从而评价临床治疗措施的效果。临床试验主要用途包括：①新药临床试验。新药在取得新药证书前必须经过临床试验，确定安全有效后，才能被批准进行批量生产，进入市场广泛应用。②临床上不同药物或治疗方案的效果评价。通过临床试验选择有效的药物或治疗方案，提高患者的治愈率，降低致残率和病死率，延长患者的寿命及提高患者的生存质量。

（一）设计原则

临床试验根据是否将研究对象进行随机分配，可以分为随机对照试验（randomized controlled trial，RCT）和非随机对照试验。随机对照临床试验是临床试验的一个主要类型。随机对照临床试验应遵循随机、对照、盲法和重复四项基本原则。

1. 对照原则　实验流行病学研究必须设立对照，设立对照的目的是为了排除非研究因素的干扰。因此要求两组的研究对象必须具有可比性，即除了给予不同干预措施，其他基本特征应尽可能一致。此时试验结果的组间差别才能归因于干预措施的效应。

2. 随机化原则　随机化包括随机抽样和随机分组。临床试验中很难做到随机抽样，为了保证样本具有一定的代表性，临床试验一般是在不同地区的多家临床研究机构同时招募患者。临床试验中的随机化主要是随机分组，即样本中的每个研究对象有同等的机会被分配到试验组或对照组，从而保证两组的可比性或均衡性。

3. 盲法原则　在从事临床试验研究工作的过程中，由于研究对象和研究者的主观心理因素影响，在临床观察、资料收集或分析阶段容易出现信息偏倚。为避免这种偏倚，在设计和实施时可采用盲法，研究者或研究对象预先不知道干预措施的分配，从而使研究结果更加可靠、真实。

4. 重复原则　要获得处理因素的真实效应，除用随机分组方法提高两组的可比性外，重复是消除非处理因素影响的又一重要手段。重复是指在相同的条件下重复试验的过程。临床试验的可重复性要求试验必须有一定的样本含量，并且符合统计学要求。

（二）临床试验分期

在临床疗效的研究中，很大一部分是新药研究。一种新药的开发、投产、应用于临床和投放市场，除按规定必须进行临床前药理学、毒理学评价外，还必须按照规定申报临床试验。新药临床评价是根据新药的各期临床试验研究结果，对新药在人体内的安全性和有效性所做出的评价。根据我国《药品注册管理办法》，新药的临床试验可分为 4 期。

1. Ⅰ期临床试验　是指在 10～30 例志愿者身上进行初步的临床药理学及人体安全性评价试验。观察人体对于新药的耐受程度和药代动力学，为制定给药方案提供依据。

2. Ⅱ期临床试验　是指以 100～300 例患者作为研究对象，对治疗作用进行初步评价。目的是初步评价药物对目标适应证患者的治疗作用和安全性，也包括为Ⅲ期临床试验研究设计和给药剂量方案的确定提供依据。此阶段的研究设计可以根据具体的研究目的，采用多种形式，包括随机、盲法、对照临床试验。

3. Ⅲ期临床试验　治疗作用确证阶段。通常研究对象为 1000～3000 人，其目的是进一步验证药物对目标适应证患者的治疗作用和安全性，评价利益与风险关系，最终为药物注册申请的审查提供充分的依据。

4. Ⅳ期临床试验　新药上市后的应用研究阶段。其目的是考察在广泛使用条件下的药物疗效和不良反应，评价在普通或者特殊人群中药物使用的利益与风险关系，以及改进给药剂量等。

（三）临床试验设计与实施

1. 确定研究的问题和目的　随机对照试验主要用于评估医学干预措施的作用，即回答一个干预措施是否有效、是否益处大于害处的问题。医学的干预措施是多样的，不仅仅是药物治疗，还包括其他治疗措施（如外科手术）、诊断、服务管理模式、卫生政策以及医疗卫生系统等。研究目的主要有两种。一是对干预措施本身的有效性和安全性进行评估；二是与其他同类措施进行比较，决定他们的相对价值。

2. 研究对象的确定　参与随机对照试验并接受干预措施的人称为受试者或受试对象。研究者必须对研究的疾病有明确严格的定义，并具有可靠的诊断标准和方法。

3. 结局的确定和测量　结局特指干预可能影响或改变的事件、指标或变量，如痊愈和死亡。它们是随机对照试验用来估计效果必须收集的资料。一项干预措施的实施可能影响的结局是多种的，有些是与疾病和健康有直接相关的结局；有些是干预产生的间接结果。

4. 确定样本量　决定样本量大小的因素包括以下几方面。

（1）试验组和对照组差异的大小是决定样本量大小的主要因素。

（2）如果观察指标为计数资料，结局事件在人群中发生的频率越低，所需的样本量越大。

（3）如果观察指标为计量资料，个体间的差异（即方差或标准差）越大，所需的样本量越大。

（4）检验的显著性水平。

5. 设立严格的对照　设立对照的目的是消除非实验因素干扰而产生的混杂和偏倚，以便得出正确的结论。在临床上，由于多数疾病的自然病程还不能准确的预料，当有的疾病自然恢复时，如果没有设立阴性（不用治疗的）对照，则易误认为是某药的治疗效果。若设立对照就可消除这些因素对试验产生的干扰，可得出正确的结论。另外，设立对照还有助于确定治疗的副作用或疾病本身的并发症。

常用的对照方法如下。

（1）标准对照　或称阳性对照，是临床上最常用的一种对照方法，也称有效对照或积极对照。此种对照设立的方法是以现行最有效或临床上最常用的药物或治疗方法作为对照，用以判断新药或新疗法是否优于该常用药物或疗法。

（2）安慰剂对照　或称阴性对照。药物常具有特异和非特异效应，为了排除非特异效应的干扰，常用安慰剂作对照。安慰剂常用没有任何药理作用的淀粉、乳糖、生理盐水等制成。使用安慰剂对照时要注意两点。第一，要求安慰剂的剂型和外观尽量与试验药物相同，而且对人体无害，以利于盲法试验；第二，要掌握安慰剂的使用指征，此种对照由于患者未得到治疗，故应限于研究那些目前尚无有效药物治疗方法的疾病，或在使用安慰剂期间，对病情和预后基本没有影响，否则不应使用安慰剂对照。

（3）交叉对照　这是一种特殊的随机对照，即按随机方法将研究对象分为甲、乙两组。甲组先用试验药，乙组先用对照药。一个疗程结束后，间隔一段时间以消除治疗药物的滞留影响，然后甲组再用对照药，乙组再用试验药，最后分析和比较疗效。这样既能自身前后对比，又可分析用药顺序对疗效的影响。两次治疗的间隔时间因疾病的症状或药物残留作用的时间长短而应有所不同。此种对照一般在研究药物使用先后顺序对治疗结果的影响，以及研究药物最佳配伍时应用。

（4）互相对照（mutual control）　如果同时研究几种药物或治疗方法时，可以不设专门的对照，分析结果时，各组之间互为对照，从中选出疗效最好的药物或疗法。

（5）自身对照（self control）　在同一研究对象中应用试验和对照的方法，如比较用药前后体内某些指标的变化清况，或研究皮肤科用药时使用左右肢体作试验和对照，分析何种药物疗效更好。

6. 随机分组　随机化是指所有的对象均按照预先设定的概率被分配到试验组或对照组中，而不受研究者或受试者主观愿望或客观原因的影响。随机化是为了使对照组与试验组具有可比性，以提高研究结果的正确性，减少偏倚。临床疗效试验中常用的随机分组方法有三种。

（1）简单随机化　最常用的方法是利用随机数字表或随机排列表，也可用抽签或抛硬币等方法。

（2）区组随机化　当研究对象人数较少，而影响实验结果的因素又较多时，可以采用区组随机化法进行分组。其基本方法是将特征（如年龄、性别、病情等）相近的一组受试对象作为一个区组，再将每个区组内的研究对象进行随机化分组。该法的优点是在分组过程中，可尽能保持试验组与对照组病例数一致，并可根据实验要求设计不同的区组。

（3）分层随机化 按主要临床特点或预后因素将研究对象分为 1～3 层，再运用随机化方法将每层内的研究对象分到试验组和对照组。通过分层随机化，使得两组的临床特征比较相近，增加组间可比性，结论更可靠。

7. 应用盲法 为了消除人（包括研究对象、观察者及资料整理和分析者）的主观心理因素对临床试验研究结果产生的干扰作用，观察结果时最好使用盲法。盲法可分为单盲、双盲和三盲。

（1）单盲 单盲是指研究对象不知道自己的分组和所接受处理情况，但观察者和资料收集分析者知道。单盲方法简便，容易进行，且观察者知道受试者分组的情况，对受试者的健康和安全有利。单盲法可以减少来自研究对象的偏倚，但不能防止来自观察者的观察性偏倚，即不能避免观察者主观因素引起的偏倚。若观察者认为研究对象的主观回答和客观反应与研究前的假说不一致，就可能下意识地在研究过程中给研究对象以暗示或引导他们按照观察者的意图回答，或是有目的地增加某些辅助处理以得到阳性或阴性结果，因此影响结果的可靠性和研究结论的正确性。另外研究人员可能通过许多方面去影响患者的治疗，如医生对试验组的患者观察特别细致，护士对试验组患者的关心和照顾，这些都可能影响或暗示研究对象做出不同的应答反应。

（2）双盲 研究对象和观察者都不知道分组情况，也不知道研究对象接受的处理措施，称为双盲。患者与医生只知道研究对象的序号，待试验结束和资料分析后才宣布分组情况。双盲法较复杂，执行起来也比较困难，应用时必须考虑其可行性，在执行中要有严格的管理制度和方法。在试验过程中，双盲状态可因种种原因遭到破坏，试验药和安慰剂两种制剂的颜色、气味、大小、外形要相同，甚至容器和外包装也要一样。

（3）三盲 三盲法是研究对象、观察者和资料整理分析者均不知道研究对象的分组和处理情况，只有研究的组织者知道，直到试验结束时才公布分组和处理情况。这种方法在理论上可减少资料分析时产生的偏倚，使研究结果更符合客观情况。但该法减弱了对整个科研工作的监督作用，使科研的安全性得不到保证，应用并不普遍。在实际应用中通常用双盲随机对照试验。

8. 质量控制 临床试验质量控制的重要原则是尽可能遵循随机对照试验设计的一般性原则。然而，无论实验研究方案设计做得如何周到，在复杂的研究过程中，仍会出现违背研究方案的各种问题，采取有效的质量控制措施，是实验研究质量保障之一。

（四）偏倚及其控制

1. 常见偏倚

（1）失访 是指研究对象因迁移或其他疾病死亡等而造成失访，从而破坏了原有样本的代表性。

（2）干扰 是指试验组额外接受了与实验效应一致的其他处理措施，从而造成人为夸大疗效的假象。

（3）沾染 是指对照组患者额外地接受了试验组药物，造成人为夸大对照组疗效，从而低估效应的现象。

干扰和沾染的控制办法就是使用盲法，并严格按治疗方案进行，不要随意增加或减少药物种类。

2. 偏倚的控制

（1）排除 在随机分配研究对象之前，应进一步筛查研究对象，凡是治疗或干预措施的禁忌证者、无法追踪者、可能失访者、拒绝参加者以及不符合标准的研究对象，均应予以排除。经过排除后，其结果可减少偏倚，但可能影响研究结果的外推，被排除的研究对象愈多，结果外推的范围越小。此外，如果在随机分配后发现不符合标准者，可根据入选标准将研究对象分为合格者和不合格者两个亚组分别进行分析。如果两者的结论不一致，则在下结论时应慎重。

（2）提高试验对象的依从性　临床依从性是指患者在临床试验中执行医嘱的程度。完全执行医嘱者为依从性好，反之为不依从或依从性不好。试验组患者不遵守试验规程，相当于退出试验组；而对照组患者不遵守对照规程私下接受干预措施，相当于加入试验组。在临床试验中，试验对象的依从性好，其结果就比较真实可靠，代表性就好。提高试验对象的依从性是保证临床试验获得有价值的科学结论的重要条件之一。

（3）降低试验对象的失访率　在临床试验研究中尽量减少失访，一般要求失访率不超过10%。试验中出现失访时，应尽量采取相应的措施加以弥补，如通过电话、信函或专门访视等进行调查。在资料分析时，应对两组失访情况做出详细分析，应考虑两组失访率的差异。若失访率不同，则资料的分析结果可能产生偏倚。即使两组失访率相同，但失访原因或失访者的特征不同，对两组的结果也可能产生影响，所以应当详细分析两组失访的原因和失访者特征，并做出详尽的个案报告。在统计分析计划中需要事先确定对缺失数据、截尾数据的处理方法。

第六节　筛检与诊断试验

（一）概念 🔲 微课1 🔲 微课2

筛检是运用快速简便的检验检查或其他措施在健康人群中将那些可能有病或有缺陷但表面健康的人同那些真正无病或无缺陷的人区别开来。筛检提出的背景是如能尽早地使用一种或几种检测方法检测出疾病在临床前期出现的一些可识别的异常特征，如肿瘤早期标志物，血脂、血糖、血压等升高，并在此基础上，对异常或可疑异常的人进一步进行临床诊断、治疗，就可以在疾病早期延缓或阻止疾病的进展。筛检所用的各种手段和方法称为筛检试验，包括常规体格检查、问卷调查、物理学检查、实验室检验和分子标志物检测等。

诊断是指医务人员通过详尽的检查及调查等方法收集信息，经过整理加工后对患者的病情进行基本认识和判断。诊断是把患者与可疑有病但实际无病者区别开来。用于诊断的各种检查方法称为诊断试验。它不仅包括各种实验室检查，也包括病史、体检所获得的临床资料、超声诊断等公认的诊断方法。诊断时利用这些资料和技术标准对患病和未患病作出确切的结论。

筛检和诊断是疾病防治过程的不同环节。筛检是在"健康"人群中将那些处于疾病风险、临床前期或临床期但表面健康的患者同那些真正无病的人区别开来。对于筛检出"有病"的人，需进一步诊断来确诊。诊断一般是对临床期的可疑患者进行检查，是为了确定某人是否患有某病，要尽量避免漏诊和误诊。

（二）筛检的分类

1. 人群筛检　指用一定的筛检方法对一般人群进行筛检，找出其中可疑患某病的人，然后对其进一步进行诊断及治疗。

2. 目标筛检　也称选择性筛检入高危人群筛检，对有某种暴露的人群或高危人群等进行定期健康检查，以早期发现患者，及时给予治疗。

（三）目的与意义

1. 筛检　目的和意义首先通过筛检可早期发现可疑患者，做到早诊断、早治疗，提高治愈率，实现疾病的二级预防。其次，筛检可发现高危人群，以便实施相应的干预，降低人群的发病率，实现疾病的一级预防。筛检应用于一级预防亦越来越广泛。因为筛检要求按计划定期举行，因此可了解疾病的自然史，同时也起到疾病监测的作用。

2. 诊断　目的和意义诊断的主要目的是明确可疑患者是否患病，对患者病情做出及时、正确的判断。诊断对指导治疗有决定性意义。正确的临床诊断，是临床医师有针对性地选择预防与治疗措施的基础。诊断也可应用于病例随访、疗效判断、确定疾病的转归、估计预后，同样诊断试验也可以用来监测治疗的效果及副作用等。

（四）设计与实施

1. 确定"金标准"　"金标准"（gold standard）又称为标准诊断、标准试验，是指目前医学界公认的诊断某种疾病最准确的方法。临床常用的"金标准"包括组织病理学检查、外科手术所见、特殊的影像学检查、尸体解剖等。对于感染性疾病，"金标准"也可以是感染部位分泌物的微生物培养，血清学病原微生物分离、抗原及抗体的检测等；对于还没有"金标准"的疾病，临床医学专家等共同制定的公认的诊断标准也可作为其"金标准"。确定合适的"金标准"是进行诊断试验评价的前提，如果"金标准"选择不当，就会造成对受试者诊断分类上的错误，使整个试验的评价失去准确性的基础。如果用一个待评价的诊断方法与不具备金标准的"金标准"比较时，即使待评价的诊断方法的准确性比"金标准"高，但在现有的"金标准"评价的情况下，其待评价的诊断方法的准确性没有"金标准"好。此外，为了更准确地诊断疾病可对研究对象进行适当的随访，结合随访的结果作为"金标准"。

2. 研究对象的选择　选择研究对象的总体原则是研究对象应该能够代表诊断试验可能应用的目标人群。若诊断试验应用于某病一般人群的诊断，"金标准"判断为阳性组应包括各临床类型，如病情的严重程度（轻、中、重型）、病程的不同阶段（如早、中、晚），典型与非典型病例等，所选的研究对象各临床类型分布与没选择的一致，使其对于该病患者群体有较好的代表性，评价结果具有广泛的推广性和临床诊断的适用性。如果条件允许，样本量大，可按各临床类型进行分层，将会更精确地评价诊断试验在各层的诊断意义。对于筛检，研究对象一般"金标准"判断阳性者应为早期或轻型患者。

"金标准"判断为阴性者应考虑年龄、性别等对诊断疾病有影响的重要状态，使其与阳性组具有可比性。如果评价诊断试验的鉴别能力，诊断试验不仅能将某病的疑似病例与健康人区分开，而且能与需鉴别诊断的疾病区分开来，这样的诊断试验结果具有更大的科学意义和临床实用价值。此时，阴性对照组中最好纳入患有与所研究疾病具有相似临床表现、临床上易混淆、需要鉴别的其他疾病患者，以评价诊断试验的鉴别诊断能力。

3. 样本量　样本含量的估计可以参照统计学中关于配对计数资料的样本含量计算公式进行计算。此外，也可根据待评价的诊断试验的灵敏度和特异度，按照有关对率的抽样调查时计算样本量的方法，分别计算"金标准"诊断阳性组与阴性组的样本量。

4. 确定诊断试验的界值　诊断试验及其指标确定之后，还应该确定诊断试验的标准，也就是诊断的界值，用以区别正常和异常。如果诊断标准不一致，根据其所计算的发病率、患病率等则不一样，不同标准间的结果不能直接比较。另一方面，对于某一诊断试验而言，理想的灵敏度和特异度均为100%，这时正常者与异常者的测定值的分布完全没有重叠。但是实际应用中很少有这种理想的情况。常常是患者与正常人的参数范围相互交叉重叠。如果患病人群的指标高于正常人，将诊断标准定在患者分布的最低点，高于此点为患者，该标准不会漏掉患者，但将会把一部分非患者划入患者组中。如果将诊断标准分界定在正常人分布的最高点，虽没有将非患者误诊为患者，但又有可能将结果低于该值的一部分患者漏诊；将分界定在二者之间的某个数值，则既有一小部分患者被漏诊，又有一小部分非患者被误诊。在确定诊断标准时，应该考虑到诊断为假阴性（漏诊）或假阳性（误诊）时，鉴别诊断试验的繁简程度，以及漏诊或误诊一个可能的病例其后果的严重性。对于预后差，漏诊可能后果严重，但有可以利用的有效治疗方法，而且早期诊断可以获得较好的治疗效果，患者从伦理和经济的角度可以接受，应将诊断的阳性标准定在高灵敏度的水平，尽可能地把所有的患者都诊断出来。但此时会使误诊增多，导致需要进一步确诊的可疑病例增多，从而增加成本。对于治疗效果不理想的疾病，或疾病预后不严重但误诊一个非患者为患者的后果严重，对患者的心理、生理、经济上造成严重的影响，应将诊断的阳性标准定在高特异度的水平尽量排除非患者。当假阳性和假阴性的重要性相等时，一般可以把诊断标准定在患者与非患者分布的交界处，或定在正确诊断指数最大处。在临床实践中，某些人体特征观察值虽然在统计学上处于正常值范围内，且在临床上没有出现严重的临床表现，但疾病可能进展较快或有发生严重并发症的可能。因此，可结合预后来确定临界值。依据大量临床观察某些致病因素对健康损害的阈值，作为区别正常与异常的分界值。低于或高于这种诊断界值则定为异常。

（五）筛检与诊断试验的评价

评价某一种诊断试验的效果，须将该诊断试验的结果与已有公认的"金标准"检测的结果相比较。要对参加的受试对象同时应用"金标准"和该诊断试验进行检测。值得注意的是在对进行诊断试验评价时，要求判断待评价诊断试验结果的人，在不知道"金标准"诊断结果的情况下独立判断试验结果，避免过高或过低估计诊断试验与"金标准"的符合程度，避免观察者偏倚。对"金标准"和待评价试验的结果进行比较分析，二者检测结果的比较通常用四格表加以说明。真阳性表示用"金标准"方法和诊断试验均判断为阳性者；假阳性是指用"金标准"确定为阴性但用诊断试验却判定为阳性者；假阴性是指用"金标准"确诊为阳性但用诊断试验却判定为阴性者；真阴性是指用"金标准"和诊断试验方法均判断为阴性者。对于诊断试验的评价，除了考虑方法本身的安全和操作上的简单、快速、方便及价格低廉等因素外，还要考虑试验的真实性、可靠性及收益三个方面。

真实性又称为有效性、效度、准确性，是指诊断试验所获得的测量值与实际值的符合程度。实际值往往用"金标准"的结果表示。评价诊断试验真实性的指标包括灵敏度、特异度、漏诊率、误诊率、似然比及正确诊断指数等。

1. 灵敏度 灵敏度（sensitivity）也称敏感度、真阳性率，是指评价诊断试验发现患者的能力。即实际有病且被该诊断试验正确地判为有病的概率。

$$灵敏度(Se) = [a/(a+c)] \times 100\%$$

灵敏度只与"金标准"判断为阳性组有关，理想的诊断试验的灵敏度为100%。

2. 特异度 特异度（specificity，Sp），也称为真阴性率，是诊断试验排除没有病的人的能力。即实际无病，按该诊断试验被正确地判为无病的概率。

$$特异度（Sp）= [d/(b+d)] \times 100\%$$

特异度只与金标准判断为阴性的对照组有关，理想的诊断试验特异度为100%。

3. 似然比 同一诊断试验的灵敏度和特异度分别说明发现患者和排除非患者的能力。似然比和约登指数是将二者结合起来的指标。似然比为"金标准"阳性组中出现某种检测结果（阳性或阴性）的概率与"金标准"阴性组中出现相应结果的概率之比，说明"金标准"阳性组中出现该结果的机会是阴性组的多少倍。由于检测结果通常分为阳性和阴性，因此似然比也相应地分为阳性似然比与阴性似然比两种。

（1）阳性似然比 为真阳性率与假阳性率的比值。说明"金标准"阳性组中该诊断试验出现阳性结果的机会是"金标准"阴性组中诊断试验出现阳性结果的机会的多少倍。该比值越大，说明该诊断试验的诊断价值越高。其计算公式为：

$$LR + = 真阳性率/假阳性率 = [a/(a+c)]/[b/(b+d)] = Se/(1-Sp)$$

（2）阴性似然比 为假阴性率与真阴性率的比值。说明"金标准"阳性组该诊断试验出现阴性结果的机会是"金标准"阴性组的多少倍，该比值越小，说明该诊断试验的诊断价值越高。其计算公式为：

$$LR- = 假阴性率/真阴性率 = [c/(a+c)]/[d/(b+d)] = (1-Se)/Sp$$

在选择诊断试验时应该选择阳性似然比较高、阴性似然比较低的方法。

4. 约登指数　约登指数（Youden index，YI），也称正确诊断指数，为灵敏度与特异度之和减1。

$$约登指数（YI）= （灵敏度 + 特异度）- 1 = 1 - （假阳性率 + 假阴性率）$$

该指数表示诊断试验能正确判断患者和非患者的能力。范围在 0 ~ 1 之间，可用于两个或多个诊断试验的比较。理想的约登指数为1。就同一个诊断试验而言，区分诊断试验正常和异常的临界点会影响灵敏度和特异度，提高灵敏度，特异度将会降低；反之，提高特异度，灵敏度将会降低。

（六）提高筛检与诊断试验效率的方法

1. 选择患病率高的人群　预测值的大小受诊断试验灵敏度、特异度及患病率（验前概率）的影响。当诊断试验确定后，其灵敏度和特异度也就确定了，此时，预测值主要受患病率影响。因此，选择患病率高的人群进行诊断试验是提高预测值的手段。在实际应用中，可先选用灵敏度高，价钱低的方法，对就诊者进行初步诊断，初步诊断阳性者比普通就诊者中真正患该病的可能性大（患病率高），再进一步用昂贵的诊断试验确诊。此外，上级医院或专科医院就诊的患者往往经过下级医院或普通医院转诊过来，相当于进行了初步筛选，具有较高的患某病的可能性。在这样的人群中开展诊断试验可提高诊断试验的效率。

2. 采用联合试验　在实际临床实践中，同时具有高灵敏度及高特异度的诊断试验不是很多。在实施诊断时，可采用联合试验，即用多项诊断试验检查同一对象，以提升诊断的灵敏度或特异度。根据多项试验联合使用的方式，可将联合试验分为并联试验和串联试验。

（1）并联试验　也叫平行试验，即同时应用多个诊断试验进行诊断，只要有任何一项试验结果为阳性就可定为阳性，只有全部试验结果均为阴性才将最终结果判断为阴性。该法可以提高灵敏度，降低特异度。在临床急需作出诊断时，可采取并联试验，不易漏诊，阴性预测值提高。但其代价是特异度降低，假阳性率升高，容易造成误诊。

（2）串联试验　串联试验，也叫系列试验，即依次应用多项诊断试验进行诊断，全部试验结果均为阳性，才将最终结果判断为阳性，任何一项试验结果为阴性就可定为最终结果阴性。该方法可以提高特异度，降低灵敏度。当目前使用的几种诊断方法的特异度均较低时，可选用串联试验，减少误诊。其代价是灵敏度降低，漏诊率增加。另外，某些诊断试验本身价格昂贵或有一定的危险性，为确诊某病又不得不做，这时可以选择几种虽特异度不高但简单安全的方法进行试验，提示有可能有某种病时，再进一步做价格昂贵的试验。

第七节　公共卫生监测

疾病监测是从传染病监测开始的，最早的实例之一是 17 世纪伦敦的鼠疫流行监测。疾病监测是预防和控制疾病工作的重要组成部分，是制订疾病防制策略的基础。疾病监测为制订疾病防制策略和措施提供信息依据，同时防制策略和措施是否有效，需要通过疾病监测来评价。随着疾病谱和现代医学模式的转变以及现代科学技术的发展，疾病监测的对象、范围不断扩大，疾病监测的方法不断完善，监测数据的分析处理效率、信息反馈速度以及应对策略和措施的有效性都得到了明显提高，疾病监测在重大疾病预防和控制方面发挥着越来越重要的作用。

（一）疾病监测的定义

疾病监测（disease surveillance）是长期、连续、系统地收集疾病的动态分布及其影响因素的资料，经过分析将信息上报和反馈，传达给所有应当知道的人，以便及时采取干预措施并评价其效果。疾病监测是一个连续的、动态的过程，通过连续、系统地收集资料，可以发现疾病的分布特征及发展趋势。对收集的资料进行整理、分析和解释，获取有价值的信息，从而为制定合理的疾病预防控制策略和措施提供科学依据。通过实施并评价干预措施效果，不断完善疾病预防的策略和措施，使之更加科学、有效，从而实现预防和控制疾病的最终目的。最早的监测活动主要是对疾病的发生和死亡进行观察，故称为疾病监测。但随着监测内容的扩大，不仅监测疾病，也包括环境因素、公共卫生事件等监测，因此目前一般称为公共卫生监测。1992 年国际卫生监测大会将公共卫生监测定义为"系统地、连续地收集、分析、解释、反馈与促进人群健康有关的公共卫生资料，用于制订公共卫生计划、评价公共卫生措施和效果的一系列活动"。疾病监测是公共卫生监测的基础，也是公共卫生监测的重要组成部分。

（二）疾病监测的目的

疾病监测的目的主要是了解疾病发生特征、流行态势、确定危险因素和高危人群、及时预测/预警采取干预措施和评价干预效果等。具体包括以下几个方面。

1. 了解人群疾病发生现状和特征，有的放矢开展预防控制工作　通过系统、连续地收集疾病或卫生问题的资料，并对资料进行分析，可以了解影响人类健康的主要疾病或卫生问题的发生情况、分布特征及发展趋势，确定当前的主要公共卫生问题，有针对性地开展预防干预工作。例如，有学者以 2005 ~ 2015 年中国 CDC 传染病报告信息管理系统报告的黑热病病例为基础，描述和分析了我国黑热病三间分布及不同类型的黑热病分布特点，结果发现黑热病在中西部地区呈持续性、地方性流行。报告病例主要分布在新疆、甘肃和四川，3 个省（自治区）的报告病例数占全国报告病例总数的 95.29%，且集中在少数县（市）。季节分布上显示发病主高峰期为 10 ~ 11 月，4 月为发病小高峰。在人群分布上野生动物源型与犬源型、人源型黑热病病例年龄分布明显不同，野生动物源型病例主要为 3 岁以下儿童，发病年龄高峰为 1 岁以内婴幼儿；人源型与犬源型病例主要为 10 岁以下儿童，发病高峰为 5 岁年龄组儿童。这些监测数据分析提示针对不同地区、不同人群以及不同类型黑热病应采取不同的预防控制措施，根据不同区域的流行特点和流行因素采取有效措施，控制其暴发流行，更有助于黑热病防制工作。

2. 发现异常情况，查明原因，采取干预措施　在监测过程中可以及时发现异常变化的疾病或事件，并进一步开展流行病学调查分析，找出其发生的原因，以便及时采取干预措施，控制疾病或事件的进一步发展。例如，2009 年广西壮族自治区通过症状监测系统，及时发现了甲型副伤寒沙门菌引起的甲型副伤寒和非伤寒沙门菌所致的感染性腹泻暴发疫情，及时开展流行病学调查并采取控制措施，未出现扩散蔓延现象。2012 ~ 2014 年湖北省利用学生缺勤记录开展学校疫情监测，提早发现并成功控制了水痘、腮腺炎和流感样病例等传染病疫情。

3. 确定高危人群，预测疾病流行，制定新的行动计划　通过分析疾病监测获得的连续、动态的数据，可以确定高危人群，预测疾病流行趋势，既有助于对疾病进行有效预防和控制，又可以预估卫生服务需求，制定新的防控计划。例如，2010 年，在原卫生部领导下，根据中国艾滋病流行特点和趋势，结合防制工作需求，对全国艾滋病监测哨点进行了重新设置与布局，共设置 1888 个哨点，覆盖吸毒者、男男性行为者、暗娼、性病门诊男性就诊者、男性长途汽车司乘人员、孕产妇、青年学生和流动人群 8 类监测人群。经过多部门的共同努力，近年来经输血传播、注射吸毒传播和母婴传播的艾滋病疫情得到了有效控制，重点地区疫情快速上升的势头也得到了有效遏制，全国整体疫情继续控制在低流行水平。但是，艾滋病流行形势依然严峻，新报告病例中 90% 以上是经性传播，男男性行为人群感染率较高，老年男性、青年学生等重点人群发病率上升明显。针对新的流行态势和高危人群特点，2017 年 4 月我国又制定了《中国遏制与防治艾滋病"十三五"行动计划》确定了"十三五"防治总体目标，旨在将艾滋病继续控制在低流行水平，推进健康中国建设。

4. 评价干预措施效果，制定科学、有效的公共卫生策略和措施　疾病监测可以了解疾病的动态变化趋势，通过比较不同时期、采取干预措施前后的疾病的变化情况，评价干预效果，并为制定有效的公共卫生策略和措施提供可靠的依据。在全球消灭天花过程中，疾病监测发挥了重要作用。WHO 最初是希望通过群体预防接种策略，增加人群中疫苗的覆盖率来消灭天花。但通过对天花监测资料分析发现，当大规模群体接种延缓了天花流行时，高的疫苗接种覆盖率并不能够有效阻止天花的传播。WHO 根据此信息及时调整了策略，加强对天花病例的监测和采用环形接种，最终在全球消灭了天花。

（三）疾病监测分类

根据疾病种类和监测范围不同，可以分为传染病监测、非传染性疾病监测和个人行为危险因素监测等。

1. 传染病监测　传染病监测是疾病监测的起源，也是疾病监测最重要的内容。WHO 规定的国际监测传染病共 5 种，即流行性感冒、脊髓灰质炎、疟疾、流行性斑疹伤寒和回归热。我国根据国情增加了登革热，共规定了 6 种国际监测传染病。《中华人民共和国传染病防治法》将法定报告传染病分为甲、乙、丙 3 类，目前规定报告的传染病有 39 种。

传染病监测的主要内容包括：人口学资料；传染病发病和死亡及其分布；病原体型别、毒力、抗药性变异情况；人群免疫水平的测定；动物宿主和媒介昆虫种群分布及病原体携带状况；传播动力学及其影响因素的调查；防制措施效果的评价；疫情预测。

2. 非传染性疾病监测　随着经济发展和居民生活水平的提高以及疾病谱的改变，疾病监测的范围已扩大到了非传染性疾病，包括恶性肿瘤、心脑血管疾病、糖尿病、精神病、出生缺陷、伤害等。我国从 2004 年开始，在全国 31 个省（自治区、直辖市）确定了 161 个监测点，开展了居民死因监测、慢性病及其危险因素监测、伤害监测等工作。2013 年，全国疾病监测系统再次进行调整，慢性病及其危险因素监测扩大到 302 个监测点，建立了省级代表性的监测系统。目前开展的慢性病监测包括高血压、心脏病、脑卒中、糖尿病、肿瘤、慢性呼吸系统疾病等。我国人口出生缺陷监测项目开始于 1986 年，目前主要监测 23 种出生缺陷。卫生部于 1988 年将出生缺陷监测转为常规工作，与当时全国范围的孕产妇死亡监测，5 岁以下儿童死亡监测统称为"三网监测"。1996 年卫生部又将这 3 个监测网合并（称为"三网合一"），正式实施中国妇幼卫生监测方案。

非传染性疾病监测的主要内容包括：人口学资料；非传染性疾病发病、患病和死亡及其分布；人群生活方式和行为危险因素监测；地理、环境和社会人文（包括经济）因素的监测；饮食、营养因素的调查；基因型及遗传背景因素的监测；高危人群的确定；预防和干预措施效果的评价等。

3. 个人行为危险因素监测　在慢性病意外伤害和艾滋病的发生和发展过程中，个人的不健康行为起着很大的作用。例如，吸烟、高脂、高盐和低蛋白质的饮食方式，缺少体力活动，以及缺乏防护措施（如不佩戴安全头盔驾驶摩托车）等，是发生慢性病、交通事故等的危险因素，这些都称为行为危险因素。国家级的行为危险因素监测系统是通过收集人群中与健康相关的资料，了解人群健康状态及威胁健康的因素等信息的一种调查系统，其是服务于健康行为和健康趋势的监测，并影响健康干预项目、公共卫生立法及政策的制订与评价。系统通常以问卷访谈的形式进行，问卷内容分为核心问卷、可选模块问卷及各地区附加问卷三部分。我国的行为危险因素监测主要是对 16 ~ 69 岁人群与疾病发生、发展或死亡有关的行为危险因素进行动态监测和干预。

第八节　传染病的暴发调查及应急处置

传染病的暴发调查是指在人群中发生某种传染病暴发流行时所开展的流行病学调查。人群发生传染病暴发流行，多具有起病急、病例多、聚集性、危害大等特点，因此，应迅速前往现场，尽快查明暴发流行的原因，针对性地采取防制措施。

一、确定调查目的

（1）查明暴发的原因，制定、实施防制措施，控制疾病的蔓延，并防止今后重现类似事件。
（2）探讨原因不明疾病的发病原因。

二、调查步骤与方法

（一）初步调查

1. 核实诊断　核实诊断时既要尊重临床诊断，也要亲自观察，谨慎甄别。一般需结合流行病学资料、临床表现、实验室检查进行综合分析和判断。流行病学资料包括当地类似疾病的既往流行史、流行季节、发病年龄、职业特点、接触（暴露）史和预防接种史等。特别要注意疾病的初步诊断与流行病学特征是否相符。此外，应尽快进行病原体分离，采集患者双份血清。对于尚不能确诊的疾病，应根据典型患者的临床表现制定临床诊断标准，统计暴发病例。

2. 证实暴发　对确诊病例作初步分析，若罹患率显著高于该人群一般发病水平，则可认定暴发发生。应注意收集轻型和非典型病例，临床表现相同与分离出的病原菌型的一致性亦有助于判定暴发。对于在某地历史上未曾发生或虽发生过但已经消灭的疾病，即使发生少数病例也可视为暴发。

3. 了解疾病分布　在核实诊断的同时，应通过座谈或走访，了解此次暴发的概况及流行病学分布特征。包括该地区或单位的一般情况、人群分布、时间分布和地区（单位）分布，以及近期群众生活、生产和集体活动的清况，暴发的可能因素及已采取的措施和效果。

4. 调查病例　可在门诊、发病单位查清已发生的全部病例，尤其应查清每一例首批患者。调查内容包括患者一般情况、居住地、工作单位、就餐地点、发病时间、发病情况、主要症状与体征等。调查时，应确定是否为该种疾病，是否为该次暴发病例。此外，收集特殊病例或流动人口的发病资料，有时能获得重要的流行病学信息。

5. 收集其他必要资料　包括：①核心人口资料；②发病单位与不发病单位或发病者与不发病者在日常生活、工作、饮食等方面的异同；③邻近单位或居民区类似疾病发生情况及其与发病单位的异同；④暴发疾病的既往发病资料。

（二）初步分析，提出假设

1. 描述疾病的三间分布　核实所收集的资料，再按不同人群（年龄、性别、职业、行为习惯等）、地区（村镇、街区、楼房等）和时间进行疾病分布分析。

2. 根据时间分布特征，判定暴发类型　通过探析三间分布的差异性，提出可能的病因或传播途径的假设，并采取针对性防制措施，以控制疫情的蔓延。

（三）深入调查，验证假设

根据初步分析建立的假设，进一步收集资料并开展现场流行病学调查，确定传播因素，验证假设。

1. 确定暴露时间　根据潜伏期可以推算暴露时间。如果病原已知，同源性暴发的暴露时间推算方法有两种：一是从位于中位数的病例的发病日期（或流行曲线的高峰处）向前推一个平均潜伏期，即为同源暴露的近似日期。另一种方法是从第一例发病日期向前推一个最短潜伏期，再从最后一个病例发病日期向前推一个最长潜伏期，这两个时点之间即同源暴露时间。

2. 确定暴发因素　根据推定的暴露时间和传播方式，进一步调查、分析导致暴发的因素。进而采用病例对照研究、队列研究、流行病学实验等多种方法验证假设。必要时，根据新的调查结果，可对假设进行修正或建立新假设。

3. 现场观察　前往发病现场进行流行病学观察，有助于揭示传播因素。如发生食物型暴发，要查看厨房、食品加工或生产场所，必要时要重现当时食品的处理过程。

4. 实验室检验　在调查开始时就应根据初步假设采集标本。要在治疗前采集患者的标本，消毒采集环境标本。

三、采取措施并评价效果

暴发调查时应边调查边采取遏制疫情的综合措施，并通过评价措施实施效果，评估调查分析的结论的正确性。

1. 设立定点医院　立即组织救护人员对患者进行隔离治疗。根据临床表现一般将患者分为确诊病例和疑似病例，分别采取不同的治疗和管理措施。

2. 在隔离治疗患者的同时，做好"消杀灭"工作　修建临时厕所，提供洗手、沐浴等基本卫生设备，保证饮用水安全，检测餐具、厨具，监督食品加工者的个人卫生，及时清理垃圾、处理患病动物及其尸体等，以防疫情的蔓延和扩散。

3. 必要时对易感人群开展应急接种或药物预防，指导做好个人防护。

4. 做好防制疾病的宣传教育工作　及时正确地发布疫情信息，取得当地领导、群众的支持与配合。

5. 根据具体疫情，可采取必要的紧急措施并予以公告　评价措施效果时应注意：采取措施之日起，只有经过该病一个最长潜伏期后的疫情升降才能评定措施的效果。

四、结论与总结

根据调查分析证据及防制措施的效果，对暴发的原因、传播方式、流行特点、流行趋势、措施评价及经验教训等做出结论。

暴发调查的总结报告一般包括前言、基本情况、暴发过程的特点、暴发原因分析、预防控制措施、经验教训及建议。

（况　桃　李治伟）

目标检测

答案解析

一、单项选择题

1. 下列不是流行病学特征的是

    A. 群体的特征　　　　　　　　　　B. 以治疗疾病为主的特征

    C. 对比的特征　　　　　　　　　　D. 预防为主的特征

    E. 发展的特征

2. 疾病的分布是指

　A. 民族分布、性别分布、职业分布　　　　B. 时间分布、地区分布、人群分布

　C. 城乡分布、年龄分布、民族分布　　　　D. 民族分布、年龄分布、职业分布

　E. 年龄分布、城乡分布、季节分布

3. 下列关于队列研究和病例对照研究的说法，错误的是

　A. 二者均是分析性研究方法

　B. 二者均是观察法

　C. 二者均可计算发病密度

　D. 队列研究验证病因假设的能力比病例对照研究强

　E. 队列研究适用于发病率较高的疾病病因的研究，而病例对照研究则用于罕见病病因的研究。

4. 下列试验不属于实验流行病学研究的是

　A. 观察性试验　　　　B. 社区试验　　　　C. 现场试验

　D. 临床试验　　　　　E. 干预试验

二、简答题

1. 简述流行病学的用途。

2. 简述队列研究的基本原理。

书网融合……

本章小结　　　　　　微课 1　　　　　　微课 2　　　　　　题库

第八章　疾病的预防与控制

PPT

学习目标

　　1. 通过本章学习，重点把握传染病预防控制的策略与措施、慢性非传染性疾病的概念、特点及常见慢性病的三级预防措施、疾病管理的概念、慢性病管理的原则、慢性病自我管理的任务与核心技能，传染病流行的基本环节及慢性非传染性疾病管理的步骤与内容，传染病的发生条件、影响传染病流行过程的因素、常见慢性非传染性疾病的病因。

　　2. 学会运用相关疾病的防治方法，具有疾病预防与控制的能力；学会运用预防为主的思想，具备保护患者隐私的良好素质。

情境导入

　　情境描述　2010～2018 年安徽省某市在结核病管理信息系统里共登记学生肺结核患者 681 例，年均发病率为 12.98/10 万。

　　讨论　1. 肺结核是怎样传播流行的？

　　　　　2. 学校该如何预防和控制肺结核？

第一节　传染病的预防与控制

　　传染病是由各种病原体引起的能在人与人、人与动物或动物与动物之间相互传播的一类疾病，故具有传染性是传染病的显著特点。WHO 曾指出，传染病是我们面临着的十分严重的疾病负担之一。20 世纪以来，随着人类社会经济的发展，医学科学技术的进步，人类传染病预防与控制工作取得了显著的成就，传染病发病水平和死亡水平都已明显下降，许多重大传染病已得到有效的控制，有些甚至已经被消灭或接近消灭。然而近年来，全球传染病疫情出现新的变化，由于生物体的变异、自然和社会环境的变化以及人们生活方式的改变等，多种传染病的总体发病水平有上升趋势，一些新的传染病如人感染高致病性禽流感、埃博拉出血热等的发生使我们重新认识到传染病对人类健康和生存的威胁，所以传染病的防治工作仍是世界各国乃至全球的重要任务。

一、传染病的流行过程

（一）传染病发生的条件

　　任何一种传染病的发生、发展和传播都是病原体和宿主、病原体和外界环境相互联系、相互作用和相互斗争的结果。故病原体和宿主是传染病发生的两个最基本的条件，病原体和宿主的一些生物学特征会直接影响传染病的过程和结局。

　　1. 病原体特性　病原体是指能够引起宿主致病的各种生物体，包括病毒、细菌、真菌和寄生虫等，病原体的特征对病原体的致病性及其表现形式具有重要意义。

　　（1）传染力　指病原体引起易感宿主发生感染的能力。传染力的强弱可通过易感者在暴露于病原体后发生感染的比例即续发率进行评价。病原体传染力非常强的传染病如天花、麻疹等，相对较弱的如麻风、结核等。

（2）致病力 指病原体侵入宿主后引起临床疾病的能力。致病力的大小可用感染者中发生临床病例的比例衡量。

（3）毒力 指病原体感染机体后引起疾病的严重程度。毒力的大小可以用重症病例和死亡病例占全体病例的比例进行衡量。

（4）耐药性变异 指病原体对某种抗生素从敏感变为不敏感或耐受的现象。耐药性变异可传给后代或通过微生物之间的遗传物质转移传给其他微生物。耐药性变异是多种传染病流行不能控制或复燃的重要原因。如结核病，据 WHO 估计目前全球每年新发多重耐药结核病例约 50 万例。

（5）抗原性变异 指病原体的基因突变导致病原体抗原发生改变的现象。抗原性变异易致传染病暴发性流行。例如甲型流感病毒表面抗原变异频繁，每发生一次大的变异，即形成一个流感病毒新亚型。人群因缺乏相应的免疫抗体而发生流感流行。

（6）毒力变异 指由于病原体遗传物质发生变化导致其毒力增强或减弱的现象。毒力增强则使疾病的严重程度增高，毒力减弱则是疫苗研发的重要途径和方法。

2. 宿主 宿主是指自然条件下被病原体寄生的人或动物。当宿主有较强的免疫力时，病原体难以侵入或侵入后难以在宿主体内生存、繁殖、感染及发病，否则机体易发生感染或发病。

（1）免疫力 是宿主识别和抵抗外来侵入病原体的能力，常伴有具有特异活性的抗体或细胞参与，这种抵抗力通常反映了宿主不易感染或发病的能力。

（2）免疫反应 宿主对病原体的免疫反应包括非特异性反应和特异性免疫反应。非特异性免疫反应构成人体免疫的第一道防线，协同参与特异性免疫反应。特异性免疫反应主要包括细胞免疫和体液免疫。

3. 感染过程及感染谱

（1）感染过程 也称传染过程，指病原体进入机体后，病原体与机体相互作用的过程。传染过程可以有各种不同的表现，而传染病发病只是其中的一种表现形式。

（2）感染谱 宿主感染病原体后，可以呈现为程度不同的反应，表现包括隐性感染、显性感染或严重临床症状或死亡等形式，一种传染病导致宿主不同的感染表现形式称为感染谱，也称为感染梯度。

（二）传染病流行过程的基本环节

传染病流行过程，是指病原体从已受感染者体内排出，经过一定的传播途径，侵入易感者机体而形成新的感染，并不断发生、发展的过程。传染病在人群中发生流行必须具备三个基本条件，即传染源、传播途径和易感人群，被称为流行过程的三个基本环节。这三个基本环节同时存在并相互作用时，就会造成传染病的传播和蔓延。如果其中任何一个环节缺乏或者采取措施阻断三者的相互联系，传染病的流行就不会发生或终止。

传染源排出病原体的整个时期，称为传染期。各种传染病的传染期长短各异，其变化范围从几小时到数十年不等。传染期是决定传染病患者隔离期限的重要依据。根据各种传染病的传染期严格隔离传染病患者，对于传染病的预防控制十分重要。

1. 传染源 指体内有病原体生长、繁殖并且能排出病原体的人和动物。包括患者、病原携带者和受感染的动物。

（1）患者 患者体内通常存有大量病原体，在临床症状期可通过咳嗽、腹泻等将病原体排出体外向周围环境播散，因而具有很强的传染性，是最重要的传染源，尤其对于一些没有病原携带者的传染病，患者往往成为唯一的传染源，如百日咳、麻疹、水痘等。患者作为传染源，其传染性的大小取决于其发病类型、病情轻重、病程长短、活动范围，以及排出的病原体数量和频度。患者活动范围越大，作为传染源的意义更大。

隐性感染即亚临床感染，是指当机体有较强的免疫力，或入侵的病原菌数量不多，毒力较弱时，机体通过自身免疫应答清除病原体，不出现明显的临床症状。此类感染者在人群中不易被发现，但仍可成为传染源，如流行性脑脊髓膜炎、病毒性甲型肝炎、甲型 H1N1 流感、传染性非典型肺炎等。

（2）病原携带者　指没有任何临床表现但能排出病原体的人。病原携带者根据其携带状态和疾病分期分为潜伏期病原携带者、恢复期携带者、健康病原携带者三类。①潜伏期病原携带者是指在潜伏期内携带并排出病原体者，如霍乱、痢疾等，都可以有潜伏期病原携带者。所谓潜伏期是指从病原体侵入机体到最早出现临床症状这一段时间。②恢复期携带者是指临床症状消失后，仍能在一定时间内排出病原体的人，包括暂时性病原携带者和慢性病原携带者。如伤寒、痢疾、白喉、流行性脑脊髓膜炎、乙型病毒性肝炎等都可以有恢复期携带者。其中临床症状消失后病原携带时间在 3 个月以内为暂时性病原携带者，超过 3 个月为慢性病原携带者。③健康病原携带者指整个感染过程中均无明显临床症状和体征而能排出病原体。如白喉、霍乱、脊髓灰质炎、乙型病毒性肝炎等常有健康病原携带者。此类携带者多为隐性感染的结果，一般只能用实验方法证实。

病原携带者由于没有临床症状，在人群中很难被发现，因此是很重要的传染源。病原携带者作为传染源的意义主要取决于其排出病原体的数量、携带病原体的时间长短、携带者职业、社会活动范围、个人卫生习惯、环境卫生条件及卫生防疫措施等。病原携带者在传染病的传播过程中是一个不可忽视的传染源，尤其是在饮食服务行业、供水企业、托幼机构等单位工作的病原携带者对人群的威胁更大。

（3）受感染的动物　人类的某些传染病是由动物传播造成的。这些疾病的病原体在自然界的动物间传播，称为动物传染病，在一定条件下可以传染给人，所致疾病称为人畜共患病，如结核病、炭疽、狂犬病等。受感染的动物作为传染源的意义，主要取决于人与动物接触的机会和密切程度、动物传染源的种类和密度、动物传染源是否出现症状以及环境中是否有适宜该疾病传播的条件等。

2. 传播途径　指病原体从传染源排出后，侵入新的易感宿主前，在外界环境中停留或转移所经历的全部过程。传染病可通过一种或多种途径传播。常见的传播途径有以下几种。

（1）经空气传播　呼吸系统传染病如传染性非典型肺炎、流行性感冒、麻疹、水痘、流行性腮腺炎等可通过空气传播。主要方式包括飞沫传播、飞沫核传播和尘埃传播三种。飞沫传播是指较小的飞沫在空气中飘浮，被易感者直接吸入而引起感染，例如麻疹可通过飞沫传播。飞沫核传播指在空气中悬浮的飞沫外层水分被蒸发形成有传染性的飞沫核，易感者因吸入飞沫核而感染，如白喉、结核病可通过飞沫核传播。尘埃传播指含有病原体的较大飞沫干燥后附着于尘埃上，在空气中飞扬，传播范围广，易感者吸入而感染，如结核病、炭疽病等可通过尘埃传播。

经空气传播的传染病流行特征为：①传播途径易实现，传播广泛，发病率高。②有明显的季节性，冬春季高发。③由于传播机制简单，少年儿童多见，有"儿童传染病"之称。④未免疫预防人群的发病率周期性升高。⑤受居住条件和人口密度等因素影响较大，如在人口密度高、通风不良、卫生条件差的车站候车室、车厢、电影院、商场等拥挤的公共场所中，更容易传播和蔓延，较易发生流行。

（2）经水传播　包括经饮用水传播和经疫水传播。因饮用被病原体污染的水而引起传染病的传播称为经饮用水传播，肠道传染病均可经饮用水传播，如伤寒、霍乱、痢疾、甲型肝炎等。易感者接触被病原体污染的疫水，病原体经过破损的皮肤、黏膜侵入机体而引起传染病的传播称为经疫水传播，某些人畜共患病和寄生虫病如血吸虫病、钩端螺旋体病等可经疫水传播。

经饮用水传播的传染病流行特征为：①有饮用同一水源史，病例分布与供水范围一致。②若水源经常受到污染，病例可长年不断。③停用污染水源或对水源净化、消毒后，暴发或流行即可平息。④除哺乳婴儿外，发病无年龄、性别、职业差别。

经疫水传播的传染病流行特征为：①患者均有疫水接触史，如在疫水中游泳、劳动。②发病有季节性、地区性和职业性。③大量易感者进入疫区接触疫水，可发生暴发或流行。④加强疫水处理或个人防护可控制病例发生。

（3）经食物传播　食物本身携带病原体，或食物在制作、储藏、运输、销售过程中被病原体污染可引起传染病的传播。所有肠道传染病、某些寄生虫病和个别呼吸道传染病如结核病，可经食物传播。

经食物传播的传染病流行特征为：①患者都有进食同一食物史，不食者不发病。②一次大量污染，可形成暴发，多发生在食品卫生状况和环境卫生较差的集体单位。③停止供应污染食物后，暴发或流行即可平息。

（4）经接触传播　包括直接接触传播和间接接触传播。直接接触传播指没有外界因素参与，传染源直接与易感者接触而引起疾病的传播，如性传播疾病、狂犬病等。间接接触传播指易感者接触了被病原体污染的日常生活用品（如衣物、毛巾、玩具等）而造成的疾病传播，也称为日常生活接触传播。被污染的手在此传播中起重要作用。多种肠道传染病、呼吸道传染病、皮肤传染病和某些人畜共患病均可通过间接接触传播。

经间接接触传播的传染病流行特征为：①一般呈散发，很少造成流行。②无明显季节性，一年四季均可发生。③卫生习惯不良、卫生条件较差的地区发病较多。

（5）经媒介节肢动物传播　指经节肢动物叮、咬、吸血或机械携带而传播。某些肠道传染病、寄生虫病和人畜共患病可通过此途径传播。如疟疾、流行性乙型脑炎、鼠疫等可经叮咬吸血传播，伤寒、痢疾可经节肢动物机械携带而传播。

经节肢动物传播的传染病流行特征为：①地区分布明显，仅在有传播该病的节肢动物地区发生。②有明显的季节性。③具有职业特性。④暴露机会多的人群发病率高，如青壮年。⑤一般无人与人之间的直接传播。

（6）经土壤传播　指因接触了被病原体污染的土壤导致传播的传染病，如钩虫病、蛔虫病、破伤风、炭疽等。经土壤传播病原体的意义，取决于病原体在土壤中的存活时间，人与土壤接触的机会、频度及个人卫生习惯等。

（7）医源性传播　指在医疗、预防工作中，由于未能严格执行规章制度和操作规程，而人为地造成某些传染病的传播。乙型肝炎和丙型肝炎病毒、艾滋病病毒（HIV）均可通过消毒不严格的医疗器械进行医源性传播。我国曾报道过多起医护人员职业性感染HIV的事例，医务人员中又以护士发生医疗锐器损伤最多。血液和生物制品被污染是造成医源性传播的另一个重要方式，故要加强血液、生物制品的检查管理。

（8）垂直传播　垂直传播是指在围生期病原体通过母体传给子代，也称为母婴传播或围生期传播。主要有三种传播方式。①经胎盘传播，指受感染孕妇体内的病原体经胎盘血液传给胎儿，引起宫内感染，常见病原体如风疹病毒、乙肝病毒、艾滋病病毒等。②上行性感染，指病原体从孕妇阴道经宫颈上行到达绒毛膜或胎盘引起胎儿感染，常见病原体如白念珠球菌、单纯疱疹病毒等。③分娩时传播，指分娩过程中胎儿通过严重感染的产道时被感染，常见病原体如淋球菌、疱疹病毒等。

3. 易感人群　易感人群是指对某种传染病的免疫力低下或缺乏而易受感染的人群，易感者的存在是发生传染病新病例的必要条件之一。易感人群对传染病易感的程度称为人群易感性，通常通过人群中非免疫人口占全部人口的百分比来表示。人群易感性的高低是影响传染病流行的重要因素，在引起传染病流行的其他条件不变的情况下，人群易感性高，则传染病较易发生传播和流行，反之，发生流行的可能性小。因此，通过提高人群的免疫力，降低人群的易感性，是防止传染病在人群中流行的一项十分重要的措施。

（1）影响人群易感性升高的因素　主要有：①新生儿增加。②易感人口迁入。③免疫人口的免疫力自然消退。④免疫人口迁出或死亡。

（2）影响人群易感性降低的因素　主要有：①预防接种可提高人群对传染病的特异性免疫力，是降低人群易感性的最重要、最积极的措施。②传染病流行后免疫人口增加。③隐性感染后免疫人口增加。

（三）疫源地与流行过程

1. 疫源地　传染源向周围排出病原体所能波及的范围称为疫源地，即可能发生新病例或新感染的范围。每个传染源都可单独构成一个疫源地，但在一个疫源地内又可同时存在一个以上的传染源。一般将范围较小的如单个传染源所构成的疫源地称为疫点，而将较大范围的疫源地或当若干疫源地连接成片时称为疫区。疫源地范围大小取决于传染源的活动范围、传播途径的特点和周围人群的免疫状态。

2. 疫源地与流行过程　每一个疫源地都是由它前面的疫源地引起的，它本身又可以引发新的疫源地，一系列相互联系、相继发生的疫源地就构成了传染病的流行过程。疫源地是构成传染病流行过程的基本单位，疫源地被消灭，流行过程就会中断。

疫源地消灭的条件包括三方面。一是传染源已被迁走（隔离、治愈或死亡）不再排出病原体；二是传染源排出于外环境的病原体被彻底消灭；三是所有易感接触者，经过该病最长潜伏期未出现新病例或被证明未受感染。

（四）影响传染病流行过程的因素

各种社会因素和自然因素通过对传染源、传播途径和易感人群三个基本环节的作用，对传染病的流行过程发生影响。以社会因素影响较大。

1. 自然因素　包括地理环境和气候条件等，其对动物传染源的生长、繁殖、活动分布有显著影响，从而使有些传染病具有明显的地方性特点，如血吸虫病只流行在有钉螺生长的长江中下游地区，嗜盐菌食物中毒多见于沿海地区。近年来全球气候变暖，促进了媒介昆虫的繁殖生长，如蚊虫的大量滋生就可能会促进疟疾、登革热、乙型脑炎等传染病的暴发流行，同时使原局限于热带、亚热带的传染病蔓延至温带。

2. 社会因素　包括社会政治经济制度、文化教育、生活方式、宗教信仰、风俗习惯等。社会因素可以阻止传染病的发生、蔓延，甚至消灭传染病，也可以促进或扩大传染病的流行。如广东省某些地区居民有吃生鱼片、生虾蟹的习惯，导致肝吸虫、肺吸虫感染率较高。另外人口的快速增长和城市化进程加快有利于一些传染病的传播流行，战争、动乱以及全球旅游业的急剧发展，航运速度的不断增快也有助于传染病在全球的蔓延。2009 年 4 月在墨西哥暴发了甲型 H1N1 流感疫情，在 3 个月时间里就蔓延到全球 170 多个国家和地区，几十万人被感染，其传播速度十分惊人。

二、传染病的预防控制措施

（一）传染病的预防控制策略

1. 预防为主　预防为主是我国的基本卫生工作方针。多年以来，我国对传染病"以预防为主，群策群力，因地制宜，发展三级保健网，采取综合性防治措施"。传染病的预防就是在疫情尚未出现时，针对可能暴露于病原体并发生传染病的易感人群或传播途径采取措施。

（1）提高人群免疫力　免疫预防是控制具有有效疫苗免疫的传染病发生的重要政策。全球消灭天花、脊髓灰质炎的基础是开展全面、有效的人群免疫。实践证明许多传染病，如麻疹、白喉、百日咳、破伤风、乙型肝炎等，都可通过大规模人群免疫接种来控制流行，或将发病率降至相当低的水平。

（2）改善卫生条件　保护水源，提供安全的饮用水，加强粪便管理和无害化处理，加强食品卫生监督和管理，改善居民的居住条件，改善环境卫生条件等，都有助于从根本上杜绝传染病的发生和传播。

（3）加强健康教育　健康教育可通过改变人们的不良习惯和行为来保护易感人群，切断传染病的传播途径。健康教育的形式多种多样，可通过大众媒体、专业讲座和各种针对性手段来使不同教育背景的人群获得有关传染病预防的知识，其效果取决于宣传方式与受众的匹配性。健康教育使传染病预防成效显著，如安全性行为知识与艾滋病预防、饭前便后洗手与肠道传染病预防、体育锻炼增强机体免疫力教育等，是一种成本低、效果好的传染病防治方法。

2. 加强传染病监测　传染病监测是疾病监测的一种，其监测内容包括传染病发病、死亡情况，病原体型别、特性、分布，媒介昆虫和动物宿主种类、分布及病原体携带状况，人群免疫水平及人口资料等。必要时还应开展对流行因素和流行规律的研究，并评价防疫措施的效果。我国的传染病监测包括常规报告和哨点监测。常规报告覆盖了甲、乙、丙三类共 39 种法定报告传染病。国家还在全国各地设立了上百个艾滋病等疾病的监测哨点。

3. 建立传染病预警制度　我国已建立了传染病预警制度，即国务院卫生行政部门和省（自治区、直辖市）人民政府根据对传染病发生、流行趋势的预测，及时发出传染病预警，根据情况予以公布。县级以上地方人民政府应当制定传染病预防、控制预案，报上一级人民政府备案。

4. 加强传染病预防控制管理　一是制定严格的标准和管理规范，对从事病原生物研究的实验室、传染病菌种和菌种库等进行监督管理。二是加强血液及血液制品、生物制品、与病原生物有关的等管理。三是加强对从事传染病相关工作人员的培训。

5. 传染病的全球化控制　传染病的全球化流行趋势日益明显，说明了传染病的全球化控制策略的重要性。继 1980 年全球宣布消灭天花后，WHO 于 1988 年启动了全球消灭脊髓灰质炎行动。1988 年，全球超过 125 个国家有脊髓灰质炎流行，每年造成 35 万多名儿童瘫痪。经过努力，全球脊髓灰质炎病例减少了 99% 以上。截至 2012 年 5 月，全球只有 55 起报告病例，有脊髓灰质炎发病的国家由 125 个降至 3 个（尼日利亚、巴基斯坦和阿富汗）。中国在 2000 年也正式被 WHO 列为无脊髓灰质炎野毒株感染的国家。

为了有效遏制全球结核病流行，在 2001 年 WHO 发起了全球 "终止结核病" 的一系列活动。其 "终止结核病策略" 的具体目标包括：与 2015 年相比，2030 年结核病死亡人数减少 90%，结核病发病率下降 80%。《2020 年全球结核病报告》显示，2019 年约有 140 万人死于结核病相关疾病，约有 1000 万人患结核病。

此外，针对艾滋病、疟疾和麻风的全球性策略也在世界各国不同程度地开展。全球化预防传染病策略的效果正日益凸显。

（二）传染病的预防控制措施

传染病的预防控制措施是根据国家颁布的《中华人民共和国传染病防治法》《突发公共卫生事件与传染病疫情监测信息报告管理办法》进行疫情管理和对疫区采取措施，以控制传染病发生与流行的强度和范围，防止疫情蔓延。

1. 针对传染源的措施

（1）患者　应做到 "五早" 即早发现、早诊断、早报告、早隔离、早治疗。患者一旦诊断为传染病或疑似传染病，应当遵循疫情报告属地管理原则，按照卫生行政部门规定的内容、程序、方式和时限向疾病预防控制机构报告，并做好疫情登记。根据 2004 年第十届全国人民代表大会常务委员会第十一次会议修订公布的《中华人民共和国传染病防治法》规定，传染病分甲类、乙类和丙类，共 37 种。2008 年 5 月，卫生部将手足口病列入丙类传染病进行管理。2009 年 4 月卫生部又将甲型 H1N1 流感列入乙类传染病，并采取甲类传染病的预防、控制措施。2013 年 10 月，原国家卫生和计划生育委员会发布《关于调整部分法定传染病病种管理工作的通知》，将人感染 H7N9 禽流感纳入法定乙类传染病，并将甲型 H1N1 流感从乙类调整为丙类，纳入现有流行性感冒进行管理；解除对人感染高致病性禽流感采取的传染病防治法规定的甲类传染病预防、控制措施。目前法定传染病共计 39 种，其中甲类传染病 2 种，乙类传染病 26 种，丙类传染病 11 种。

甲类传染病：鼠疫、霍乱。

乙类传染病：传染性非典型肺炎、艾滋病、病毒性肝炎、脊髓灰质炎、人感染高致病性禽流感、麻疹、流行性出血热、狂犬病、流行性乙型脑炎、登革热、炭疽、细菌性和阿米巴性痢疾、肺结核、伤寒和副伤寒、流行性脑脊髓膜炎、百日咳、白喉、新生儿破伤风、猩红热、布鲁杆菌病、淋病、梅毒、钩端螺旋体病、血吸虫病、疟疾、人感染 H7N9 禽流感。

丙类传染病：流行性感冒、流行性腮腺炎、风疹、急性出血性结膜炎、麻风病、流行性和地方性斑疹伤寒、黑热病、包虫病、丝虫病，除霍乱、细菌性和阿米巴性痢疾、伤寒和副伤寒以外的感染性腹泻病、手足口病。

甲类传染病也称为强制管理传染病，对此类传染病发生后报告疫情的时限，对患者、病原携带者的隔离、治疗方式以及对疫点、疫区的处理等，均强制执行。上述乙类传染病中传染性非典型肺炎、炭疽中的肺炭疽，采取甲类传染病的预防、控制措施。乙类传染病也称为严格管理传染病，对此类传染病要严格按照有关规定和防治方案进行预防和控制。丙类传染病也称为监测管理传染病，对此类传染病要按国务院卫生行政部门规定的监测管理方法进行管理。

传染病的报告，根据《突发公共卫生事件与传染病疫情监测信息报告管理办法》规定：各级各类医疗机构、疾病预防控制机构、采供血机构均为责任报告单位；其执行职务的医疗保健人员、检疫人员、疾病预防控制人员和乡村医生、个体开业医生均为责任疫情报告人，必须按照传染病防治法的规定进行疫情报告，履行法律规定的义务。责任报告人在首次诊断传染病患者后，应立即填写传染病报告卡。

责任报告单位和责任疫情报告人发现甲类传染病和乙类传染病中的肺炭疽、传染性非典型肺炎患者或疑似患者时，或发现其他传染病和不明原因疾病暴发时，应于 2 小时内将传染病报告卡通过传染病疫情信息监测系统进行网络报告；未实行网络直报的责任报告单位应于 2 小时内以最快的通讯方式（电话、传真）向当地县级疾病预防控制机构报告，并于 2 小时内寄送出传染病报告卡。对其他乙类、丙类传染病患者、疑似患者和规定报告的传染病病原携带者在诊断后，实行网络直报的责任报告单位应于 24 小时内进行网络报告；未实行网络直报的责任报告单位应于 24 小时内寄送出传染病报告卡。

甲类传染病患者和乙类传染病中的肺炭疽、传染性非典型肺炎患者必须实施医院隔离治疗，其他乙类传染病患者，根据病情可在医院或家中隔离。隔离通常应至临床或实验室证明患者痊愈为止。传染病疑似患者必须接受医学检查、随访或隔离措施，不得拒绝。医疗机构应当实行传染病预检、分诊制度，对传染病患者、疑似传染病患者，应当引导至相对隔离的分诊点进行初诊和救治。

（2）病原携带者　对病原携带者做好登记、管理、随访至其病原体检查 2~3 次阴性后。在饮食、托幼和服务行业工作的病原携带者须暂时离开工作岗位。久治不愈的伤寒或病毒性肝炎病原携带者不得从事威胁性职业。艾滋病、乙型病毒性肝炎、疟疾病原携带者严禁做献血员。

（3）接触者　是指曾接触传染源可能受感染并处于潜伏期的人。对接触者都应进行检疫，检疫期为最后接触日至该病的最长潜伏期。具体方法有以下几种。①留验，即隔离观察。对甲类传染病或按照甲类传染病管理的乙类传染病接触者必须在指定地点进行诊察、检验或治疗。②医学观察。对其他乙类和丙类传染病接触者可正常工作和学习，但要接受医学检查、体温测量、病原学检查和必要的卫生处理。③应急接种和药物预防。潜伏期较长的传染病，可进行被动免疫或被动自动联合免疫，如乙型病毒性肝炎密切接触者可注射乙型肝炎高效价免疫球蛋白，并同时接种乙型肝炎疫苗。对有特殊防治药物的传染病接触者，可用药物预防，如服用青霉素预防猩红热，服用多西环素预防霍乱等。

（4）受感染的动物　对人类危害不大且有经济价值的动物传染源，应采取隔离治疗；对人类危害大且无经济价值的动物传染源应彻底消灭。对危害大的病畜和野生动物应捕杀、焚烧或深埋。此外还要做好家畜和宠物的预防接种和检疫。

2. 针对传播途径的措施　对传染源污染的环境，必须采取有效的措施，去除和杀灭病原体。各类传染病的传播途径不同，因而采取的措施也各不相同。

（1）消毒　消毒是用化学、物理、生物的方法杀灭或消除环境中致病性微生物的一种措施。肠道传染病主要由粪便污染环境，重点控制措施是对污染的物品和环境进行消毒，同时要加强粪便的卫生管理和饮用水消毒；呼吸道传染病主要是通过空气污染环境，重点控制措施是空气消毒并且要加强通风。

消毒包括预防性消毒和疫源地消毒两种。预防性消毒是指对可能受到病原体污染的物品、场所和人体进行消毒，如公共场所消毒、饮水消毒、餐具消毒等。医院中的手术室消毒、对免疫功能受损严重的患者如骨髓移植者进行的预防性隔离及消毒措施亦为预防性消毒。疫源地消毒是指对现有或曾有传染源存在的场所进行的消毒。疫源地消毒又分为随时消毒和终末消毒两种。随时消毒是当传染源还存在于疫源地时进行的消毒。终末消毒是指当传染源痊愈、死亡或离开后所进行的一次性彻底消毒。其目的是完全清除传染源所播散、留下的病原微生物。需要进行终末消毒的是病原体在外界环境中存活时间较长的疾病，如霍乱、鼠疫、伤寒、结核、白喉、病毒性肝炎等。

（2）杀虫　虫媒传染病由媒介昆虫传播，重点控制措施是杀虫。常用的杀虫方法有环境预防法（消除媒介昆虫生长、繁殖和生存的环境，如排除积水、清除垃圾、粪便处理等）、物理防治法（如机械杀虫法、温热杀虫法、光波杀虫法等）、生物防治法（如利用天敌捕杀和病原微生物杀灭昆虫幼虫）和化学杀虫法（使用化学杀虫剂）等。

（3）灭鼠　鼠是许多疾病的储存宿主，是多种传染病的传染源。灭鼠可以有效预防和控制甚至根除这些传染病。灭鼠方法有机械灭鼠法（如器械捕鼠、挖洞法、水灌法等）、化学灭鼠法（常用磷化锌、敌鼠钠盐制成鼠饵）、生物灭鼠法（如利用鼠类天敌）等。

3. 针对易感人群的措施　发生传染病时，免疫接种是保护易感人群的重要措施。疾病流行前可进行主动免疫，以获得持久的免疫力，如出生时接种卡介苗预防结核病。传染病流行时可采用被动免疫，如注射丙种球蛋白预防麻疹。药物预防在特殊条件下也可作为应急措施。同时应针对接触传染病的医务人员、实验工作者以及有可能暴露于传染病生物传播媒介的个人进行个人防护，如穿戴个人防护用品口罩、手套、护腿、鞋套等。医护人员在传染病防治过程中，应加强对人群的健康教育，传授传染病个人防护的相关知识如勤洗手、少去人口密集的地方等对防止传染病传播也起一定作用。

三、预防接种与计划免疫

预防接种又称人工免疫，是将抗原或抗体注入机体，使人体获得对某些传染病的特异性免疫力，从而提高人群免疫水平，降低人群易感性，预防传染病的发生。

（一）预防接种的种类

1. 人工自动免疫　也称为人工主动免疫，是指以免疫原性物质接种人体，使人体自行产生特异性抗体的免疫方法。免疫原性物质包括处理过的病原体或其提炼成分和类毒素等。人工自动免疫一般要求在传染病流行前数周进行接种，从而使机体有足够的时间产生免疫反应。

2. 人工被动免疫　是指将含有抗体的血清或制剂直接注入机体，使机体立即获得抵抗某种传染病的能力的免疫方法。被动免疫持续时间较短，主要在急性暴露或有疫情时使用。常用的人工被动免疫制剂有免疫血清（如白喉抗毒素、破伤风抗毒素等）和免疫球蛋白（如丙种球蛋白和胎盘球蛋白，可用于预防麻疹、甲型病毒性肝炎）两类。

3. 被动自动免疫　是用于在有疫情时，为保护婴幼儿或体弱者等易感接触者，兼用人工被动免疫和人工自动免疫的方法。如在注射破伤风或白喉抗毒素实施被动免疫的同时，接种破伤风或白喉类毒素疫苗，使机体迅速获得特异性抗体，产生持久的免疫力。接种乙型病毒性肝炎疫苗同时注射乙型病毒性肝炎高效价免疫球蛋白，也是被动自动免疫。

（二）计划免疫

计划免疫是指根据对传染病的疫情监测和人群免疫状况的分析，按照科学的免疫程序，有计划地利用疫苗进行预防接种，以提高人群的免疫力，达到控制以致最后消灭相应传染病的目的。

1974 年世界卫生组织（WHO）根据消灭天花和控制麻疹、脊髓灰质炎等传染病的经验，开展了全球扩大免疫规划活动，以预防和控制白喉、百日咳、破伤风、麻疹、脊髓灰质炎、结核病等传染病，并要求各成员国坚持实施该计划。全球扩大免疫规划是全球一项重要的公共卫生行动，计划免疫的目标为疫苗可预防疾病的控制、消除和消灭。中国于 20 世纪 70 年代明确提出计划免疫概念，制定了《全国计划免疫工作条例》，将普及儿童免疫纳入国家卫生计划。其主要内容为"四苗防六病"，并于 1980 年正式加入 WHO 的全球扩大免疫规划活动，计划免疫工作在全国取得了极大的成就。我国的计划免疫工作的主要内容是儿童基础免疫，即对 6 周岁及 6 周岁以下儿童进行疫苗接种，让其在生命早期也就是可能暴露于病原微生物之前就能获得免疫力。中国的计划免疫在控制儿童传染病中发挥了重要作用，推广新生儿乙肝疫苗接种后，小于 5 岁儿童乙肝表面抗原携带率从 1992 年的 9.67% 降至 2014 年的 0.32%，因接种疫苗乙肝病毒慢性感染者减少 3000 多万人。2018 年，麻疹发病率降到 0.28/10 万以下，发病数不到 4000 例。

（三）预防接种常见反应及处理

接种疫苗后，机体在产生有益的免疫反应的同时或之后，发生了与免疫接种有关的对机体有损害的反应，表现出一些临床症状和体征，称为预防接种反应。根据反应的性质可分为以下几种。

1. 一般反应　在预防接种后发生的，由免疫本身所固有的特性引起的，对机体只会造成一过性生理功能障碍的反应，包括全身性一般反应和局部性一般反应。全身反应可有体温升高、头痛、头晕、乏力、全身不适等症状。局部反应为接种部位局部红、肿、痛、热炎症反应，有时有局部淋巴结肿痛，部分受种者接种含吸附剂的疫苗会出现因注射部位吸附剂未完全吸收，刺激结缔组织增生而形成硬结。

受种者发热在 ≤37.5℃ 时，应加强观察，适当休息，多饮水，防止继发其他疾病；受种者发热 >37.5℃ 或 ≤37.5℃ 并伴有其他全身症状、异常哭闹等情况，应及时到医院诊治。红肿直径和硬结 <15mm 的局部反应，一般不需任何处理；红肿直径和硬结在 15～30mm 的局部反应，可用干净的毛巾先冷敷，出现硬结者可热敷，每日数次，每次 10～15 分钟；红肿和硬结直径 ≥30mm 的局部反应，应及时到医院就诊；接种卡介苗出现的局部红肿，不能热敷。

2. 异常反应　指合格疫苗在规范接种过程中或者接种后造成受种者机体组织器官、功能损害，相关各方均无过错的药品不良反应。这些反应的发生与个体体质有关。异常反应的发生率极低，病情相对较重，多需要临床处置。近几年，我国每年预防接种大约 10 亿剂次，但是经过调查诊断与接种疫苗有关且较为严重的异常反应很少，发生率很低。常见的接种异常反应有以下几种。

（1）无菌性脓肿　指接种含有磷酸铝或氢氧化铝等吸附剂的疫苗后出现以下临床表现：注射局部

红晕，形成硬结；局部肿胀、疼痛；轻者针眼处流脓，重者形成溃疡甚至溃烂形成脓腔，长期不愈。脓肿未破溃，可通过干热敷，促进脓肿吸收，并可用注射器抽取脓液，切忌切开排脓。脓肿破溃或空腔则切开排脓，扩创剔除坏死组织，预防和控制继发感染。

（2）晕厥（俗称晕针）　见于年轻体弱的女性或小学生，婴幼儿较少见。临床表现多样。轻者有心悸、虚弱感，胃部不适伴轻度恶心、手足麻木等，一般短时间内可恢复正常。稍重者面色苍白、恶心、呕吐、出冷汗、四肢厥冷。严重者面色更显苍白、瞳孔缩小、呼吸缓慢、收缩压降低、舒张压无变化或略低、脉搏缓慢、心动徐缓、肌肉松弛，并失去知觉。数十秒钟至数分钟即可意识清楚，一般可在短时间内完全恢复或有 1~2 天头晕无力。晕厥一旦发生，应立刻使患者平卧、头放低、保持安静，给予热糖水喝，一般不需要特殊处理，短时休息后即可恢复。

（3）过敏反应　包括过敏性休克、过敏性皮疹、过敏性紫癜、血管性水肿、阿瑟反应等，其中以过敏性休克最为危急，且起病越急，反应越重，需立即抢救。抢救时使患者平卧、头位放低，注意保暖，并立即皮下或静脉注射 0.01mg/kg 或 0.3ml 1∶100 肾上腺素，肌内注射苯海拉明 1mg/kg。血压下降可用去甲肾上腺素升压，呼吸衰竭可用呼吸兴奋药。

（4）热性惊厥　指先发热，后有惊厥，体温一般在 38℃ 以上，惊厥多发生在发热开始 12 小时之内、体温骤升之时。90% 以上儿童属于热性惊厥。发作突然，时间短暂，肌肉阵发痉挛，四肢抽动，两眼上翻，口角牵动，牙关紧闭，口吐白沫，呼吸不规则或暂停，面部与口唇发绀，可伴有短暂的意识丧失，大小便失禁。预防接种引起的惊厥，多数只发生 1 次，发作持续数分钟，很少有超过 20 分钟者。有些儿童可表现为多次短暂惊厥。无中枢神经系统病变，预后良好，不留后遗症。静卧于软床之上，用纱布缠裹的压舌板使口张开，并放在上下牙齿之间以防咬伤舌头。保持呼吸道通畅，必要时给氧。止痉，如苯巴比妥钠每次 5~8mg/kg 肌内注射，也可用 10% 水合氯醛，每次 1ml 灌肠。紧急情况下也可针刺人中。可用物理降温和药物治疗退热。

以下六种情形不属于预防接种异常反应：①因疫苗本身特性引起的接种后一般反应。②因疫苗质量不合格给受种者造成的损害。③因接种单位违反预防接种工作规范、免疫程序、疫苗使用指导原则、接种方案给受种者造成的损害。④受种者在接种时正处于某种疾病的潜伏期，接种后偶合发病。⑤受种者有疫苗说明书规定的接种禁忌，在接种前受种者或者其监护人未如实提供受种者的健康状况和接种禁忌等情况，接种后受种者原有疾病急性复发或者病情加重。⑥因心理因素发生的个体或者群体的心因性反应。

🔍 知识链接

不属于预防接种异常反应的六种情况中，偶合症是最容易出现的，也是最容易造成误解的。偶合症是指受种者正处于某种疾病的潜伏期，或者存在尚未发现的基础疾病，接种后巧合发病（复发或加重），因此偶合症的发生与疫苗本身无关。疫苗接种率越高、品种越多，发生的偶合率越大。偶合症的类型很多，最常见的是偶合急性传染病，如在冬春季最常偶合麻疹、流行性感冒、流行性乙型脑炎；在夏秋季最常偶合细菌性痢疾、病毒性肝炎等。此外，国内曾报道过婴儿接种疫苗发生猝死综合征，以及偶合神经 - 精神性疾病如癫痫和癔症等。

目前，在我国已建立了疑似预防接种异常反应（adverse event following immunization，AEFI）监测系统。对疫苗接种后出现的怀疑与预防接种有关的不良反应均需要报告和监测，责任报告单位和报告人为各级各类医疗机构、疾病预防控制机构、接种单位、药品不良反应监测机构、疫苗生产企业及其执行职务的人员，发现疑似预防接种异常反应均要进行报告，必要时进行调查处理。责任报告单位和报告人发现 AEFI（包括接到受种者或其监护人的报告）后应当及时向受种者所在地的县级卫生计生行政部门、药品监督管理部门报告。发现怀疑与预防接种有关的死亡、严重残疾、群体性 AEFI、对社会有重大影响的 AEFI 时，责任报告单位和报告人应当在发现后 2 小时内向所在地县级卫生计生行政部门、药品监督管理部门报告；县级卫生计生行政部门在 2 小时内逐级向上一级卫生计生行政部门报告。属于突发公共卫生事件的死亡或群体性 AEFI，同时还应当按照《突发公共卫生事件应急条例》的有关规定进行报告。

第二节 慢性非传染性疾病的预防与控制

一、慢性非传染性疾病概述

（一）慢性非传染性疾病的概念

慢性非传染性疾病简称慢性病，不是特指某一种疾病，而是对一组起病隐匿、病情持续时间长、发展缓慢、缺乏明确的病因证据，一旦发病即病情迁延不愈的非传染性疾病的概括性总称。常见的有肿瘤、高血压、心脏病、脑卒中、糖尿病、慢性阻塞性肺疾病、精神疾病等。慢性病多为终身性疾病，预后差，并常伴有严重的并发症，致死率、致残率非常高，是患者丧失劳动能力、降低生活质量、造成残疾和早死的重要原因。

（二）慢性非传染疾病的特点 📱微课

1. 属于常见病，多发病 2015 年 6 月由国家卫生和计划生育委员会编写的《中国居民营养与慢性病状况报告》中显示，2012 年我国 18 岁及以上的居民高血压病、糖尿病患病率分别达到 25.2% 和 9.7% 。40 岁及以上人群慢性阻塞性肺疾病患病率为 9.9% 。2016 年全国肿瘤登记结果分析，我国癌症发病率为 273.36/10 万，肺癌和乳腺癌分别位居男性、女性发病首位。

2. 起病隐匿，病程迁延持久 慢性病是致病因子长期作用的结果，常累及多个器官。因此，慢性病的起始症状往往比较轻微，大部分患者是在急性发作或者症状比较严重时才被检出疾病。

3. 病因复杂，具有个体化特点 慢性病与吸烟、饮酒、不健康饮食、静坐生活方式等多种危险因素有关，往往是"一因多果、一果多因、多因多果、互为因果"，多种因素相互关联，共同影响，个体差异较大。随着科学研究的不断深入和大量人群调查结果的公布，慢性病之间的关联性越来越多地被证实，如肥胖与胰岛素抵抗，胰岛素抵抗与糖尿病和心脑血管疾病等。疾病的控制策略由单因素控制向综合因素控制转变。

4. 危害严重，预后较差，诊疗费用较高 目前我国疾病模式已转变为以慢性病为主，慢性病的危害严重，常需要不同医疗、护理或康复训练，严重影响患者的寿命和生活质量，造成早死和残疾。且并发症多，致残率和病死率高，预后较差，诊疗费用较高，造成重大的社会经济负担。我国第六次卫生服务调查结果显示，老年人慢性病罹患率高，多病共患的情况较多，有 23.8% 的老年人患有 2 种及以上慢性病，使医疗负担加重。2015 年我国失能半失能老年人口总数大约为 4063 万，占老年人口比例的 18.3% 。预计到 2030 年中国失能半失能的老年人将达到 7611 万人，2050 年增至 1.2 亿人，对于医疗、照护服务的需求也在持续攀升。因此，个人、家庭、国家的医疗卫生费用都将持续递增。

5. 可以预防 慢性病的发生、发展一般依次从正常人、高危人群（亚临床状态）、疾病、并发症的过程，从任何一个阶段实施干预，都将产生明显的效果，干预越早，效果越好。

素质提升

首钢心血管病防治模式推广全球

从 20 世纪 50 年代开始，我国一直在积极探索适合国情的慢性病防治策略和模式。从首钢高血压人群的登记、健康咨询、日常饮食、生活方式等全方位防治管理开始起步。1982 年，对最初的 10450 名筛查工人进行随访，对已经管理的 3178 例高血压患者做分析，血压管理率达到 60.8%，十年的随访降压达标率达到 71%。WHO 认为首钢这种终生管理和随访的模式为流行病研究和高血压管理提供了最佳基地。事实证明：在该模式中，通过高层医疗机构帮扶，基层医疗相互配合，让工人血压得到控制的办法有效且可行，成为发展中国家心血管患者群防治的典范。

（三）慢性非传染性疾病的流行现状

1. 全球慢性病流行现状　2016 年，全球 5690 万死亡病例中估计有 4050 万死于慢性病，其中肿瘤、心血管疾病、慢性呼吸道疾病和糖尿病约有 3220 万例，过早死亡有 1520 万例。纵观全球，慢性病已成为人类目前致死与致残的主要原因。前世界卫生组织总干事陈冯富珍女士提出，今天慢性病不再只是一个医学问题，也不再是一个公共卫生问题，慢性病是一个发展问题，是一个政治问题。我国原卫生部部长陈竺说，随着老龄化社会的到来，慢性病已经成为卫生界面临的主要挑战，包括心脑血管疾病、癌症、糖尿病等慢性病造成的死亡率已经达到 85% 以上。

2. 我国慢性病流行现状

（1）慢性病死亡人数占死亡总人数比例增加　据 2020 年 12 月国家卫生健康委员会疾病预防控制局发布的《中国居民营养与慢性病状况报告》，2019 年我国居民因慢性病导致的死亡占总死亡人数的 88.5%，其中心脑血管疾病、癌症和慢性呼吸系统疾病为主要死因，占总死亡的 80.7%。

（2）重大慢性病过早死亡率逐年下降　2019 年，我国居民因心脑血管疾病、癌症、慢性呼吸系统疾病和糖尿病等四类重大慢性病导致的过早死亡率为 16.5%，与 2015 年的 18.5% 相比下降了 2 个百分点，提前实现 2020 年国家规划目标。

（3）慢性病患病人数明显增多　我国人口基数大，随着慢性病患病率不断增加，慢性病患病人数亦有明显增加。根据我国曾进行的 5 次大规模高血压患病率的人群抽样调查，1958 ~ 1959 年、1979 ~ 1980 年、1991 年、2002 年及 2012 年患病粗率（%）分别为 5.11%、7.73%、13.58%、18.80% 及 25.20%。2012 ~ 2015 年我国 18 岁及以上居民高血压患病粗率为 27.9%，患病率总体呈增高的趋势。

根据国际糖尿病联盟统计，在 2000 年全球已有糖尿病患者 1.51 亿，预计到 2030 年全球将可能有 5 亿糖尿病患者。糖尿病已不再是发达国家所独有的"富贵病"，亚洲包括中国的发展中国家已成为糖尿病重灾区。由于中国人口众多，糖尿病人群数量占全球的 1/3，使中国背负着极大的糖尿病负担。《中国居民营养与慢性病状况报告》显示，2012 年我国 18 岁及以上成年人糖尿病患病率为 9.70%。2015 ~ 2017 年，在中国大陆 31 个省、自治区、直辖市对 75880 名 ≥18 岁成人的横断面研究显示，中国成人糖尿病患病率为 11.2%。

《中国居民营养与慢性病状况报告》显示，2012 年我国 18 岁及以上成年人慢性阻塞性肺疾病患病率为 9.90%。2019 年《慢性阻塞性肺疾病急性加重抗感染治疗中国专家共识》指出我国 40 岁以上居民 COPD 的患病率为 13.7%，60 岁以上的老年人已超过 27.0%，估计大约有 1 亿 COPD 患者。因此，慢性阻塞性肺部疾病同样是严重危害我国人民身体健康的重要慢性呼吸系统疾病。

（4）老年人成为慢性病危害的重要群体　老年人由于组织器官机构及功能的衰退，常常一人患多病，是慢性病致死、致残及失能的主要对象，给社会、家庭造成严重的经济负担。我国 60 岁以上老年人群中有近 1.8 亿以上的慢性病患者。预计 2020~2050 年我国 60 岁及以上人口将从 2.63 亿升至 5.22 亿，占总人口的比重由 18.7% 上升至 39.5%。多项研究表明，中国中老年人群多重慢病的患病率在 57%~74%，已经成为我国最严重的公共卫生问题之一。中国老年人患病率最高的慢性病前五位（2018 年）见表 8-1，顺位略有差异。

表 8-1 中国老年人患病率最高的前五位慢性病（2018 年）

疾病名称	城乡患病率合计（‰）	城市患病率（‰）	农村患病率（‰）
高血压	368.5	391.5	341.4
糖尿病	105.8	134.9	71.5
脑血管病	53.6	46.6	61.9
缺血性心脏病	44.6	50.4	37.9
椎间盘疾病	41.9	35.2	49.9

二、慢性非传染性疾病的防制策略与措施

慢性非传染性疾病位于死因顺位、疾病谱的前列，不仅对人类的身心健康造成巨大的危害，而且给社会经济带来沉重的负担。正如 WHO 所说，慢性病和传染病是新世纪人类将要在全球范围内共同对付的两类疾病。而这两类疾病中，导致人类死亡人数更多、人类社会经济负担更重的是慢性病。因此，我们必须对它采取有效的预防和控制措施，否则将严重危害人类健康。慢性非传染性疾病防治的目的是：在生命的全程预防和控制慢性非传染性疾病的发生；降低慢性病的患病、早亡及失能；提高患者及伤残者的生活质量。

结合 WHO 全球慢性病预防与控制策略，任何地区和国家在制定慢性病防制策略与措施时，都至少要考虑以下原则。①在社区及家庭水平上降低常见慢性病的主要危险因素（吸烟、饮酒、不健康饮食、静坐生活方式），进行生命全程预防。②三级预防并重，采取以健康教育、健康促进为主要手段的综合措施，把慢性病作为一类疾病来进行防治。③全人群策略和高危人群策略并重。④由传统保健系统服务内容、方式向包括鼓励患者共同参与，促进和支持患者自我管理，加强患者定期随访，加强与社区、家庭合作等内容的创新性慢性病保健模式发展。⑤加强社区对高危人群的筛查与干预等防治行为。⑥以生态健康促进模式及科学的行为改变理论为指导，建立以政策及环境改变为主要策略的综合性社区行为危险因素干预项目。

（一）心脑血管疾病防制

心脑血管疾病是心血管疾病如高血压性心脏病、冠心病等和脑血管疾病如脑血管意外等的统称。目前心脑血管疾病已成为威胁我国居民健康的十分重要的一类疾病，特别是冠心病和脑血管意外，是致死的主要疾病。因此，心脑血管疾病的防制是慢性病防制的重要内容之一。

1. 心脑血管疾病的危险因素

（1）机体因素 遗传、肥胖与超重、年龄与性别等机体因素均与心脑血管疾病的发生有着密切的关系。①遗传：多项研究证实，高血压和冠心病的患病人群有明显的家族聚集性，其遗传方式表现为多基因遗传，是遗传因素与环境因素共同作用的结果。有冠心病家族史的人群，其患冠心病的危险度为一般人群的 2~3 倍。父母双方血压均高，其子女中有 45.5% 的人血压高于正常值；父母双方中一人患有高血压，其子女中有 28.3% 的人血压高于正常值。其他如高胆固醇血症、脑卒中的发生也都显示出一定的家族倾向。②超重与肥胖：超重和肥胖是高血压发病的危险因素，人群的体重指数（BMI）对人群的

血压水平和高血压患病率有显著影响。如我国人群的血压水平和高血压患病率北方高南方低，地区差异明显，与人群体重指数的差异相平行。超重和肥胖者的氧消耗量、心输出量、循环量均增加，血管弹性减弱、阻力增高，促进了高血压的发生，同时超重和肥胖者多伴有血脂异常，易发生动脉粥样硬化，故也是冠心病和脑卒中发病的独立危险因素。国外研究显示，体重增加10%，血压平均增加0.86kPa（6.5mmHg），血清胆固醇平均增加0.48mmol/L，其发生冠心病的危险性为正常体重者的1.3～3.4倍。③年龄与性别：心脑血管疾病发病的共同基础是动脉硬化，其形成是逐渐进展的过程。男性40岁以后，冠心病的发病率随年龄的增长而升高，平均每增长10岁，冠心病发病率可升高1倍。女性因受雌激素保护，其冠心病的发病年龄平均较男性晚10年，绝经后的女性冠心病患病率则与男性无明显差别。

（2）疾病因素　高血压、高脂血症、糖尿病、心脏病、短暂性脑缺血发作等疾病，有的本身是心脑血管疾病，但又可成为其他心脑血管疾病的危险因素。①高血压：高血压是心脑血管疾病最重要的危险因素。且患高血压的年龄愈早，其患冠心病的危险性愈大。若人群高血压患病率增高1倍，患心血管疾病的危险则增加3～4倍。同时，血压升高对于心血管疾病发病的相对危险是连续的，从血压很低水平开始，随血压水平的增加，患冠心病和脑卒中的危险程度不断升高。②高脂血症：研究表明，总胆固醇和低密度脂蛋白胆固醇（LDL-C）水平增加与冠心病的发生呈正相关，因为LDL-C将胆固醇从肝脏运送到全身组织，过量的胆固醇会逐渐沉积在动脉壁上，形成动脉粥样硬化的基础，而HDL-C将各组织合成的胆固醇运送回肝脏代谢，是冠心病的保护因素，故高密度脂蛋白胆固醇（HDL-C）与冠心病的发生呈负相关。③糖尿病或糖耐量异常：在糖尿病的自然病程中，早在糖尿病发生之前的糖耐量受损和空腹血糖受损阶段，除存在胰岛素抵抗外，多同时伴有其他心血管疾病的危险因素如高血压、高LDL-C水平、低HDL-C水平等。在糖尿病发生之后，心血管病变的危险性进一步增加。④心脏病：各种心脏损害可以直接或间接地引起脑血管意外的发生。左心室肥大或肥厚也是非高血压患者独立的心血管疾病发病和死亡的危险因子，对逆转左心室肥大或肥厚具有独立的预后价值，不依赖于何种治疗或血压情况。⑤短暂性脑缺血发作（TIA）：指因颅内血管病变引起的24小时内可完全恢复的急性局灶型脑神经功能障碍。TIA是各型脑卒中，特别是缺血性脑卒中的重要危险因素，曾发生TIA者患脑卒中的危险性比正常人高6倍以上。也有资料指出，首次发生TIA后3年内有30%的患者发生脑卒中。

（3）行为生活方式因素　心脑血管疾病的发生与许多不良行为和生活习惯关系密切，包括吸烟、饮酒、不合理膳食及缺乏体力活动等。①吸烟：吸烟已被公认为是心脑血管疾病最主要的危险因素之一，且二者呈剂量-反应关系。吸烟的支数愈多、吸烟年限愈长、开始吸烟年龄愈早，发生心脑血管疾病的危险性愈高。即使非吸烟者也可因被动吸烟而使患病风险增高，如家庭中被动吸烟会增加患急性心肌梗死的危险性。②酗酒：过量饮酒导致高血压、冠心病的发病率升高，因为大量酒精能使交感神经兴奋性增加，心率增快，血压升高，长期过量饮酒还能直接损害心肌，造成心肌能量代谢障碍，增加肝脏负担，使血脂升高。同时，慢性酒精中毒是引起扩张性心肌病的主要原因之一，也使心律失常的危险性增加。饮酒量越高，血压也越高。当饮酒量减少或戒酒后，血压可下降。大量饮酒还可诱使高血压患者发生脑卒中。③膳食因素：高盐饮食与血压升高有关，可增加高血压的患病率。高热量、高脂肪、高胆固醇膳食是导致动脉粥样硬化的重要因素，可使心脑血管疾病的患病率明显上升。水质硬度低的软水地区居民的冠心病患病率和死亡率明显高于水质硬度高的硬水地区。这是因为硬水中含有较多的钙、镁离子，对高血压的预防有积极作用，此外其还可与消化道中的脂肪酸盐类物质结合，形成的不溶性脂肪酸盐类不能被人体吸收而排出体外，从而减少高脂血症的发生。④体力活动：随着现代生活方式的改变，体力活动减少，静坐生活方式使心血管代偿功能减退，促进动脉粥样硬化的形成，冠心病的危险度增加。流行病学研究提示，适量的有氧运动能扩张血管，改善血管内皮功能，有利于控制血压，还可降低血脂水平。

（4）社会心理因素　社会心理因素对心脑血管疾病的影响日益受到人们的重视。精神紧张、焦虑、注意力高度集中等可使血压、血脂升高，从而导致冠心病和脑卒中的危险性增高。研究显示，A 型性格者血液中的甘油三酯浓度升高，可使冠心病的危险性增高，为非 A 型性格者的 2 倍，复发心肌梗死的危险性增加 5 倍。无论是否具有年龄、吸烟等冠心病传统危险因素，伴抑郁症或有抑郁症状的人群冠心病发病率较无症状者可增加约 3 倍。

（5）多因素联合作用　心脑血管疾病的发病受多种因素影响，而当这些因素同时存在时，可产生联合作用，使致病作用增强，危险因素越多，心脑血管疾病的患病危险越高。与高胆固醇血症、高血压和吸烟这些危险因素分别单独存在时相比，若同时合并高血压和高胆固醇血症者其冠心病患病率可上升 3 倍，若三者并存患病率可上升 4 倍以上。WHO 的 2002 年世界卫生保健报告显示，全球 83% ~ 89% 的冠心病和 70% ~ 76% 的脑卒中可归因于高血压、肥胖、蔬菜水果摄入不足、缺乏运动和吸烟等危险因素的作用。

2. 心脑血管疾病的防制措施　心脑血管疾病的防制通过三级预防来实现。第一级预防为病因预防，即通过群体性策略，针对危险因素积极采取综合性措施，包括改变社会经济因素、行为及生活方式因素等。第二级预防为高危人群策略，即对具有危险因素的高危个体采取预防措施，包括筛检、控制和治疗各种危险因素。第三级预防为防止病情发展，避免复发和康复医疗等。

（1）第一级预防　主要措施如下。①健康教育：健康教育是一级预防的重要措施。医护人员应根据人群的不同特点和需要，积极开展有关预防心脑血管疾病知识的健康教育，以提高人们的自我保健意识和能力，养成良好的生活方式，达到降低危险因素水平，促进健康的目的。实践证明，心脑血管疾病有关的危险因素和病理变化如动脉粥样硬化等，在青少年时期即已存在，因此，健康教育应从儿童时期开始，将预防心脑血管疾病知识纳入学校健康教育的内容。社区健康教育在心脑血管疾病一级预防中占有十分重要的地位，如医护工作者在患者就诊时进行口头教育、发放宣传手册，或集中进行专题讲座、播放录像，以及定期置办宣传栏和义诊、健康咨询等。②养成良好的行为生活方式：大力倡导"少吃盐、禁烟限酒、合理膳食，适量运动"的健康生活方式。限制食盐摄入量：限盐补钾，每人每日食盐摄入量应控制在 5g 以下。戒烟限酒：动员社区力量如街道、学校、企事业单位、社会团体，充分利用大众媒体如广播、电视、网络，采用多种形式教育人们禁烟或主动戒烟；倡导节制饮酒的良好风尚，控制饮酒量。合理膳食：控制总热量的摄入，以维持理想体重的需要为准，多摄入富含维生素和微量元素的蔬菜水果，避免过多摄入脂肪和胆固醇，饱和脂肪酸摄入不超过总热量的 10%。加强体育锻炼：加强体育锻炼能增强心血管功能，延缓动脉粥样硬化，改善呼吸功能，减轻体重，对预防心脑血管疾病有重要意义。应教育人们根据自身特点，开展各种形式的体育活动，以有氧运动为宜。③预防超重和肥胖：超重和肥胖是心脑血管疾病的危险因素之一，预防超重和肥胖，保持正常体重，对预防心脑血管疾病的发生十分重要。保持正常体重的关键是控制总热能的摄入和增加能量的消耗，主要是通过合理饮食和体育运动来实现。④心理健康指导：开展心理咨询和辅导，帮助人们正确对待各种社会、家庭、工作、学习问题，学会心理调整，提高对社会应激的承受能力。

（2）第二级预防　二级预防是做到早发现、早诊断和早治疗，控制危险因素，以防止心脑血管疾病病情的加重和并发症的发生。主要措施如下。①高危人群筛检：高血压早期无明显症状，患者一般不主动就医，因此，对于 35 岁以上的首诊患者应常规测量血压，以早期发现患者。对有冠心病或动脉粥样硬化家族史者，以及患有高血压、糖尿病、肥胖症者，应定期检查心电图和检测血清胆固醇，以发现早期冠状动脉硬化。②控制危险因素：对于心脑血管疾病的危险因素，应根据具体情况控制血压、血脂、血糖，积极运动，保持乐观稳定的情绪，戒烟限酒，降低体重，合理膳食等。③药物治疗：可靠持续的药物治疗，如应用阿司匹林抗血小板凝聚和释放，改善前列腺素与血栓素化的平衡，预防血栓的形成，降低心肌梗死、脑卒中的发病及死亡风险。

（3）第三级预防　三级预防是指促进患者康复，防治并发症和降低复发率及病死率。心脑血管疾病为慢性病，在积极治疗的基础上，应进行心理和功能上的康复治疗，并定期随访，预防并发症的发生。努力做到使患者病而不残、残而不障，鼓励其参加社会活动，延长寿命，提高生命质量。

（二）糖尿病防制

糖尿病是由于胰岛素分泌不足或（和）胰岛素的作用不足（靶细胞对胰岛素敏感性降低）引起的以高血糖为主要特点的全身代谢紊乱性疾病。截至 2015 年，中国人群的糖尿病患病率为 9.7%，患病人口数超过 1 亿。2015～2017 年的流行病学调查显示，我国 18 岁及以上人群糖尿病患病率为 11.2%。临床上分为 4 型，其中 2 型糖尿病占糖尿病患者的 90% 以上，是预防与健康教育的重点。

1. 糖尿病的危险因素

（1）遗传因素　1 型糖尿病具有遗传易感性。研究显示，2 型糖尿病也有很强的家族聚集性。据国外调查统计，约 35% 的 2 型糖尿病患者的双亲有一方或双方都患有糖尿病。

（2）病毒感染　其一直被认为是可能引发糖尿病发生的启动因子。已知与糖尿病有关的病毒有柯萨奇病毒、腮腺炎病毒、风疹病毒、巨细胞病毒等。

（3）超重与肥胖　是 2 型糖尿病重要的危险因素。2 型糖尿病患者中约 60% 体重超重或肥胖。研究表明，向心性肥胖（腹型肥胖）患者发生糖尿病的危险性最高。若肥胖与家族史结合起来，则协同增加患 2 型糖尿病的危险性。我国 11 省市调查发现，体重指数 $\geqslant 25 \mathrm{kg/m^2}$ 的超重和肥胖者患糖尿病的概率是正常体重者的 2.6 倍。

（4）饮食结构不合理，体力活动不足　高能量饮食、脂肪摄入过多、缺少膳食纤维等可增加糖尿病的发病危险性。缺乏体力活动容易使脂肪在体内积累，也可降低外周组织对胰岛素的敏感性，损害葡萄糖耐量而直接导致糖尿病。

（5）社会经济状况　社会经济状况是 2 型糖尿病发生的一个综合危险因素。发达国家的糖尿病患病率高于发展中国家，即使在不发达的国家，富裕阶层的患病率也明显高于贫穷阶层。

（6）妊娠　有研究表明，患妊娠糖尿病的妇女以后发生显性糖尿病的比例相当高，某 15 年随访研究结果显示，其累积发病率为 35%～40%，且妊娠糖尿病与后代患 2 型糖尿病也有关。

（7）其他　自身免疫，缺乏体力活动，长期的过度紧张以及影响糖代谢的药物如利尿剂、糖皮质激素、类固醇口服避孕药的使用等，也是糖尿病的危险因素。

2. 糖尿病的防制措施

（1）第一级预防　糖尿病的一级预防主要通过健康教育普及糖尿病预防知识，改变人们的不良行为生活方式来实现。①健康教育：世界卫生组织糖尿病专家委员会第二次报告中指出"教育是有效的治疗和医学预防的基础。有效治疗的目的在于争取糖尿病患者短期和长期的身体健康，并有益于医院病床的有效使用和卫生经济的改进。"在人群中开展多种形式的健康教育是糖尿病预防的重要措施。糖尿病教育的内容包括糖尿病基础知识、饮食控制、体育锻炼、降糖药物的使用、低血糖的预防与处理、尿糖和血糖的自我监测等。②保持健康的心理和生活方式：积极参加有益健康的社交活动，保持乐观稳定的情绪，克服各种心理紧张和压力，保持有利于健康的生活方式，戒烟、戒酒，防止和纠正肥胖等。③合理营养与膳食指导：膳食结构要合理，以植物性食物为主，动物性食物为辅；能量来源以粮食为主，避免能量摄入过多，维持理想体重；食物多样，粗细粮搭配，多吃富含膳食纤维的食物；保证蛋白质、碳水化合物、维生素和无机盐的摄入，少吃高脂肪、高糖和高胆固醇食物。④参加适当的体育锻炼：参加适当的体育活动，有助于减肥，降低血糖，提高胰岛素的敏感性，增强器官功能，在心理、生活上有充实感和快乐感。⑤控制高血压及注意药物的使用：对有高血压、高血脂的个体，在控制体重的同时，注意治疗高血压，纠正血脂异常，膳食中特别要注意控制脂肪和食盐的摄入量。

（2）第二级预防　通过体检、医院门诊检查等方式对高危人群进行筛查，及早发现无症状糖尿病患者，及早进行诊断和治疗，以减少和延缓糖尿病的发生。

（3）第三级预防　对已确诊糖尿病的患者应进行综合性治疗，以减少或延缓糖尿病并发症的发生和发展，降低病死率和死亡率，提高患者的生活质量。

（三）恶性肿瘤防制

恶性肿瘤，一般统称为癌症。癌症不是一种单一的疾病，而是一大类多种不同部位的肿瘤的总称。20世纪下半叶以来，世界恶性肿瘤发病率与死亡率均呈上升趋势。恶性肿瘤已经成为当前严重威胁人类健康与生命的常见病、多发病，它给国家、社会和个人带来难以估量的损失。2016年中国肿瘤登记年报显示，全国共有新发肿瘤病例406.4万，新增死亡肿瘤病例241.35万。因此，恶性肿瘤的防治是关系到人类保护生命、提高素质、增进健康的重要工作，是预防医学面临的重要课题。

1. 恶性肿瘤的危险因素　恶性肿瘤是多因素、多阶段、多基因的致病结果，其病因至今尚未完全阐明，但有许多证据表明，恶性肿瘤的发生与一些危险因素有密切关系，主要来自环境和宿主两个方面。

（1）环境因素　环境中的致癌因素主要包括自然环境的物理、化学和生物因素，其中最主要的是化学因素。①化学因素：化学致癌物是指具有诱发肿瘤形成能力的化学物。人类肿瘤80%~85%是由化学致癌物所致。这些致癌物可来自工业、交通和生活污染，也可以来自烟草、食品、药物、饮用水等，不仅种类和数量多，而且人们接触机会多、时间长，与癌症关系密切。②物理因素：与肿瘤发生有关的最主要因素是电离辐射（X线、γ射线）。电离辐射的来源有宇宙射线、土壤、建筑装修材料、核武器以及医用放射线接触等。电离辐射可引起人类多种癌症，如白血病、恶性淋巴瘤、多发性骨髓瘤等。紫外线的过度照射可引起皮肤癌。慢性机械性刺激和外伤性刺激可致组织慢性炎症和非典型增生而诱发组织癌变，如锐齿、齿、错颌牙长期刺激，可发生黏膜白斑、溃疡乃至癌变。③生物因素：恶性肿瘤与病毒、寄生虫等生物因素有关。已证实乙型肝炎病毒和丙型肝炎病毒与肝癌发生有关，人乳头瘤病毒与子宫颈癌发生有关，EB病毒与鼻咽癌有关，血吸虫与大肠癌有关。细菌致癌的较少，目前确认的主要是幽门螺杆菌与胃癌发生有关。

（2）生活行为方式因素　①吸烟：吸烟与肿瘤的关系早已得到确认，吸烟可导致肺癌、口腔癌、舌癌、唇癌、鼻咽癌、喉癌、食道癌、胃癌、膀胱癌、肾癌、子宫颈癌等的发病率升高。吸烟与肺癌关系最为密切，吸烟量、吸烟时间、开始吸烟的年龄和戒烟的年限等与肺癌都有明显的剂量-反应关系。开始吸烟年龄越小，吸烟量越大，发生肺癌的危险性越大，戒烟后肺癌危险度逐渐下降。②饮酒：2%~4%的恶性肿瘤死亡与酗酒有关。酒中含有亚硝胺和多环芳烃等致癌物，长期嗜酒与口腔癌、咽癌、喉癌、食管癌、胃癌和直肠癌有关。若饮酒的同时吸烟，彼此间会有很强的协同作用，使致癌危险大大增加。③饮食：饮食结构不合理和营养失调是引起恶性肿瘤的主要原因。高脂肪、高热量饮食与乳腺癌发生呈正相关，食物中缺乏膳食纤维可使肠癌患病增加。腌制食品及储存过久的蔬菜水果中含有大量亚硝酸盐，在人体胃内可与胺类形成致癌物亚硝胺；食品在煎炸、烟熏、烘烤等烹调过程中会产生大量的多环芳烃化合物，其中含有苯并（a）芘等强致癌物质，都是导致胃癌发生的危险因素。粮油类食物受霉菌污染产生的黄曲霉毒素使肝癌的发病率明显升高。

（3）社会心理因素　社会心理因素与癌症的发生或死亡密切相关，精神刺激和心理紧张因素在恶性肿瘤的发生中起着不可忽视的促进作用。人们在遭受负性生活事件打击后，往往会产生不良情绪如焦虑、抑郁、悲观、失望等，导致大脑功能失调，免疫系统功能减低，恶性肿瘤发生的危险性增高。C型性格者较其他性格的人群容易发生肿瘤，他们过分谨慎、忍让、追求完美，不善于疏泄负性情绪，往往在相同的生活环境中更容易遭受负性生活事件的打击，遭受打击后也更容易产生各种不良情绪反应，从而成为恶性肿瘤的高发人群。

（4）遗传因素　遗传因素在恶性肿瘤的发生过程中起着重要的作用。在接触同一危险的人群中，只有一部分人会发病，这与机体的遗传易感性有密切的关系，包括机体代谢和转化外源性化学致癌物的能力、修复 DNA 损伤的能力、免疫系统的状况以及是否存在某种特定的遗传缺陷等。与遗传因素有密切关系的恶性肿瘤主要有肠癌、乳腺癌、视网膜母细胞瘤、子宫颈癌等，因而这些肿瘤都表现出一定的家族聚集倾向。如我国鼻咽癌的遗传倾向比较明显，欧美国家妇女中常见的乳腺癌约 30% 的病例具有遗传倾向。

2. 恶性肿瘤的防制　WHO 发表的癌症控制方案提出，有 1/3 的癌症是可以预防的；通过早发现、早诊断和早治疗，有 1/3 的癌症是可以治愈的；还有 1/3 的癌症可以通过各种方法减轻痛苦。因此，对肿瘤的防治措施主要是一级预防和二级预防。

（1）第一级预防　一级预防是在人群中开展健康教育，加强环境保护，提倡合理膳食，改变人们不良的行为生活方式等，以预防肿瘤的发生。①加强立法，保护环境：加强劳动保护、环境保护和食品卫生等立法可减少或消除环境中的致癌因素。在政府领导下，通过多个部门合作和社会广泛参与，建立和完善肿瘤信息监测和登记系统，开展环境保护和公共卫生工作。②健康教育，保持健康的生活行为方式：通过多种形式实施健康教育和健康干预，使人们能知晓有关防癌知识，尽量减少接触各种致癌物或致癌前体物，自觉改变不良生活行为方式，如戒烟、限酒；合理膳食，保持营养素摄入均衡，不吃过硬、过烫、发霉的食物，少吃煎炸、烧烤类食物；坚持体育锻炼，增强机体免疫力；保持心理平衡，以积极乐观的心态面对各种生活事件，养成心胸开阔、不斤斤计较、不生闷气的性格；合理使用药物，减少不必要的放射性接触，避免过度日晒和过度劳累等。WHO 提出，通过合理饮食预防癌症的 5 条建议是：避免动物脂肪，增加粗纤维，减少肉食，增加新鲜水果和蔬菜，避免肥胖。③疫苗接种和化学预防：疫苗接种可防止生物因素引起的致癌效应。乙型肝炎病毒感染与肝癌的发生有十分密切的关系，在人群中广泛开展乙肝疫苗的接种，可以有效预防肝癌的发生。宫颈癌疫苗，又称为 HPV 疫苗，通过预防 HPV 病毒感染，进而有效预防了宫颈癌的发病，可防止人体感染疫苗所涵盖的人乳头瘤病毒亚型变异。化学预防可降低致癌物的作用剂量和减少作用时间，阻止致癌化合物形成和吸收，从而防止肿瘤的发生。化学预防剂有维生素类的叶酸及维生素 A、C、E 等，矿物质如硒、钼、钙等。

（2）第二级预防　①癌症自我监护：常见肿瘤的十大前驱症状包括身体任何部位如乳腺、颈部或腹部的肿块，尤其是逐渐增大的无痛性肿块；身体任何部位如舌、颊、皮肤等处非外伤性溃疡，特别是经久不愈的；不正常的出血或分泌物，如中年以上妇女出现不规则阴道流血或分泌物增多；进食时胸骨后闷胀、灼痛、异物感或进行性吞咽困难；久治不愈的干咳，声音嘶哑或痰中带血；长期消化不良、进行性食欲减退、消瘦，又未找出明确原因的；大便习惯改变或有便血；鼻塞、鼻出血、单侧头痛或伴有复视者；赘生物或黑痣突然增大或有破溃、出血，或原有的毛发脱落者；无痛性血尿。上述症状可能是癌症的早期危险信号，一旦出现，应及时就医，做进一步检查。②癌症筛查：对无症状人群进行普查和对高危人群进行筛检，是恶性肿瘤二级预防的有效手段。20 岁以上妇女应推行乳房自我检测，40 岁以上应每年进行 1 次临床检查，45 岁以上应每年进行 1 次 X 线钼靶检查是乳腺癌筛查的重要方法。宫颈脱落细胞涂片检查是筛查宫颈癌的主要方法，有性生活的女性每年做 1 次宫颈脱落细胞涂片检查，连续检查 3 次正常后，由医生酌情决定减少检查频度。40 岁以上的人群应每年进行 1 次直肠指检。50 岁以上人群，特别有家族肿瘤史、家族息肉史、息肉溃疡史及结肠直肠癌病史者，每年进行 1 次大便潜血试验，每隔 3~5 年做 1 次乙状结肠镜检查是早期发现结肠癌、直肠癌的有效方法。③高危人群的监测：对高危人群如癌症高发地区人群、有明显家族史者、有职业接触史者及有癌前病变者，可通过定期检测达到早期发现的目的。如乙型、丙型肝炎患者及肝硬化患者是肝癌的高危人群，应定期进行 B 超检查或甲胎蛋白检验，尽早发现癌变和癌前病变。

（3）第三级预防　采用传统和现代医学相结合、心理和营养疗法等综合手段积极治疗已发生的肿瘤，防止手术后残疾和肿瘤细胞的转移，并尽可能减轻患者痛苦，延长患者寿命。注意肿瘤患者的饮食搭配，营养均衡，给予一定的心理辅导，帮助调整心态，合理锻炼，促进恢复。同时，积极开展肿瘤患者的社区康复工作，使更多的患者获得康复医疗服务。注意临终关怀，提高晚期癌症患者的生存质量。

 知识链接

《健康中国行动——癌症防治实施方案（2019—2022 年）》

基于当前癌症的防治现状，明确到 2022 年，"癌症发病率、死亡率上升趋势得到遏制，总体癌症 5 年生存率比 2015 年提高 3 个百分点"的总体目标及 5 个可量化的工作目标，同时围绕目标要求提出八项主要行动。

1. 实施危险因素控制行动，降低癌症患病风险。
2. 实施癌症防治能力提升行动，完善防治服务体系。
3. 实施癌症信息化行动，健全肿瘤登记制度。
4. 实施早诊早治推广行动，强化筛查长效机制。
5. 实施癌症诊疗规范化行动，提升管理服务水平。
6. 实施中西医结合行动，发挥中医药独特作用。
7. 实施保障救助救治行动，减轻群众就医负担。
8. 实施重大科技攻关行动，加快创新成果转化。

（四）慢性阻塞性肺疾病防制

慢性阻塞性肺疾病（COPD）简称慢阻肺，是以气流受限为特征的慢性呼吸系统疾病，主要包括慢性阻塞性支气管炎和慢性阻塞性肺气肿。随着人口老龄化、吸烟人数的增加以及大气污染，COPD 的发病率也逐年增加。慢阻肺其气流受限不完全可逆、呈进行性发展，与肺脏对吸入烟草、烟雾等有害气体或颗粒的异常炎症反应有关。慢阻肺主要累及肺脏，但也可引起全身（或称肺外）的不良效应。慢阻肺可存在多种合并症。急性加重和合并症影响患者整体疾病的严重程度。

1. 慢性阻塞性肺疾病的危险因素　COPD 的病因比较复杂，目前认为主要的危险因素包括吸烟、空气污染、职业接触粉尘和化学物质、儿童时期频发严重的呼吸系统感染、先天对哮喘易感人群及 α-抗胰蛋白酶缺乏。其中，80%~90% 的 COPD 因吸烟所致（包括主动吸烟和被动吸烟），吸烟量越大、吸烟时间越长、吸烟时烟雾吸入气道内越深、开始吸烟的年龄越早，患 COPD 的危险性越大。除上述因素外，气候变化特别是寒冷空气，自主神经功能失调，老年人性腺及肾上腺功能衰退，维生素缺乏等，对 COPD 的发病也有一定影响。

慢性阻塞性肺疾病的防治包括早期干预、稳定期治疗、急性加重期治疗与呼吸衰竭的抢救，应加强药物、教育、康复等全面医疗。

2. 慢性阻塞性肺疾病的防制

（1）第一级预防　针对高危人群，采取针对性干预措施，减少和消除 COPD 的危险因素，降低 COPD 的发生率。对高危人群强化 COPD 防控知识宣教，提高对该病的知晓率。戒烟是预防 COPD 最重要、最简单易行的手段，可进行临床劝诫、宣传，获得治疗外的社会支持，针对香烟依赖进行治疗。预防和控制职业因素，改善环境卫生，处理工业和生活"三废"，消除大气污染，以降低发病率。积极防治婴幼儿和儿童时期的呼吸系统感染，可能有助于减少成年后 COPD 的发生。加强体育锻炼，增强体质，提高机体的免疫力，可帮助改善机体的一般状况，减少感染的发生，从而降低 COPD 的发生率。

（2）第二级预防　COPD 的早期发现和早期干预重于治疗。应定期进行肺功能监测，在无症状的 COPD 高危人群中定期进行普查，以尽可能早期发现患者并及时予以干预。

（3）第三级预防　利用健康教育提高患者应对疾病的能力和技巧。疾病稳定期采取药物治疗、氧疗、呼吸康复和肺部手术治疗等措施改善症状和（或）减少并发症。对于有症状的患者，支气管扩张剂是重要治疗药物。增强体质，提高抗病能力和预防复发。急性加重期及呼吸衰竭的治疗应根据急性加重程度，结合患者 COPD 的严重程度、合并症情况进行针对性治疗。应以控制感染和祛痰镇咳为主，伴发喘息时，加用解痉平喘药物。

三、慢性非传染性疾病的管理

（一）概述

美国疾病管理协会（Disease Management Association of America，DMAA）对疾病管理的定义是："疾病管理是一个协调医疗保健干预和与患者沟通的系统，它强调患者自我保健的重要性。疾病管理支撑医患关系和保健计划，强调运用循证医学和增强个人能力的策略来预防疾病的恶化，它以持续性地改善个体或全体健康为基准来评估临床、人文和经济方面的效果"。疾病管理是指针对疾病发生、发展的各个阶段来采取不同措施，提供不同服务，即对疾病采取"全程的管理"，以提升人群的健康水平和指数，并从根本上控制医疗保健的成本，节约有限的卫生资源。

慢性非传染性疾病的管理主要依托社区，通过社区医护工作者以生物 - 心理 - 社会医学模式为指导，对慢性病患者采取有计划的个性化指导干预，从而延缓慢性病进程、减少并发症、降低伤残率、延长寿命、提高生活质量、同时降低医疗费用的一种健康管理方法。并发挥中医药在改善临床症状、提高生活质量、防治并发症中的特色和作用，积极应用中医药方法开展各种慢性病患者健康管理服务。同时应加强宣传，使更多的患者愿意接受慢性病管理服务，提高各种慢性病治疗率，延长慢性病患者带病生存时间。

（二）慢性病管理的原则

慢性病管理原则包括以下几方面。以循证为基础；以健康为主导；以人为中心，个体、家庭和群体相结合；以预防保健为重点，防治结合；持续性、综合性的医疗照顾；重视社区参与和自我管理；低成本高效益。

（三）慢性病管理的基本步骤和内容

1. 确定管理对象　主要是检出和发现高血压、糖尿病、COPD、肿瘤患者，纳入慢性病管理范畴。常用途径有以下几种。

（1）门诊筛查　如对辖区内 35 岁及以上常住居民，每年为其免费测量 1 次血压（非同日 3 次测量）；对高血压高危人群建议每半年至少测量 1 次血压。2 型糖尿病高危人群建议每年至少测量 1 次空腹血糖。

（2）社区卫生调查或进行专项慢性病筛查　如农村妇女乳腺癌、宫颈癌专项筛查发现的乳腺癌、宫颈癌患者。

（3）周期性健康体检　如定期或不定期的从业人员健康体检，检出 COPD 患者，特别是无症状

COPD 患者。

2. 建立健康档案　对确诊的慢性病患者应及时建立健康档案，健康档案的内容除一般性项目外，还应针对慢性病的具体病种设定相应的监测项目。主要内容包括：患者的基本信息、现病史、家族史、既往史、用药情况、生活行为（饮食、运动、吸烟、饮酒）等；体检记录、辅助检查、诊断和治疗情况（饮食、运动、药物处方）；随访管理计划及随访记录等。

3. 随访　慢性病随访的内容包括：了解患者病情，评估治疗情况；了解慢性病治疗的效果，包括非药物治疗和药物治疗的执行情况；相关指标的检查和监测；健康教育和患者自我管理指导；高危人群定期体检，及早发现患者。随访复查计划应根据患者病情个体化，同时要取得亲属及家庭的支持与配合。具体随访方式可采取门诊预约、电话联系、家庭访视、集体座谈等多种形式，保证个体化随访的及时性和连续性。

对确诊的 2 型糖尿病患者，每年提供 4 次免费空腹血糖检测，至少进行 4 次面对面随访。对原发性高血压患者，每年要提供至少 4 次面对面的随访。随访内容包括：测量空腹血糖和血压，并评估是否存在危急情况，如出现危急情况或存在不能处理的其他疾病时，须在处理后紧急转诊。对于紧急转诊者，乡镇卫生院、村卫生室、社区卫生服务中心（站）应在 2 周内主动随访转诊情况；若不需紧急转诊，询问上次随访到此次随访期间的症状；测量体重、心率，计算体重指数（BMI），检查足背动脉搏动；询问患者疾病情况和生活方式，包括心脑血管疾病、吸烟、饮酒、运动、主食摄入情况等；了解患者服药情况。

4. 转诊　在慢性病随访中应根据患者的情况及时转诊，需要及时转诊上级医疗机构的情况有：需要获得专科、专用设备的诊断治疗；并发症的出现使诊断和治疗变得复杂化，需要进一步明确诊断和确定治疗方案；缺乏相应治疗药物；缺乏实验室或仪器设备检查；出于患者或家属的焦虑或压力，到相应专家处证实全科医生的诊断和治疗方案；借专家之口向不遵医嘱的患者施加权威影响，使其配合治疗。稳定期 COPD 的防治立足于社区医院，对急性发作、病情严重的 COPD 患者，应由社区医院将患者转诊到相应的三级医院。经治疗病情稳定后再转到社区医院，继续进行治疗、康复、管理。

5. 分类干预　对慢性病进行分类干预，是慢性病管理的重要内容之一。例如高血压和糖尿病分类干预如下。

（1）高血压分类干预　①对血压控制满意（一般高血压患者血压降至 140/90mmHg 以下；≥65 岁老年高血压患者的血压降至 150/90mmHg 以下，如果能耐受，可进一步降至 140/90mmHg 以下；一般糖尿病或慢性肾脏病患者的血压目标可以在 140/90mmHg 基础上再适当降低）、无药物不良反应、无新发并发症或原有并发症无加重的患者，预约下一次随访时间。②对第一次出现血压控制不满意，或出现药物不良反应的患者，结合其服药依从性，必要时增加现用药物剂量、更换或增加不同类的降压药物，2 周内随访。③对连续两次血压控制不满意或药物不良反应难以控制以及出现新的并发症或原有并发症加重的患者，建议其转诊到上级医院，2 周内主动随访转诊情况。④对所有患者进行有针对性的健康教育，与患者一起制定生活方式改进目标并在下一次随访时评估进展。告诉患者出现哪些异常时应立即就诊。

（2）糖尿病分类干预　①对血糖控制满意（空腹血糖值 <7.0mmol/L）、无药物不良反应、无新发并发症或原有并发症无加重的患者，预约下一次随访。②对第一次出现空腹血糖控制不满意（空腹血糖值≥7.0mmol/L）或药物不良反应的患者，结合其服药依从情况进行指导，必要时增加现有药物剂量、更换或增加不同类的降糖药物，2 周时随访。③对连续两次出现空腹血糖控制不满意或药物不良反应难以控制以及出现新的并发症或原有并发症加重的患者，建议其转诊到上级医院，2 周内主动随访转诊情

况。④对所有的患者进行针对性的健康教育，与患者一起制定生活方式改进目标并在下一次随访时评估进展。告诉患者出现哪些异常时应立即就诊。

6. 健康体检　对已经管理的慢性病患者进行全身健康体检和个性化指导。如对原发性高血压患者以及确诊的 2 型糖尿病患者，每年进行 1 次较全面的健康检查，可与随访相结合。内容包括体温、脉搏、呼吸、血压、身高、体重、腰围、皮肤、浅表淋巴结、心脏、肺部、腹部等常规体格检查，并对口腔、视力、听力和运动功能等进行判断。糖尿病患者增加空腹血糖检查。

（四）慢性病患者的自我管理

1. 概念　慢性病患者自我管理是指通过一系列健康教育课程教给患者自我管理所需知识、技能以及和医生交流的技巧，帮助慢性病患者在得到医生更有效的支持下，主要依靠自己解决慢性病给日常生活带来的各种躯体和情绪方面的问题。因为慢性病患者长期与疾病作斗争，熟悉疾病的诊疗、自我保健等全过程，决定了他们自己才是慢性病控制与管理的最佳人选。

慢性病患者自我管理健康教育内容包括：疾病基本知识，自我管理行为如自测血糖、血压、胰岛素注射、服药及合理膳食、不吸烟、体育锻炼等，提升自信心、心理调节技能。近期达到血糖、血压、血脂、体重控制，看病次数减少的目的。长期效果为预防并发症、减少死亡、提高生活质量。

2. 慢性病患者自我管理的理论基础　慢性病患者自我管理的理论基础是自我效能理论。自我效能指个体对自己执行某一特定行为的能力的主观判断，即个体对自己执行某一特定行为并达到预期结果的能力的自信心。自我效能是人类行为动机、健康和个体成就的基础。由于绝大多数慢性病都无法通过临床治疗而治愈，需要患者长期承担对自己所患慢性病的自我管理、自我保健任务。患者要能较好地完成此任务，必须首先掌握自我管理的知识、技能和信心，三者缺一不可。

3. 慢性病患者自我管理的三大任务

（1）医疗或行为管理　照顾自己的健康问题。定期服药或医学检查、锻炼、改变膳食和其他高危行为、使用一些辅助装置等。

（2）角色管理　建立和保持在社会、工作、家庭和朋友中的新角色，从而继续履行自己的责任和义务，正常参加工作、与家人朋友相处等。

（3）情绪管理　处理和应对疾病所带来的各种情绪，妥善处理情绪的变化，如抑郁、焦虑以及恐惧等。

4. 慢性病患者自我管理的五项核心技能

（1）解决问题的技能　在管理疾病的过程中，患者能够认识自身问题所在，能与他人采用适合自己的方法积极尝试解决自身问题并能够帮助他人，一起找到解决问题的方法，并评估用该方法是否有效。

（2）制订决策的技能　学会与医护人员一起制订适合自己的、切实可行的目标、措施和行动计划。

（3）获取和利用资源的技能　知道如何从医疗机构或社区卫生服务机构、图书馆、互联网、家人、朋友等渠道，获取和利用有利于自我管理的支持和帮助。

（4）与卫生服务提供者建立伙伴关系　学会与卫生服务提供者交流沟通、相互理解和尊重、加强联系。最终建立起伙伴关系，共同管理疾病。

（5）目标设定及采取行动的技能　学习如何改变个人的行为，制订行动计划并付诸实施，确保对行动的信心和决心，对采取的行动进行评估，完善自己的行动计划使得更易于实施。

（王　硕）

答案解析

目标检测

一、单项选择题

1. 以下属于甲类传染病的是
   A. 流行性出血热   B. 艾滋病   C. 鼠疫
   D. 菌痢   E. 乙肝

2. 关于传染源的描述，正确的是
   A. 体内有病原体生长、繁殖并且能排出病原体的人和动物
   B. 体内有病原体生长的人
   C. 能排出病原体的人
   D. 受病原体污染的饮用水
   E. 体内有病原体繁殖的人和动物

3. 以下属于影响人群易感性升高的因素是
   A. 新生儿减少   B. 易感人口迁出   C. 传染病流行后免疫人口增加
   D. 免疫人口死亡   E. 预防接种

4. 经饮用水传播的传染病流行特征不包括
   A. 有饮用同一水源史
   B. 季节性明显，多发生在冬季
   C. 若水源经常受到污染，病例可长年不断
   D. 停用污染水源或对水源消毒、净化后，暴发或流行即可平息
   E. 在成年人群中，发病无年龄、性别、职业差别

5. 以下不属于经空气传播的疾病是
   A. 麻疹   B. 水痘   C. 流行性腮腺炎
   D. 结核病   E. 痢疾

6. 疫源地范围的大小取决于
   A. 传染源的活动范围、周围人群的免疫状态和传播途径的特点
   B. 疫源地的消毒情况
   C. 疫源地的地理环境和气候条件
   D. 传染源的数量
   E. 疫源地卫生条件的改善

7. 不属于慢性病特点的是
   A. 慢性病起病比较隐匿，大多数患者起始的症状比较轻微
   B. 慢性病属于比较罕见的疾病
   C. 慢性病的病因比较复杂
   D. 大多数慢性病是可以预防的
   E. 慢性病的预后差，并发症多

8. 针对心脑血管疾病的防治，属于第二级预防措施的是
   A. 开展预防心脑血管疾病的健康教育讲座

B. 养成良好的行为生活方式

C. 保持正常体重

D. 开展心理健康指导

E. 针对高危人群进行筛检

9. 以下不属于 2 型糖尿病危险因素的是

A. 超重、肥胖   B. 体力活动不足

C. 妊娠期糖尿病   D. C 型性格的人

E. 饮食结构不合理

10. 以下属于慢性病患者自我管理的措施有

A. 糖尿病患者居家进行自我血糖监测   B. 高血压患者遵医嘱服用降压药物

C. 恶性肿瘤患者坚持合理膳食   D. 有心脑血管疾病的患者主动戒烟

E. 以上都是

二、简答题

1. 简述传染病的预防控制措施。

2. 简述慢性病管理的基本步骤和内容。

书网融合……

本章小结   微课   题库

第九章　突发公共卫生事件及其应急策略

PPT

◎ 学习目标

　　1. 通过本章学习，重点把握突发公共卫生事件的概念及分类，突发公共卫生事件的报告、应急处理原则，突发公共卫生事件的特征与危害、应急预案内容，突发公共卫生事件的分级与应急处理程序。

　　2. 学会对突发公共卫生事件进行识别及应急处理的能力，具有实事求是、勇于奉献的职业态度。

≫ 情境导入

　　情境描述　2003 年 12 月 23 日 22 时，重庆市某县境内的某矿 16 号井在起钻时突然发生井喷，富含硫化氢（高于正常值 6000 倍）和二氧化碳的天然气喷至 30 米高。23 时 30 分，当地政府获知，开始组织疏散井场外围人员及周边群众，事发地方圆 5 公里内的 4.1 万多名群众被疏散到安全地带。25 日 19 时 10 分左右，国家安全生产监督管理局组成的调查组抵达，进行现场处置。本次事故死亡 243 人，6000 多人中毒，近 10 万人受灾。

　　讨论　1. 这起事件有什么特点？

　　　　　2. 在此类事件中，医疗卫生机构和医护工作者应做哪些工作？

　　突发公共卫生事件不仅直接威胁公众身心健康，而且还会极大地危及社会经济发展和社会的安定，已日益成为社会普遍关注的热点问题。建立和完善突发公共卫生事件应急机制，制定、宣传和落实针对性的突发公共卫生事件应急预案，是保障人民群众健康和社会安定的重要手段。

第一节　突发公共卫生事件概述

　　2003 年 5 月 7 日国务院公布施行《突发公共卫生事件应急条例》，标志着我国突发公共卫生事件应急处理工作纳入法制化轨道。突发公共卫生事件是指突然发生，造成或者可能造成社会公众健康严重损害的重大传染病疫情、群体性不明原因疾病、重大食物和职业中毒以及其他严重影响公众健康的事件。

一、突发公共卫生事件的特征与危害 ⓔ微课

（一）突发公共卫生事件的特征

　　1. 突发性　突发公共卫生事件都是突然发生、突如其来的。一般来讲，突发公共卫生事件的发生是不易预测的，但突发公共卫生事件的发生和转归也具有一定的规律性。如传染性非典型肺炎。

　　2. 公共属性　突发公共卫生事件所危及的对象，不是特定的人，而是不特定的社会群体。所有事件发生时在事件影响范围内的人都有可能受到伤害。

　　3. 危害的严重性　突发公共卫生事件可能对公众健康和生命安全、社会经济发展、生态环境等造成不同程度的危害，这种危害既可以是对社会造成的即时性严重损害，也可以是从发展趋势看对社会造

成严重影响的事件。

4. 复杂性 事件的性质和原因有时难以立刻判别，而且常与违法行为、违章操作、责任心不强等有直接关系。

5. 处理的综合性和系统性 许多突发公共卫生事件不仅仅是一个公共卫生的问题，还是一个社会问题，需要各有关部门共同努力，甚至全社会都要动员起来参与这项工作。突发公共卫生事件的处理涉及多系统、多部门，政策性很强，因此，必须在政府的领导下，才能最终恰当应对，将其危害降低到最低程度。

（二）突发公共卫生事件的危害

1. 直接危及公众健康和生命安全 发生在 1918 年的"西班牙流感"，致使数千万人在流感中死亡，受这次流感的影响，美国人的平均寿命下降了 10 岁。

2. 对公众心理产生负面影响 突发公共卫生事件发生突然，危害重大，常常超出人们正常的心理准备，容易造成强烈刺激，引起焦虑、神经症、忧郁、恐慌等严重心理问题。如 2008 年四川汶川地震造成周围一些地区人群的恐慌。

3. 影响经济发展和国家安全 突发公共卫生事件不仅仅是一个公共卫生领域的问题，而且是一个社会问题。突发公共卫生事件的影响涉及交通运输、教育秩序、商品销售、旅游、餐饮服务等领域，同时，政府能否及时有效地控制突发公共卫生事件，也关系到政府的国际形象甚至影响国家安全。如 2003 年在抗击传染性非典型肺炎的战斗中，我国旅游业遭受重创。据估计，传染性非典型肺炎流行给香港造成 10 亿美元的损失。

💡 知识链接

　　美国纽约医学会研究发现：9.7% 的纽约人在"9·11"事件后的 1～2 个月内表现出临床抑郁症状，7.5% 的人经历了创伤后应激障碍，预示大约 100 万纽约人在恐怖袭击后数周内表现了精神障碍。

　　精神病医师们称：在每年 9 月，他们将为更多的焦虑、抑郁和滥用药品的人提供精神心理治疗。这是历史上规模最大的"群体性突发心理疾病"。

二、突发公共卫生事件的分类与分级

（一）突发公共卫生事件的分类

1. 重大传染病疫情 是指传染病在集中的时间、地点发生，导致大量的传染病患者出现，其发病率远远超过平常的发病水平。这些传染病包括《传染病防治法》规定的 3 类 39 种法定传染病；卫生部根据需要决定并公布列入乙类、丙类传染病的其他传染病；省、自治区、直辖市人民政府决定并公布的按照乙类、丙类传染病管理的其他传染病。比如：1988 年，在上海发生的甲型肝炎暴发；2004 年青海发生的鼠疫疫情等。

2. 群体性不明原因疾病 是指在一定时间内，某个相对集中的区域内同时或者相继出现多个共同临床表现患者，又暂时不能明确诊断的疾病。这种疾病可能是传染病，可能是群体性癔症，也可能是某种中毒。典型案例如传染性非典型肺炎疫情发生之初，对其病原、发病机制、诊断标准、流行途径等认识不清，随着科学研究的深入，才逐步认识到其病原体是由冠状病毒的一种变种所引起。

3. 重大食物和职业中毒事件 中毒人数超过 30 人或出现死亡 1 例以上的食物和饮水中毒；短期内 3 人以上或死亡 1 例以上的职业中毒。如 2002 年 9 月南京市汤山镇发生一起特大投毒案，造成 395 人中毒，死亡 42 人。

4. 其他严重影响公众健康的事件 如新发传染性疾病；自然灾害、药品或免疫接种引起的群体性反应或死亡事件；严重威胁公众健康的水、环境、食品污染和放射性、有毒有害化学性物质丢失、泄漏等；生物、化学、核辐射等恐怖袭击事件；有潜在威胁的传染病动物宿主、媒介生物发生异常；学生因意外事故自杀或他杀出现 1 例以上的死亡以及上级卫生行政部门临时规定的其他重大公共卫生事件。如2005 年 11 月某石化分公司双苯厂的一化工车间发生爆炸致 5 人死亡 1 人失踪，70 人受伤。

（二）突发公共卫生事件的分级

根据突发公共卫生事件性质、危害程度、涉及范围，在 2006 年的《国家突发公共卫生事件应急预案》中将之划分为特别重大（Ⅰ级）、重大（Ⅱ级）、较大（Ⅲ级）和一般（Ⅳ级）四级，依次用红色、橙色、黄色和蓝色进行预警。

1. 特别重大突发公共卫生事件（Ⅰ级） 有下列情形之一的为特别重大突发公共卫生事件（Ⅰ级）。

（1）肺鼠疫、肺炭疽在大、中城市发生并有扩散趋势，或肺鼠疫、肺炭疽疫情波及 2 个以上的省份，并有进一步扩散趋势。

（2）发生传染性非典型肺炎、人感染高致病性禽流感病例，并有扩散趋势。

（3）涉及多个省份的群体性不明原因疾病，并有扩散趋势。

（4）发生新传染病或我国尚未发现的传染病发生或传入，并有扩散趋势，或发现我国已消灭的传染病重新流行。

（5）发生烈性病菌株、毒株、致病因子等丢失事件。

（6）周边以及与我国通航的国家和地区发生特大传染病疫情，并出现输入性病例，严重危及我国公共卫生安全的事件。

（7）国务院卫生行政部门认定的其他特别重大突发公共卫生事件。

2. 重大突发公共卫生事件（Ⅱ级） 有下列情形之一的为重大突发公共卫生事件（Ⅱ级）。

（1）在一个县（市）行政区域内，一个平均潜伏期内（6 天）发生 5 例以上肺鼠疫、肺炭疽病例；或者相关联的疫情波及 2 个以上的县（市）。

（2）发生传染性非典型肺炎、人感染高致病性禽流感疑似病例。

（3）腺鼠疫发生流行，在一个市（地）行政区域内，一个平均潜伏期内多点连续发病 20 例以上，或流行范围波及 2 个以上市（地）。

（4）霍乱在一个市（地）行政区域内流行，1 周内发病 30 例以上，或波及 2 个以上市（地），有扩散趋势。

（5）乙类、丙类传染病波及 2 个以上县（市），1 周内发病水平超过前 5 年同期平均发病水平 2 倍以上。

（6）我国尚未发现的传染病发生或传入，尚未造成扩散。

（7）发生群体性不明原因疾病，扩散到县（市）以外的地区。

（8）发生重大医源性感染事件。

（9）预防接种或群体预防性服药出现人员死亡。

（10）一次食物中毒人数超过 100 人并出现死亡病例，或出现 10 例以上死亡病例。

（11）一次发生急性职业中毒 50 人以上，或死亡 5 人以上。

（12）境内外隐匿运输、邮寄烈性生物病原体、生物毒素造成我境内人员感染或死亡的。

（13）省级以上人民政府卫生行政部门认定的其他重大突发公共卫生事件。

3. 较大突发公共卫生事件（Ⅲ级）　有下列情形之一的为较大突发公共卫生事件（Ⅲ级）。

（1）发生肺鼠疫、肺炭疽病例，一个平均潜伏期内病例数未超过5例，流行范围在一个县（市）行政区域以内。

（2）腺鼠疫发生流行，在一个县（市）行政区域内，一个平均潜伏期内连续发病10例以上，或波及2个以上县（市）。

（3）霍乱在一个县（市）行政区域内发生，1周内发病10～29例，或波及2个以上县（市），或市（地）级以上城市的市区首次发生。

（4）1周内在一个县（市）行政区域内，乙、丙类传染病发病水平超过前5年同期平均发病水平1倍以上。

（5）在一个县（市）行政区域内发现群体性不明原因疾病。

（6）一次食物中毒人数超过100人，或出现死亡病例。

（7）预防接种或群体预防性服药出现群体心因性反应或不良反应。

（8）一次发生急性职业中毒10～49人，或死亡4人以下。

（9）市（地）级以上人民政府卫生行政部门认定的其他较大突发公共卫生事件。

4. 一般突发公共卫生事件（Ⅳ级）　有下列情形之一的为一般突发公共卫生事件（Ⅳ级）。

（1）腺鼠疫在一个县（市）行政区域内发生，一个平均潜伏期内病例数未超过10例。

（2）霍乱在一个县（市）行政区域内发生，1周内发病9例以下

（3）一次食物中毒人数30～99人，未出现死亡病例。

（4）一次发生急性职业中毒9人以下，未出现死亡病例。

（5）县级以上人民政府卫生行政部门认定的其他一般突发公共卫生事件。

三、突发公共卫生事件的应急预案

国务院卫生行政主管部门按照分类指导、快速反应的要求，制定全国突发公共卫生事件应急预案，报请国务院批准。省、自治区、直辖市人民政府根据全国突发公共卫生事件应急预案，结合本地实际情况，制定本行政区域的突发公共卫生事件应急预案。全国突发公共卫生事件应急预案应当包括以下主要内容。

（1）突发公共卫生事件应急处理指挥部的组成和相关部门的职责。

（2）突发公共卫生事件的监测与预警。

（3）突发公共卫生事件信息的收集、分析、报告、通报制度。

（4）突发公共卫生事件应急处理技术和监测机构及其任务。

（5）突发公共卫生事件的分级和应急处理工作方案。

（6）突发公共卫生事件预防、现场控制，应急设施、设备、救治药品和医疗器械以及其他物资和技术的储备与调度。

（7）突发公共卫生事件应急处理专业队伍的建设和培训。

第二节　突发公共卫生事件的报告与应急处理

一、突发公共卫生事件的报告

（一）责任报告单位和责任报告人

1. 责任报告单位　包括县以上各级人民政府卫生行政部门指定的突发公共卫生事件监测机构；各

级、各类医疗卫生机构；卫生行政部门；县级以上地方人民政府；其他有关单位，主要包括发生突发公共卫生事件的单位、与群众健康和卫生保健工作密切相关的机构，如检验检疫机构、食品药品监督管理机构、环境保护监测机构、教育机构等。

2. 责任报告人　包括执行职务的各级、各类医疗卫生机构的工作人员和个体开业医生。

（二）报告内容

1. 事件信息　信息报告主要内容包括事件名称、事件类别、发生时间、地点、涉及的地域范围、人数、主要症状与体征、可能的原因、已经采取的措施、事件的发展趋势、下步工作计划等。具体内容见《突发公共卫生事件相关信息报告卡》。

2. 事件发生、发展、控制过程信息　分为初次报告、进程报告、结案报告。

（三）报告方式、时限和程序

获得突发公共卫生事件相关信息的责任报告单位和责任报告人，应当在 2 小时内以电话或传真等方式向属地卫生行政部门指定的专业机构报告，具备网络直报条件的同时进行网络直报，直报的信息由指定的专业机构审核后进入国家数据库。不具备网络直报条件的责任报告单位和责任报告人，应采用最快的通讯方式将《突发公共卫生事件相关信息报告卡》报送属地卫生行政部门指定的专业机构，接到《突发公共卫生事件相关信息报告卡》的专业机构，应对信息进行审核，确定真实性，2 小时内进行网络直报，同时以电话或传真等方式报告同级卫生行政部门。

接到突发公共卫生事件相关信息报告的卫生行政部门应当尽快组织有关专家进行现场调查，如确认为实际发生突发公共卫生事件，应根据不同的级别，及时组织采取相应的措施，并在 2 小时内向本级人民政府报告，同时向上一级人民政府卫生行政部门报告。如尚未达到突发公共卫生事件标准的，由专业防治机构密切跟踪事态发展，随时报告事态变化情况。

二、突发公共卫生事件的应急处理原则

突发公共卫生事件应急处置工作，是运用"三级预防"的理念，通过有组织地实施预防控制策略，有效地防止突发公共卫生事件的发生和发展，防患于未然，以减少或消除其危害程度，保障公众健康。应急处理原则如下。

1. 预防为主，常备不懈　提高全社会对突发公共卫生事件的防范意识，落实各项防范措施，做好人员、技术、物资和设备的应急储备工作。对各类可能引发突发公共卫生事件的情况要及时进行分析、预警，做到早发现、早报告、早处理。

2. 统一领导，分级负责　根据突发公共卫生事件的范围、性质和危害程度，对突发公共卫生事件实行分级管理。各级人民政府负责突发公共卫生事件应急处理的统一领导和指挥，各有关部门按照预案规定，在各自的职责范围内做好突发公共卫生事件应急处理的有关工作。

3. 依法规范，措施果断　地方各级人民政府和卫生行政部门要按照相关法律、法规和规章的规定，完善突发公共卫生事件应急体系，建立健全系统规范的突发公共卫生事件应急处理工作制度，对突发公共卫生事件和可能发生的公共卫生事件做出快速反应，及时、有效开展监测、报告和处理工作。

4. 依靠科学，加强合作　突发公共卫生事件应急工作要充分尊重和依靠科学，要重视开展防范和处理突发公共卫生事件的科研和培训，为突发公共卫生事件应急处理提供科技保障。各有关部门和单位要通力合作、资源共享，广泛组织、动员公众参与突发公共卫生事件的应急处理，有效应对突发公共卫生事件。

三、突发公共卫生事件的应急处理程序

突发公共卫生事件应急处理方式是"边调查、边处理、边抢救、边核实",确保有效控制事态发展。一旦发生突发公共卫生事件,应按如下流程开展工作进行应对。

(一) 应急指挥机构的建立

突发事件发生后,国务院设立全国突发事件应急处理指挥部,由国务院有关部门和军队有关部门组成,国务院主管领导人担任总指挥,负责对全国突发事件应急处理的统一领导、统一指挥。

突发事件发生后,省、自治区、直辖市人民政府成立地方突发事件应急处理指挥部,省、自治区、直辖市人民政府主要领导人担任总指挥,负责领导、指挥本行政区域内突发事件应急处理工作。县级以上地方人民政府卫生行政主管部门,具体负责组织突发事件的调查、控制和医疗救治工作。

(二) 应急预案的启动

突发事件发生后,卫生行政主管部门应当组织专家对突发事件进行综合评估,初步判断突发事件的类型,提出是否启动突发事件应急预案的建议。在全国范围内或者跨省、自治区、直辖市范围内启动全国突发事件应急预案,由国务院卫生行政主管部门报国务院批准后实施。省、自治区、直辖市启动突发事件应急预案,由省、自治区、直辖市人民政府决定,并向国务院报告。

(三) 各医疗卫生机构分工合作

突发公共卫生事件发生后,各级医疗卫生机构分工合作,把突发事件带来的健康损害降到最低。主要工作职责包括开展患者接诊、收治和转运工作,实行重症和普通患者分开管理,对疑似患者及时排除或确诊;协助疾控机构人员开展标本的采集、流行病学调查工作;做好医院内现场控制、消毒隔离、个人防护、医疗垃圾和污水处理工作,防止院内交叉感染和污染,并做好传染病和中毒患者的报告;对群体性不明原因疾病和新发传染病做好病例分析与总结,积累诊断治疗的经验;重大中毒事件,按照现场救援、患者转运、后续治疗相结合的原则进行处置;开展科研与国际交流:开展与突发事件相关的诊断试剂、药品、防护用品等方面的研究,开展国际合作,加快病源查询和病因诊断。对因突发公共卫生事件而引起身体伤害的患者,任何医疗机构不得拒绝接诊。

💡 **知识链接**

　　《突发公共卫生事件应急条例》中医疗机构法律责任医疗卫生机构有下列行为之一的,由卫生行政主管部门责令改正、通报批评、给予警告;情节严重的,吊销《医疗机构执业许可证》;对主要负责人、负有责任的主管人员和其他直接责任人员依法给予降级或者撤职的纪律处分;造成传染病传播、流行或者对社会公众健康造成其他严重危害后果,构成犯罪的,依法追究刑事责任。

　　1. 未依照本条例的规定履行报告职责,隐瞒、缓报或者谎报的。

　　2. 未依照本条例的规定及时采取控制措施的。

　　3. 未依照本条例的规定履行突发事件监测职责的。

　　4. 拒绝接诊患者的。

　　5. 拒不服从突发事件应急处理指挥部调度的。

(四) 现场控制与调查处理

1. 现场标识和现场分区　在突发事件现场,常会根据实际情况设置现场标识和划分不同功能区域。

现场标识包括临时警示线和警示标识。根据引起突发事件的危害源性质、现场周边环境、气象条件及人口分布等因素，事件现场危险区域一般可 分为热区、温区和冷区三类。

2. 现场医疗救援 突发事件发生后常有大批伤病员需立即进行救治，最先到达现场的医护人员及急救车应立即自动担负起早期医疗救治任务，并协助指挥，尽快设法启动当地救援医疗系统（EMS），待当地医疗应急指挥或卫生主管部门负责人员到达后，最先到达的医护人员应主动向他们报告事件情况、伤病员的伤情并服从他们的统一指挥。事故现场高效、正确的指挥及有条不紊的抢救秩序比少数医护人员埋头治疗个别伤病员更为重要。

现场专业医疗救援的任务主要有三条。

（1）迅速对伤病员进行检伤分类，找出生命受到威胁的危重伤病员并紧急处置其致命伤。

（2）保持危重伤病员的气道通畅、供氧、维持其血液循环，满足基本生命需要。

（3）迅速安全地将所有伤病员疏散、转运到具有救治能力的医院。围绕上述三项救援任务，根据事件情况、伤病员的伤情及现场可利用的医疗资源，紧急制订现场救援方案，并在现场医疗指挥监督下严格执行，这是救援成功的前提保证。

3. 现场调查与处理 是指针对疾病暴发或流行等突发公共卫生事件所开展的流行病学或卫生学调查。根据现场调查结果如疾病的传染源或危害源、传播或危害途径以及疾病特征，及时确定应采取的针对性预防控制措施，包括消除传染源或危害源、减少与暴露因素的接触、防止进一步暴露、保护易感或高危人群，最终达到控制、终止暴发或流行的目的。

现场调查和处理方法主要包括组织准备、建立病例定义、核实病例诊断、核实病例数、确定暴发或流行的存在、描述性"三间分布"、建立假设并验证假设、采取控制措施、完善现场调查和书面报告等步骤。

（五）应急反应的终止及善后处理

突发公共卫生事件应急反应的终止需符合以下条件：突发公共卫生事件隐患或相关危险因素消除，或末例传染病病例发生后经过最长潜伏期无新的病例出现。

特别重大突发公共卫生事件由国务院卫生行政部门组织有关专家进行分析论证，提出终止应急反应的建议，报国务院或全国突发公共卫生事件应急指挥部批准后实施。特别重大以下突发公共卫生事件由地方各级人民政府卫生行政部门组织专家进行分析论证，提出终止应急反应的建议，报本级人民政府批准后实施，并向上一级人民政府卫生行政部门报告。上级人民政府卫生行政部门要根据下级人民政府卫生行政部门的请求，及时组织专家对突发公共卫生事件应急反应的终止的分析论证提供技术指导和支持。

突发公共卫生事件应急反应结束后，根据突发公共卫生事件性质及工作需要，参与事件处置的医疗卫生应急机构和政府有关职能部门，应及时在本级人民政府的领导下，组织有关人员对突发公共卫生事件的处理情况进行评估，并完成责任追究、奖励、抚恤和补助、征用物资、劳务的补偿等善后处理工作。

（陈媛玲）

目标检测

答案解析

一、单项选择题

1. 在突发公共卫生事件的范围中，应除外

A. 重大食物中毒

B. 重大职业中毒

C. 重大传染病疫情

D. 重大非传染性疾病

E. 群体性不明原因疾病

2. 突发公共卫生事件分为（　　）级

A. 1　　　　　　　　B. 2　　　　　　　　C. 3

D. 4　　　　　　　　E. 5

3. 不属于突发公共卫生事件特征的是

A. 个体性　　　　　B. 突发性　　　　　C. 社会危害严重性

D. 公共属性　　　　E. 意外性

4. 下列属于通常所指的突发公共卫生事件范畴的是

A. 自然灾害

B. 有害因素污染造成的群体急性中毒

C. 人为因素造成的伤亡

D. 恐怖活动

E. 环境污染引起的慢性损害

5. 突发公共卫生事件应急处理方式是

A. 边调查、边处理、边上报、边抢救

B. 边抢救、边处理、边上报、边核实

C. 边调查、边处理、边抢救、边核实

D. 边调查、边核实、边上报、边抢救

E. 边处理、边上报、边调查、边核实

6. 目前我国突发公共卫生事件监测与报告信息管理的常用方式是

A. 监测报告　　　　B. 信息管理　　　　C. 网络直报

D. 信息报告　　　　E. 电话报告

7. 进行突发公共卫生事件现场调查时首先要做的工作是

A. 核实诊断　　　　B. 开展实地调查　　C. 结论报告

D. 现场预防　　　　E. 现场讨论

8. 发生群体不明原因疾病的责任报告单位和报告人应在多长时间内报告

A. 2 小时　　　　　B. 6 小时　　　　　C. 12 小时

D. 24 小时　　　　E. 48 小时

9. 尚未明确是否具有传染性的群体不明原因疾病处置方式中，应先按何种疾病进行救治

A. 传染病　　　　　B. 感染病　　　　　C. 食物中毒

D. 急性化学中毒　　E. 一般事故

二、简答题

1. 简述突发公共卫生事件的定义、特征与危害。

2. 简述突发公共卫生事件的应急处理原则。

3. 简述突发公共卫生事件的应急处理程序。

书网融合……

本章小结

微课

题库

附录　常用统计数据表

附表1　标准正态分布曲线下的面积，$\Phi(-u)$ 值

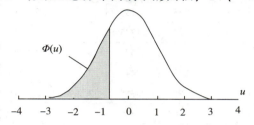

u	0.00	0.01	0.02	0.03	0.04.	0.05	0.06	0.07	0.08	0.09
−3.0	0.0013	0.0013	0.0013	0.0012	0.0012	0.0011	0.0011	0.0011	0.0010	0.0010
−2.9	0.0019	0.0018	0.0018	0.0017	0.0016	0.0016	0.0015	0.0015	0.0014	0.0014
−2.8	0.0026	0.0025	0.0024	0.0023	0.0023	0.0022	0.0021	0.0021	0.0020	0.0019
−2.7	0.0035	0.0034	0.0033	0.0032	0.0031	0.0030	0.0029	0.0028	0.0027	0.0026
−2.6	0.0047	0.0045	0.0044	0.0043	0.0041	0.0040	0.0039	0.0038	0.0037	0.0036
−2.5	0.0062	0.0060	0.0059	0.0057	0.0055	0.0054	0.0052	0.0051	0.0049	0.0048
−2.4	0.0082	0.0080	0.0078	0.0075	0.0073	0.0071	0.0069	0.0068	0.0066	0.0064
−2.3	0.0107	0.0104	0.0102	0.0099	0.0096	0.0094	0.0091	0.0089	0.0087	0.0084
−2.2	0.0139	0.0136	0.0132	0.0129	0.0125	0.0122	0.0119	0.0116	0.0113	0.0110
−2.1	0.0179	0.0174	0.0170	0.0166	0.0162	0.0158	0.0154	0.0150	0.0146	0.0143
−2.0	0.0228	0.0222	0.0217	0.0212	0.0207	0.0202	0.0197	0.0192	0.0188	0.0183
−1.9	0.0287	0.0281	0.0274	0.0268	0.0262	0.0256	0.0250	0.0244	0.0239	0.0233
−1.8	0.0359	0.0351	0.0344	0.0336	0.0329	0.0322	0.0314	0.0307	0.0301	0.0294
−1.7	0.0446	0.0436	0.0427	0.0418	0.0409	0.0401	0.0392	0.0384	0.0375	0.0367
−1.6	0.0548	0.0537	0.0526	0.0516	0.0505	0.0495	0.0485	0.0475	0.0465	0.0455
−1.5	0.0668	0.0655	0.0643	0.0630	0.0618	0.0606	0.0594	0.0582	0.0571	0.0559
−1.4	0.0808	0.0793	0.0778	0.0764	0.0749	0.0735	0.0721	0.0708	0.0694	0.0681
−1.3	0.0968	0.0951	0.0934	0.0918	0.0901	0.0885	0.0869	0.0853	0.0838	0.0823
−1.2	0.1151	0.1131	0.1112	0.1093	0.1075	0.1056	0.1038	0.1020	0.1003	0.0985
−1.1	0.1357	0.1335	0.1314	0.1292	0.1271	0.1251	0.1230	0.1210	0.1190	0.1170
−1.0	0.1587	0.1562	0.1539	0.1515	0.1492	0.1469	0.1446	0.1423	0.1401	0.1379
−0.9	0.1841	0.1814	0.1788	0.1762	0.1736	0.1711	0.1685	0.1660	0.1635	0.1611
−0.8	0.2119	0.2090	0.2061	0.2033	0.2005	0.1977	0.1949	0.1922	0.1894	0.1867
−0.7	0.2420	0.2389	0.2358	0.2327	0.2296	0.2266	0.2236	0.2206	0.2177	0.2148
−0.6	0.2743	0.2709	0.2676	0.2643	0.2611	0.2578	0.2546	0.2514	0.2483	0.2451
−0.5	0.3085	0.3050	0.3015	0.2981	0.2946	0.2912	0.2877	0.2843	0.2810	0.2776
−0.4	0.3446	0.3409	0.3372	0.3336	0.3300	0.3264	0.3228	0.3192	0.3156	0.3121
−0.3	0.3821	0.3783	0.3745	0.3707	0.3669	0.3632	0.3594	0.3557	0.3520	0.3483
−0.2	0.4207	0.4186	0.4129	0.4090	0.4052	0.4013	0.3974	0.3936	0.3897	0.3859
−0.1	0.4602	0.4562	0.4522	0.4483	0.4443	0.4404	0.4364	0.4325	0.4286	0.4247
−0.0	0.5000	0.4960	0.4920	0.4880	0.4840	0.4801	0.4761	0.4721	0.4681	0.4641

注：$\Phi(u) = 1 - \Phi(-u)$

附表2　t值表

自由度 v	概率，P								
	双侧： 0.50	0.20	0.10	0.05	0.02	0.01	0.005	0.002	0.001
	单侧： 0.25	0.10	0.05	0.025	0.01	0.005	0.0025	0.001	0.0005
1	1.000	3.078	6.314	12.706	31.821	63.657	127.321	318.309	636.619
2	0.816	1.886	2.920	4.303	6.965	9.925	14.089	22.327	31.599
3	0.765	1.638	2.353	3.182	4.541	5.841	7.453	10.215	12.924
4	0.741	1.533	2.132	2.776	3.747	4.604	5.598	7.173	8.610
5	0.727	1.476	2.015	2.571	3.365	4.032	4.773	5.893	6.869
6	0.718	1.440	1.943	2.447	3.143	3.707	4.317	5.208	5.959
7	0.711	1.415	1.895	2.365	2.998	3.499	4.029	4.785	5.408
8	0.706	1.397	1.860	2.306	2.896	3.355	3.833	4.501	5.041
9	0.703	1.383	1.833	2.262	2.821	3.250	3.690	4.297	4.781
10	0.700	1.372	1.812	2.228	2.764	3.169	3.581	4.144	4.587
11	0.697	1.363	1.796	2.201	2.718	3.106	3.497	4.025	4.437
12	0.695	1.356	1.782	2.179	2.681	3.055	3.428	3.930	4.318
13	0.694	1.350	1.771	2.160	2.650	3.012	3.372	3.852	4.221
14	0.692	1.345	1.761	2.145	2.624	2.977	3.326	3.787	4.140
15	0.691	1.341	1.753	2.131	2.602	2.947	3.286	3.733	4.073
16	0.690	1.337	1.746	2.120	2.583	2.921	3.252	3.686	4.015
17	0.689	1.333	1.740	2.110	2.567	2.898	3.222	3.646	3.965
18	0.688	1.330	1.734	2.101	2.552	2.878	3.197	3.610	3.922
19	0.688	1.328	1.729	2.093	2.539	2.861	3.174	3.579	3.883
20	0.687	1.325	1.725	2.086	2.528	2.845	3.153	3.552	3.850
21	0.686	1.323	1.721	2.080	2.518	2.831	3.135	3.527	3.819
22	0.686	1.321	1.717	2.074	2.508	2.819	3.119	3.505	3.792
23	0.685	1.319	1.714	2.069	2.500	2.807	3.104	3.485	3.768
24	0.685	1.318	1.711	2.064	2.492	2.797	3.091	3.467	3.745
25	0.684	1.316	1.708	2.060	2.485	2.787	3.078	3.450	3.725
26	0.684	1.315	1.706	2.056	2.479	2.779	3.067	3.435	3.707
27	0.684	1.314	1.703	2.052	2.473	2.771	3.057	3.421	3.690
28	0.683	1.313	1.701	2.048	2.467	2.763	3.047	3.408	3.674
29	0.683	1.311	1.699	2.045	2.462	2.756	3.038	3.396	3.659
30	0.683	1.310	1.697	2.042	2.457	2.750	3.030	3.385	3.646
31	0.682	1.309	1.696	2.040	2.453	2.744	3.022	3.375	3.633
32	0.682	1.309	1.694	2.037	2.449	2.738	3.015	3.365	3.622
33	0.682	1.308	1.692	2.035	2.445	2.733	3.008	3.356	3.611
34	0.682	1.307	1.091	2.032	2.441	2.728	3.002	3.348	3.601
35	0.682	1.306	1.690	2.030	2.438	2.724	2.996	3.340	3.591
36	0.681	1.306	1.688	2.028	2.434	2.719	2.990	3.333	3.582
37	0.681	1.305	1.687	2.026	2.431	2.715	2.985	3.326	3.574
38	0.681	1.304	1.686	2.024	2.429	2.712	2.980	3.319	3.566

续表

自由度 v		概率，P								
	双侧：	0.50	0.20	0.10	0.05	0.02	0.01	0.005	0.002	0.001
	单侧：	0.25	0.10	0.05	0.025	0.01	0.005	0.0025	0.001	0.0005
39		0.681	1.304	1.685	2.023	2.426	2.708	2.976	3.313	3.558
40		0.681	1.303	1.684	2.021	2.423	2.704	2.971	3.307	3.551
50		0.679	1.299	1.676	2.009	2.403	2.678	2.937	3.261	3.496
60		0.679	1.296	1.671	2.000	2.390	2.660	2.915	3.232	3.460
70		0.678	1.294	1.667	1.994	2.381	2.648	2.899	3.211	3.436
80		0.678	1.292	1.664	1.990	2.374	2.639	2.887	3.195	3.416
90		0.677	1.291	1.662	1.987	2.368	2.632	2.878	3.183	3.402
100		0.677	1.290	1.660	1.984	2.364	2.626	2.871	3.174	3.390
200		0.676	1.286	1.653	1.972	2.345	2.601	2.839	3.131	3.340
500		0.675	1.283	1.648	1.965	2.334	2.586	2.820	3.107	3.310
1000		0.675	1.282	1.646	1.962	2.330	2.581	2.813	3.098	3.300
∞		0.6745	1.2816	1.6449	1.9600	2.3263	2.5758	2.8070	3.0902	3.2905

n	X													
	0	1	2	3	4	5	6	7	8	9	10	11	12	13
1	0 – 98													
	0 – 100													
2	0 – 84	1 – 99												
	0 – 93	0 – 100												
3	0 – 71	1 – 91	9 – 99											
	0 – 83	0 – 96	4 – 100											
4	0 – 60	1 – 81	7 – 93											
	0 – 73	0 – 89	3 – 97											
5	0 – 52	1 – 72	5 – 85	15 – 95										
	0 – 65	0 – 81	2 – 92	8 – 98										
6	0 – 46	0 – 64	4 – 78	12 – 88										
	0 – 59	0 – 75	2 – 86	7 – 93										
7	0 – 41	0 – 58	4 – 71	10 – 82	18 – 90									
	0 – 53	0 – 68	2 – 80	6 – 88	12 – 94									
8	0 – 37	0 – 53	3 – 65	9 – 76	16 – 84									
	0 – 48	0 – 63	1 – 74	5 – 83	10 – 90									
9	0 – 34	0 – 48	3 – 60	7 – 70	14 – 79	21 – 86								
	0 – 45	0 – 59	1 – 69	4 – 78	9 – 85	15 – 91								
10	0 – 31	0 – 45	3 – 56	7 – 65	12 – 74	19 – 81								
	0 – 41	0 – 54	1 – 65	4 – 74	8 – 81	13 – 87								
11	0 – 28	0 – 41	2 – 52	6 – 61	11 – 69	17 – 77	23 – 83							
	0 – 38	0 – 51	1 – 61	3 – 69	7 – 77	11 – 83	17 – 89							
12	0 – 26	0 – 38	2 – 48	5 – 57	10 – 65	15 – 72	21 – 79							
	0 – 36	0 – 48	1 – 57	3 – 66	6 – 73	10 – 79	15 – 85							
13	0 – 25	0 – 36	2 – 45	5 – 54	9 – 61	14 – 68	19 – 75	25 – 81						
	0 – 34	0 – 45	1 – 54	3 – 62	6 – 69	9 – 76	14 – 81	19 – 86						
14	0 – 23	0 – 34	2 – 43	5 – 51	8 – 58	13 – 65	18 – 71	23 – 77						
	0 – 32	0 – 42	1 – 51	3 – 59	5 – 66	9 – 72	13 – 78	17 – 83						
15	0 – 22	0 – 32	2 – 41	4 – 48	8 – 55	12 – 62	16 – 68	21 – 73	27 – 79					
	0 – 30	0 – 40	1 – 49	2 – 56	5 – 63	8 – 69	12 – 74	16 – 79	21 – 84					
16	0 – 21	0 – 30	2 – 38	4 – 46	7 – 52	11 – 59	15 – 65	20 – 70	25 – 75					
	0 – 28	0 – 38	1 – 46	2 – 53	5 – 60	8 – 66	11 – 71	15 – 76	19 – 81					
17	0 – 20	0 – 29	2 – 36	4 – 43	7 – 50	10 – 56	14 – 62	18 – 67	23 – 72	28 – 77				
	0 – 27	0 – 36	1 – 44	2 – 51	4 – 57	7 – 63	10 – 69	14 – 74	18 – 78	22 – 82				
18	0 – 19	0 – 27	1 – 35	4 – 41	6 – 48	10 – 54	13 – 59	17 – 64	22 – 69	26 – 74				
	0 – 26	0 – 35	1 – 42	2 – 49	4 – 55	7 – 61	10 – 66	13 – 71	17 – 75	21 – 79				
19	0 – 18	0 – 26	1 – 33	3 – 40	6 – 46	9 – 51	13 – 57	16 – 62	20 – 67	24 – 71	29 – 76			
	0 – 24	0 – 33	1 – 40	2 – 47	4 – 53	6 – 58	9 – 63	12 – 68	16 – 73	19 – 77	23 – 81			

n	X													
	0	1	2	3	4	5	6	7	8	9	10	11	12	13
20	0-17	0-25	1-32	3-38	6-44	9-49	12-54	15-59	19-64	23-69	27-73			
	0-23	0-32	1-39	2-45	4-51	6-56	9-61	11-66	15-70	18-74	22-78			
21	0-16	0-24	1-30	3-36	5-42	8-47	11-52	15-57	18-62	22-66	26-70	30-74		
	0-22	0-30	1-37	2-43	3-49	6-54	8-59	11-63	14-68	17-71	21-76	24-80		
22	0-15	0-23	1-29	3-35	5-40	8-45	11-50	14-55	17-59	21-64	24-68	28-72		
	0-21	0-29	1-36	2-42	3-47	5-52	8-57	10-61	13-66	16-70	20-73	23-77		
23	0-15	0-22	1-28	3-34	5-39	8-44	10-48	13-53	16-57	20-62	23-66	27-69	31-73	
	0-21	0-28	1-35	2-40	3-45	5-50	7-55	10-59	13-63	15-67	19-71	22-75	25-78	
24	0-14	0-21	1-27	3-32	5-37	7-42	10-47	13-51	16-55	19-59	22-63	26-67	29-71	
	0-20	0-27	0-33	2-39	3-44	5-49	7-53	9-57	12-61	15-65	18-69	21-73	24-76	
25	0-14	0-20	1-26	3-31	5-36	7-41	9-45	12-49	15-54	18-58	21-61	24-65	28-69	31-72
	0-19	0-26	0-32	1-37	3-42	5-47	7-51	9-56	11-60	14-63	17-67	20-71	23-74	26-77
26	0-13	0-20	1-25	2-30	4-35	7-39	9-41	12-48	14-52	17-56	20-60	23-63	27-67	30-70
	0-18	0-25	0-31	1-36	3-41	4-46	6-50	9-54	11-58	13-62	16-65	19-69	22-72	25-75
27	0-13	0-19	1-24	2-29	4-34	6-38	9-42	11-46	14-50	17-54	19-58	22-61	26-65	29-68
	0-18	0-25	0-30	1-35	3-40	4-44	6-48	8-52	10-56	13-60	15-63	18-67	21-70	24-73
28	0-12	0-18	1-24	2-28	4-33	6-37	8-41	11-45	13-49	16-52	19-56	22-59	25-63	28-66
	0-17	0-24	0-29	1-34	3-39	4-43	6-47	8-51	10-55	12-58	15-62	17-65	20-68	23-71
29	0-12	0-18	1-23	2-27	4-32	6-36	8-40	10-44	13-47	15-51	18-54	21-58	24-61	26-64
	0-17	0-23	0-28	1-33	2-37	4-42	6-46	8-49	10-53	12-57	14-60	17-63	19-66	22-70
30	0-12	0-17	1-22	2-27	4-31	6-35	8-39	10-42	12-46	15-49	17-53	20-56	23-59	26-63
	0-16	0-22	0-27	1-32	2-36	4-40	5-44	7-48	9-52	11-55	14-58	16-62	19-65	21-68
31	0-11	0-17	1-22	2-26	4-30	6-34	8-38	10-41	12-45	14-48	17-51	19-55	22-58	25-61
	0-16	0-22	0-27	1-31	2-35	4-39	5-43	7-47	9-50	11-54	13-57	16-60	18-63	20-66
32	0-11	0-16	1-21	2-25	4-29	5-33	7-36	9-40	12-43	14-47	16-50	19-53	21-56	24-59
	0-15	0-21	0-26	1-30	2-34	4-38	5-42	7-46	9-49	11-52	13-56	15-59	17-62	20-65
33	0-11	0-15	1-20	2-24	3-28	5-32	7-36	9-39	11-42	13-46	16-49	18-52	20-55	23-58
	0-15	0-20	0-25	1-30	2-34	3-37	5-41	7-44	8-48	10-51	12-54	14-57	17-60	19-63
34	0-10	0-15	1-19	2-23	3-28	5-31	7-35	9-38	11-41	13-44	15-48	17-51	20-54	22-56
	0-14	0-20	0-25	1-29	2-33	3-36	5-40	6-43	8-47	10-50	12-53	14-56	16-59	18-62
35	0-10	0-15	1-19	2-23	3-27	5-30	7-34	8-37	10-40	13-43	15-46	17-49	19-52	22-55
	0-14	0-20	0-24	1-28	2-32	3-35	5-39	6-42	8-45	10-49	12-52	14-55	16-57	18-60
36	0-10	0-15	1-18	2-22	3-26	5-29	6-33	8-36	10-39	12-42	14-45	16-48	19-51	21-54
	0-14	0-19	0-23	1-27	2-31	3-35	5-38	6-41	8-44	9-47	11-50	13-53	15-56	17-59
37	0-10	0-14	1-18	2-22	3-25	5-28	6-32	8-35	10-38	12-41	14-44	16-47	18-50	20-53
	0-13	0-18	0-23	1-27	2-30	3-34	4-37	6-40	7-43	9-46	11-49	13-52	15-55	17-58
38	0-10	0-14	1-18	2-21	3-25	5-28	6-32	8-34	10-37	11-40	13-43	15-46	18-49	20-51
	0-13	0-18	0-22	1-26	2-30	3-33	4-36	6-39	7-42	9-45	11-48	12-51	14-54	16-56
39	0-9	0-14	1-17	2-21	3-24	4-27	6-31	8-33	9-36	11-39	13-42	15-45	17-48	19-50
	0-13	0-18	0-21	1-25	2-29	3-32	4-35	6-38	7-41	9-44	10-47	12-50	14-53	16-55

续表

n	X													
	0	1	2	3	4	5	6	7	8	9	10	11	12	13
40	0 – 9	0 – 13	1 – 17	2 – 21	3 – 24	4 – 27	6 – 30	8 – 33	9 – 35	11 – 38	13 – 41	15 – 44	17 – 47	19 – 49
	0 – 12	0 – 17	0 – 21	1 – 25	2 – 28	3 – 32	4 – 35	6 – 38	7 – 40	9 – 43	10 – 46	12 – 49	13 – 52	15 – 54
41	0 – 9	0 – 13	1 – 17	2 – 20	3 – 23	4 – 26	6 – 29	7 – 32	9 – 35	11 – 37	12 – 40	14 – 43	16 – 46	18 – 48
	0 – 12	0 – 17	0 – 21	1 – 24	2 – 28	3 – 31	4 – 34	5 – 37	7 – 40	8 – 42	10 – 45	11 – 48	13 – 50	15 – 53
42	0 – 9	0 – 13	1 – 16	2 – 20	3 – 23	4 – 26	6 – 28	7 – 31	9 – 34	10 – 37	12 – 39	14 – 42	16 – 45	18 – 47
	0 – 12	0 – 17	0 – 20	1 – 24	2 – 27	3 – 30	4 – 33	5 – 36	7 – 39	8 – 42	9 – 44	11 – 47	13 – 49	15 – 52
43	0 – 9	0 – 12	1 – 16	2 – 19	3 – 23	4 – 25	5 – 28	7 – 31	8 – 33	10 – 36	12 – 39	14 – 41	15 – 44	17 – 46
	0 – 12	0 – 16	0 – 20	1 – 23	2 – 26	3 – 30	4 – 33	5 – 35	6 – 38	8 – 41	9 – 43	11 – 46	13 – 49	14 – 51
44	0 – 9	0 – 12	1 – 15	2 – 19	3 – 22	4 – 25	5 – 28	7 – 30	8 – 33	10 – 35	11 – 38	13 – 40	15 – 43	17 – 45
	0 – 11	0 – 16	0 – 19	1 – 23	2 – 26	3 – 29	4 – 32	5 – 35	6 – 37	8 – 40	9 – 42	11 – 45	12 – 47	14 – 50
45	0 – 8	0 – 12	1 – 15	2 – 18	3 – 21	4 – 24	5 – 27	7 – 30	8 – 32	9 – 34	11 – 37	13 – 39	15 – 42	16 – 44
	0 – 11	0 – 15	0 – 19	1 – 22	2 – 25	3 – 28	4 – 31	5 – 34	6 – 37	8 – 39	9 – 42	10 – 44	12 – 47	14 – 49
46	0 – 8	0 – 12	1 – 15	2 – 18	3 – 21	4 – 24	5 – 26	7 – 29	8 – 31	9 – 34	11 – 36	13 – 39	14 – 41	16 – 43
	0 – 11	0 – 15	0 – 19	1 – 22	2 – 25	3 – 28	4 – 31	5 – 33	6 – 36	7 – 39	9 – 41	10 – 43	12 – 46	13 – 48
47	0 – 8	0 – 12	1 – 15	2 – 17	3 – 20	4 – 23	5 – 26	6 – 28	8 – 31	9 – 34	11 – 36	12 – 38	14 – 40	16 – 43
	0 – 11	0 – 15	0 – 18	1 – 21	2 – 24	2 – 27	3 – 30	5 – 33	6 – 35	7 – 38	9 – 40	10 – 42	11 – 45	13 – 47
48	0 – 8	0 – 11	1 – 14	2 – 17	3 – 20	4 – 22	5 – 25	6 – 28	8 – 30	9 – 33	11 – 35	12 – 37	14 – 39	15 – 42
	0 – 10	0 – 14	0 – 18	1 – 21	2 – 24	2 – 27	3 – 29	5 – 32	6 – 35	7 – 37	8 – 40	10 – 42	11 – 44	13 – 47
49	0 – 8	0 – 11	1 – 14	2 – 17	2 – 20	4 – 22	5 – 25	6 – 27	7 – 30	9 – 32	10 – 35	12 – 37	13 – 39	15 – 41
	0 – 10	0 – 14	0 – 17	1 – 20	1 – 24	2 – 26	3 – 29	4 – 32	6 – 34	7 – 36	8 – 39	9 – 41	11 – 44	12 – 46
50	0 – 7	0 – 11	1 – 14	2 – 17	2 – 19	3 – 22	5 – 24	6 – 26	7 – 29	9 – 31	10 – 34	11 – 36	13 – 38	15 – 41
	0 – 10	0 – 14	0 – 17	1 – 20	1 – 23	2 – 26	3 – 28	4 – 31	5 – 33	7 – 36	8 – 38	9 – 40	11 – 43	12 – 45

n	X													
	14	15	16	17	18	19	20	21	22	23	24	25	26	27
27	32 – 71													
	27 – 76													
28	31 – 69													
	26 – 74													
29	30 – 68	33 – 71												
	25 – 72	28 – 75												
30	28 – 66	31 – 69												
	24 – 71	27 – 74												
31	27 – 64	30 – 67	33 – 70											
	23 – 69	26 – 72	28 – 75											
32	26 – 62	29 – 65	32 – 68											
	22 – 67	25 – 70	27 – 73											
33	26 – 61	28 – 64	31 – 67	34 – 69										
	21 – 66	24 – 69	26 – 71	29 – 74										
34	25 – 59	27 – 62	30 – 65	32 – 68										

续表

n	14	15	16	17	18	19	20	21	22	23	24	25	26	27
	21 – 64	23 – 67	25 – 70	28 – 72										
35	24 – 58	26 – 61	29 – 63	31 – 66	34 – 69									
	20 – 63	22 – 66	24 – 68	27 – 71	29 – 73									
36	23 – 57	26 – 59	28 – 62	30 – 65	33 – 67									
	19 – 62	22 – 64	23 – 67	26 – 69	28 – 72									
37	23 – 55	25 – 58	27 – 61	30 – 63	32 – 66	34 – 68								
	19 – 60	21 – 63	23 – 65	25 – 68	28 – 70	30 – 73								
38	22 – 54	24 – 57	26 – 59	29 – 62	31 – 64	33 – 67								
	18 – 59	20 – 61	22 – 64	25 – 66	27 – 69	29 – 71								
39	21 – 53	23 – 55	26 – 58	28 – 60	30 – 63	32 – 65	35 – 68							
	18 – 58	20 – 60	22 – 63	24 – 65	26 – 68	28 – 70	30 – 72							
40	21 – 52	23 – 54	25 – 57	27 – 59	29 – 62	32 – 64	34 – 66							
	17 – 57	19 – 59	21 – 61	23 – 64	25 – 66	27 – 68	30 – 71							
41	20 – 51	22 – 53	24 – 56	26 – 58	29 – 60	31 – 63	33 – 65	35 – 67						
	17 – 55	19 – 58	21 – 60	23 – 63	25 – 65	27 – 67	29 – 69	31 – 71						
42	20 – 50	22 – 52	24 – 54	26 – 57	28 – 59	30 – 61	32 – 64	34 – 66						
	16 – 54	18 – 57	20 – 59	22 – 61	24 – 64	26 – 66	28 – 67	30 – 70						
43	19 – 49	21 – 51	23 – 53	25 – 56	27 – 58	29 – 60	31 – 62	33 – 65	36 – 67					
	16 – 53	18 – 56	19 – 58	21 – 60	23 – 62	25 – 65	27 – 66	29 – 69	31 – 71					
44	19 – 48	21 – 50	22 – 52	24 – 55	26 – 57	28 – 59	30 – 61	33 – 63	35 – 65					
	15 – 52	17 – 55	19 – 57	21 – 59	23 – 61	25 – 63	26 – 65	28 – 68	30 – 70					
45	18 – 47	20 – 49	22 – 51	24 – 54	26 – 56	28 – 58	30 – 60	32 – 62	34 – 64	36 – 66				
	15 – 51	17 – 54	19 – 56	20 – 58	22 – 60	24 – 62	26 – 64	28 – 66	30 – 68	32 – 70				
46	18 – 46	20 – 48	21 – 50	23 – 53	25 – 55	27 – 57	29 – 59	31 – 61	33 – 63	35 – 65				
	15 – 50	16 – 53	18 – 55	20 – 57	22 – 59	23 – 61	25 – 63	27 – 65	29 – 67	31 – 69				
47	18 – 45	19 – 47	21 – 49	23 – 52	25 – 54	26 – 56	28 – 58	30 – 60	32 – 62	34 – 64	36 – 66			
	14 – 19	16 – 52	18 – 54	19 – 56	21 – 58	23 – 60	25 – 62	26 – 64	28 – 66	30 – 68	32 – 70			
48	17 – 44	19 – 46	21 – 48	22 – 51	24 – 53	26 – 55	28 – 57	30 – 59	31 – 61	33 – 63	35 – 65			
	14 – 49	16 – 51	17 – 53	19 – 55	21 – 57	22 – 59	24 – 61	26 – 63	28 – 65	29 – 67	31 – 69			
49	17 – 43	18 – 45	20 – 47	22 – 50	24 – 52	25 – 54	27 – 56	29 – 58	31 – 60	33 – 62	34 – 64	36 – 66		
	14 – 48	15 – 50	17 – 52	19 – 54	20 – 56	22 – 58	23 – 60	25 – 62	27 – 64	29 – 66	31 – 68	32 – 70		
50	16 – 43	18 – 45	20 – 47	21 – 49	23 – 51	25 – 53	26 – 55	28 – 57	30 – 59	32 – 61	34 – 63	36 – 65		
	14 – 47	15 – 49	17 – 51	18 – 53	20 – 55	21 – 57	23 – 59	25 – 61	26 – 63	28 – 65	30 – 67	32 – 68		

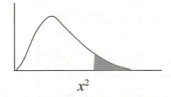

x^2

自由度	概率，P（右侧尾部面积）												
ν	0.995	0.990	0.975	0.950	0.900	0.750	0.500	0.250	0.100	0.050	0.025	0.010	0.005
1	...	...	...	...	0.02	0.10	0.45	1.32	2.71	3.84	5.02	6.63	7.88
2	0.01	0.02	0.02	0.10	0.21	0.58	1.39	2.77	4.61	5.99	7.38	9.21	10.60
3	0.07	0.11	0.22	0.35	0.58	1.21	2.37	4.11	6.25	7.81	9.35	11.34	12.84
4	0.21	0.30	0.48	0.71	1.06	1.92	3.36	5.39	7.78	9.49	11.14	13.28	14.86
5	0.41	0.55	0.83	1.15	1.61	2.67	4.35	6.63	9.24	11.07	12.83	15.09	16.75
6	0.68	0.87	1.24	1.64	2.20	3.45	5.35	7.84	10.64	12.59	14.45	16.81	18.55
7	0.99	1.24	1.69	2.17	2.83	4.25	6.35	9.04	12.02	14.07	16.01	18.48	20.28
8	1.34	1.65	2.18	2.73	3.40	5.07	7.34	10.22	13.36	15.51	17.53	20.09	21.96
9	1.73	2.09	2.70	3.33	4.17	5.90	8.34	11.39	14.68	16.92	19.02	21.67	23.59
10	2.16	2.56	3.25	3.94	4.87	6.74	9.34	12.55	15.99	18.31	20.48	23.21	25.19
11	2.60	3.05	3.82	4.57	5.58	7.58	10.34	13.70	17.28	19.68	21.92	24.72	26.76
12	3.07	3.57	4.40	5.23	6.30	8.44	11.34	14.85	18.55	21.03	23.34	26.22	28.30
13	3.57	4.11	5.01	5.89	7.04	9.30	12.34	15.98	19.81	22.36	24.74	27.69	29.82
14	4.07	4.66	5.63	6.57	7.79	10.17	13.34	17.12	21.06	23.68	26.12	29.14	31.32
15	4.60	5.23	6.27	7.26	8.55	11.04	14.34	18.25	22.31	25.00	27.49	30.58	32.80
16	5.14	5.81	6.91	7.96	9.31	11.91	15.34	19.37	23.54	26.30	28.85	32.00	34.27
17	5.70	6.41	7.56	8.67	10.09	12.79	16.34	20.49	24.77	27.59	30.19	33.41	35.72
18	6.26	7.01	8.23	9.39	10.86	13.68	17.34	21.60	25.99	28.87	31.53	34.81	37.16
19	6.84	7.63	8.91	10.12	11.65	14.56	18.34	22.72	27.20	30.14	32.85	36.19	38.58
20	7.43	8.26	9.59	10.85	12.44	15.45	19.34	23.83	28.41	31.41	34.17	37.57	40.00
21	8.03	8.90	10.28	11.59	13.24	16.34	20.34	24.93	29.62	32.67	35.48	38.93	41.40
22	8.64	9.54	10.98	12.34	14.04	17.24	21.34	26.04	30.81	33.92	36.78	40.29	42.80
23	9.26	10.20	11.69	13.09	14.85	18.14	22.34	27.14	32.01	35.17	38.08	41.64	44.18
24	9.89	10.86	12.40	13.85	15.66	19.04	23.34	28.24	33.20	36.42	39.36	42.98	45.56
25	10.52	11.52	13.12	14.61	16.47	19.94	24.34	29.34	34.38	37.65	40.65	44.31	46.93
26	11.16	12.20	13.84	15.38	17.29	20.84	25.34	30.43	35.56	38.89	41.92	45.64	48.29
27	11.81	12.88	14.57	16.15	18.11	21.75	26.34	31.53	36.74	40.11	43.19	46.96	49.64
28	12.46	13.56	15.31	16.93	18.94	22.66	27.34	32.62	37.92	41.34	44.46	48.28	50.99
29	13.12	14.26	16.05	17.71	19.77	23.57	28.34	33.71	39.09	42.56	45.72	49.59	52.34
30	13.79	14.95	16.79	18.49	20.60	24.48	29.34	34.80	40.26	43.77	46.98	50.89	53.67
40	20.71	22.16	24.43	26.51	29.05	33.66	39.34	45.62	51.80	55.76	59.34	63.69	66.77
50	27.99	29.71	32.36	34.76	37.69	42.94	49.33	56.33	63.17	67.50	71.42	76.15	79.49
60	35.53	37.48	40.48	43.19	46.46	52.29	59.33	66.98	74.40	79.08	83.30	88.38	91.95
70	43.28	45.44	48.76	51.74	55.33	61.70	69.33	77.58	85.53	90.53	95.02	100.42	104.22

自由度	概率，P（右侧尾部面积）												
ν	0.995	0.990	0.975	0.950	0.900	0.750	0.500	0.250	0.100	0.050	0.025	0.010	0.005
80	51.17	53.54	57.15	60.39	64.28	71.14	79.33	88.13	96.58	101.88	106.63	112.33	116.32
90	59.20	61.75	65.65	69.13	73.29	80.62	89.33	98.64	107.56	113.14	118.14	124.12	128.30
100	67.33	70.06	74.22	77.93	82.36	90.13	99.33	109.14	118.50	124.34	129.56	135.81	140.17

参考文献

1. 孙静，江秀娟. 预防医学 ［M］. 北京：中国医药科技出版社，2018.
2. 叶海，孙静. 医药数理统计 ［M］. 2 版. 北京：人民卫生出版社，2020.
3. 宋伟民，艳金镯. 环境卫生学 ［M］. 上海：复旦大学出版社，2019.
4. 杨克敌. 环境卫生学 ［M］. 8 版. 北京：人民卫生出版社，2017.
5. 傅华. 预防医学 ［M］. 7 版. 北京：人民卫生出版社，2018.
6. 杨柳清. 预防医学 ［M］. 2 版. 北京：中国中医药出版社，2018.
7. 吴娟、张立祥. 预防医学 ［M］. 2 版. 北京：人民卫生出版社，2018.
8. 刘明清. 预防医学 ［M］. 6 版. 北京：人民卫生出版社，2019.
9. 王培玉，袁聚祥，马骏. 预防医学 ［M］. 3 版. 北京：北京大学医学出版社，2018.